国家卫生和计划生育委员会"十三五"规划教材
江西省卫生类中高职对接规划教材
供护理类专业用

# 社区健康服务

主　编　赵国琴

副主编　吴淑娥　邓　红

编　者　（按姓氏笔画排序）

王　芳（赣南卫生健康职业学院）

邓　红（江西卫生职业学院）

朱　旗（江西中医药高等专科学校）

李　青（江西卫生职业学院）

李玉婷（江西中医药高等专科学校）

吴淑娥（江西中医药高等专科学校）

杨艳霞（宜春职业技术学院）

陈　刚（赣南卫生健康职业学院）

赵国琴（江西卫生职业学院）

赖　丹（江西卫生职业学院）

熊建萍（江西中医药高等专科学校）

秘　书　邓仰龙（江西卫生职业学院）

人民卫生出版社

**图书在版编目（CIP）数据**

社区健康服务/赵国琴主编. —北京：人民卫生出版社，2017
ISBN 978-7-117-23974-5

Ⅰ.①社… Ⅱ.①赵… Ⅲ.①社区服务-卫生服务-医学院校-教材 Ⅳ.①R197.1

中国版本图书馆 CIP 数据核字（2017）第 012203 号

| | | |
|---|---|---|
| 人卫智网 | www.ipmph.com | 医学教育、学术、考试、健康，购书智慧智能综合服务平台 |
| 人卫官网 | www.pmph.com | 人卫官方资讯发布平台 |

**社区健康服务**

主　　编：赵国琴
出版发行：人民卫生出版社（中继线 010-59780011）
地　　址：北京市朝阳区潘家园南里 19 号
邮　　编：100021
E - mail：pmph @ pmph.com
购书热线：010-59787592　010-59787584　010-65264830
印　　刷：北京市艺辉印刷有限公司
经　　销：新华书店
开　　本：787×1092　1/16　印张：21
字　　数：524 千字
版　　次：2017 年 2 月第 1 版　2020 年 1 月第 1 版第 4 次印刷
标准书号：ISBN 978-7-117-23974-5/R·23975
定　　价：53.00 元

打击盗版举报电话：010-59787491　E-mail：WQ @ pmph.com
（凡属印装质量问题请与本社市场营销中心联系退换）

# 出版说明

卫生职业教育教材是卫生职业教育院校培养学生职业道德、职业技能、就业创业和继续学习能力的重要载体，也是反映当前国家卫生职业教育工作方针和职业教育教学改革的物化成果。高质量的教材对提高卫生职业教育人才培养质量具有十分重要的作用。出版一批具有鲜明区域和时代特征，反映区域产业升级和结构调整对技能型人才新要求，体现区域职业教育课程改革新理念，符合职业教育规律和技能型人才成长规律的高质量现代职业教育教材是时代的要求。

为全面贯彻《国务院关于加快发展现代职业教育的决定》、《教育部关于深化职业教育教学改革全面提高人才培养质量的若干意见》和《江西省教育厅关于推进中高职教育对接培养模式改革的意见》等文件精神，切实做好江西省卫生类专业中高职对接"3+2"培养模式落实工作，建立和完善卫生类中高职衔接贯通、协调发展的培养体系，促进中高职对接和产教研深度融合，进一步提高教育教学质量，在江西省卫生和计划生育委员会的推动下，江西省卫生职业教育教学指导委员会经过广泛的调研论证，分别制订了护理、助产、检验、药学四个专业中高职对接人才培养方案，并在此基础上针对高职阶段的专业教学内容和特点，确定了各专业核心课程。2016年1月，江西省卫生类中高职对接教材编审委员会成立，启动教材编写工作。教材编写以"创新、协调、绿色、开放、共享"的发展理念为指引，各教材编写组吸纳了江西省内有影响力的临床一线专家和部分中职学校有丰富教学经验老师，以便更好地对接中职课程内容和岗位要求及职业标准。全套教材立足当前江西省卫生职业教育教学实际，编审委员会和各编写组专家凝心聚力、上下联动、分工合作，统一编写思想，努力构建符合职业教育规律、体现卫生类专业特色、课程内容递进、课程教学连贯，课程考核一致，中高职对接紧密的高职阶段课程和教材体系。各专业教材编写明确教学目标，突出专业核心，夯实能力基础，激发创新思维，适应发展需要；各教材渗透人文素质教育理念，彰显立德树人，敬畏生命，团队协作的良好职业素养。

本套教材共15种，均配套网络增值服务，于2016年12月前出版供各院校使用。

# 江西省卫生类中高职对接教材
## 编审委员会

# 江西省卫生类中高职对接教材
# 目 录

| 序号 | 教材名称 | 主编 |
|:---:|:---|:---:|
| 1 | 基础医学概要 | 周 洁 方义湖 |
| 2 | 母婴及儿童护理 | 熊杰平 周俊杰 |
| 3 | 成人护理 | 高健群 |
| 4 | 社区健康服务 | 赵国琴 |
| 5 | 临床护理技术 | 汪爱琴 |
| 6 | 手术室护理 | 黄一凡 |
| 7 | 妇科护理学 | 项豪华 |
| 8 | 高级助产学 | 程瑞峰 |
| 9 | 临床医学概要 | 朱祖余 |
| 10 | 临床血液与体液检验 | 章 英 |
| 11 | 临床化学检验 | 吴 剑 |
| 12 | 医用化学概要 | 何丽针 |
| 13 | 药品生产综合实训 | 王小平 |
| 14 | 药学综合知识与技能 | 周铁文 |
| 15 | 医院药学 | 胡志方 |

# 前　言

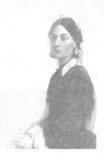

　　社区健康服务是护理专业的专业拓展课程,作为江西省中高职护理专业对接课程体系中改革力度较大的一门课程,综合了社区护理、老年护理和康复护理三门课程的主要内容。通过该课程的学习,学生可了解我国社区护理、老年护理和康复护理的现状、任务和发展趋势,掌握相关的基本理论、基本知识和基本技能,为毕业后从事社区护理、老年护理和康复护理工作奠定基础。

　　本教材是江西省护理专业中高职对接规划教材。根据江西省中高职对接护理专业人才培养方案中高职阶段的培养目标,本次编写遵循"巩固、提高、拓展"的原则,以卫生行业对护理人才的需求以及医药卫生类专业教育教学规律为指导,力求减少中专阶段所学课程和内容的重复;恰当把握深度、广度和能力要求,强化实践教学环节,保证中高职对接护理人才培养质量,体现专业特色,并有所创新、有所发展。教材可供中高职对接护理专业教学使用,也可作为社区护士、养老护理员和康复护理人员培训的参考书。

　　本教材共 14 章,较为系统地介绍了社区护理、老年护理和康复护理的基本理论、基本知识和基本技能。1~5 章为社区护理的内容,主要介绍社区护理概论、社区预防保健及护理、健康教育与健康促进、家庭健康保健、突发公共卫生事件管理与护理;6~9 章为老年护理的内容,包括老年护理概述、老年人的健康管理、心理与精神健康、日常生活护理;10~14 章为康复护理的内容,主要介绍社区康复护理概述、康复护理评估、康复治疗技术、常见病康复护理。

　　我们还编写了本课程的教学大纲,作为教学的指导性文件,各院校可根据自己的实际情况参考使用。

　　本教材在编写过程中,借鉴、参考和引用了国内外社区护理、老年护理和康复护理有关著作的内容以及学术成果,并得到人民卫生出版社及各参编院校的大力支持,在此一并表示诚挚的谢意!

　　为了进一步提高本书的质量,恳请使用本教材的广大师生和护理同仁提出意见和建议,以供再版时使用!

赵国琴

2016 年 10 月

# 目　录

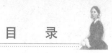

# 第一章　社区护理概论

## 学习目标

1. 了解国内外社区护理发展史与发展现状。
2. 熟悉社区的分类及功能、社区护士的角色及素质要求。
3. 掌握社区相关概念、社区护理的特点与工作内容、社区护士任职条件及能力。

社区卫生服务是卫生服务的重要组成部分,发展社区卫生服务是我国卫生服务体系改革的重要内容。社区护理是社区卫生服务的重要组成部分,为社区居民提供预防、保健、疾病护理及康复等综合性护理服务。社区护理的发展与国民经济的发展、政治、文化、社会背景和人民群众的需求密切相关,它在我国目前不断发展完善的医疗卫生事业上有着举足轻重的作用。

## 第一节　社　　区

自 20 世纪 90 年代后期,我国大力推广社区卫生服务,明确和规范了社区卫生服务的定位和功能。作为提供社区卫生服务的主要力量的护理人员应了解我国社区的功能、主要任务,为社区的健康提供高质量的服务。

 **走入现场**

20 世纪 90 年代,我国大力推广社区卫生服务。截至 2010 年年底,全国 95% 以上的地级城市、86% 的市辖区和县级市开展了社区卫生服务,已有 3400 多个社区卫生服务中心、接近 1200 个社区卫生服务站。

**请问:**

1. 什么是社区? 社区由哪些要素构成?
2. 什么是社区卫生服务? 社区卫生服务的主要任务是什么?

### 一、社区概念及构成要素

社区是构成社会的基本单位,是与人们的生活和健康息息相关的场所。社区由许多家

1

庭、机关和团体组成,包括了社会有机体最基本的内容,也是社区卫生服务工作的场所。

（一）社区的概念

社区一词来源于拉丁语,其原意是团体、共同等意思。随着"社区"一词的广泛应用,各国学者从不同的角度、不同的层面解释其内涵。

社区(community)是以一定地域为基础而形成的具有共同意识和利益的社会群体。德国社会学家藤尼思先生最早使用"社区"的概念,在他1887年出版的著作 *Community and Society*(《社区与社会》)中的"社区"是传统乡村地域的代表,是由具有共同习俗和价值观念的同质人口组成的关系密切、守望相助、疾病相抚、富有人情味的社会团体。

我国著名社会学家费孝通根据中国特点将社区定义为:社区是若干社会群体(家族、氏族)或社会组织(机关、团体)聚集在某一地域里所形成的一个生活上相互关联的大集体。因此,社区包含两种含义:一是指一种亲密的社会关系结构,二是指一定地域的社会关系结构。

世界卫生组织(World Health Organization,WHO)对社区的解释为:由共同地域、价值或利益体系所决定的社会群体,其成员之间互相认识、相互沟通及影响,在一定的社会结构和范围内产生及表现其社会规范、社会利益、价值观念及社会体系,并完成其功能。同时指出,一个有代表性的社区,人口数约在10万~30万之间,面积在5000~50000平方公里。

（二）社区的构成要素

尽管社区的定义不尽相同,但对社区主要构成要素的分析是一致的。世界卫生组织指出构成社区的基本要素包括人群、地域、文化背景、生活设施、社会管理组织。

1. 人群　是构成社区的核心要素,一定数量的人群组成的社区是社会的主体。社区人口通常涉及三个要素:人口数量、人口构成和人口分布。人口数量是指社区内有多少人口;人口构成是指社区内不同类型居民的特点,如性别、年龄、职业、文化水平、种族等,社区不同的人口构成,可以表现出不同的社区面貌;人口分布是指社区人口在社区范围内的人口密度和空间分布等。

2. 地域　是人们生存的地理位置和自然环境,包括人们生活的地势、气候、动植物、生态环境,也包括社区的交通、各类公共设施及各类企、事业单位等资源。地域是社区存在和发展的前提,往往决定了社区的性质和发展前途。如交通便利的社区往往会发展为城市;物质丰富、工业发达的社区可能发展为专业化城市。人们可以开发并利用社区内的自然资源,但是不能超过自然界自我调节的能力,否则会发生生态平衡失调,将威胁到社区居民的健康。

3. 文化背景　社区文化涉及社区生活的各个方面,不同的社区有着不同的行为方式、价值观念、宗教信仰、管理方式、语言文字、风俗习惯等,相对共同的文化背景和行为方式是社区人群相互关联的基础。在一定的社区中,人们具有共同的文化习俗和生活方式,如婚姻、饮食等,这对于社区生活具有较强的内聚力和制约力。

4. 生活设施　是社区居民的生产关系与生活所必需的物质条件,生活设施涉及住房、学校、水电设施、卫生服务网点、商业网点、交通通信等。生活设施及运行的完善程度是衡量社区发达程度的标志,也是人们选择入住社区的重要标准。

5. 社会管理组织　社区均有相应的代表社区居民共同关系的社会组织,如村委会、居委会、派出所、各种社团组织等。为了管理社区的公共事务,每个社区都要有相对独立的组织机构和生活制度,维护社区的共同利益,保证社区生活的正常进行。

在上述五大要素中,人群和地域是构成社区的基本要素。在这基础上,社区文化、生活设施、组织机构是社区人群相互联系的纽带,是社区发展的保障。在不同的社区,存在着不同的要素之间复杂的互动和组合关系,从而形成人类社会类型多样的社区。

## 二、社区的类型及功能

（一）社区的类型

社区有多种不同的分类方法,目前我国现阶段常见的社区有以下三种类型。

1. 地域性社区 是根据地域条件和特征去比较划分的类型,可划分为城市社区、集镇社区和农村社区等类型,我国城市社区一般将相邻的街道合为一个社区,农村将相邻的村或镇合为一个社区。社区的区域内有政府机构、家庭、学校、医院、商店、工厂、各种信息交流系统等,构成复杂的网络。目前我国开展的社区卫生服务中的社区主要是地域性社区。

2. 解决问题社区 指围绕解决某项涉及面广泛的问题而形成的社会组织。因问题出现的范围超越某个社区的地域,涉及几个社区,无法在某个地域社区解决,因此为了便于解决问题,人们把处于该问题地域中的人群,为了解决问题所组织起来的人群当作社区整体来对待。如某河流污染,影响了两岸流域居民的正常生活,可能涉及沿河几个县、市或乡镇的周边地区,为了有效解决该河流污染问题,必须设置专门机构和人员共同解决问题,包括控制上游水源清洁、沿河工厂废水的处理及城市自来水净化等问题,因而可以把受该河流污染地域的人群和治理该河流问题的组织机构人员全部纳入"某河流治污社区"中。

3. 共同目标社区 指分散在不同地域的人群因具有共同的兴趣或目标在一起,形成一个团体组织,共同分享其功能或利益,如社会团体、大型工厂、学校等。以健康问题为重点的共同目标性社区可以联合社区卫生机构,共同促进健康议程的实施。

（二）社区的功能

社区功能(community function)是指社区工作在不断满足社会需求的进程中所发挥的作用,社区具有多种功能,其中与社区卫生服务密切相关的主要功能有如下几方面。

1. 社会化 人们的生活习惯是不断在社会化过程中逐渐形成的。个体在社区生长发育到社会化,他们通过沟通、交流、不断学习,相互影响,逐渐形成本社区特有的风土人情、文化特征、人生观和价值观等,而这些特有的文化又影响社区的居民。

2. 生产、分配及消费 是社区对居民生活需要满足的基本功能。社区作为人们生活、工作和学习的环境,为人们提供了生存和发展的空间,主要包括:人口的生育和社会物质财富的生产两个方面。

3. 社会参与 社区设立各种组织、团体,举办活动,如社区活动中心、老年人协会等,使居民互动,参与社会活动,以此凝聚社区力量,并产生相应的归属感。

4. 社会控制 为了能有效地维持社区秩序和保障社区居民的安全,制定出各种法律规章及各种行为道德规范来规范约束、控制、管理社区居民的行为。如社区物业管理系统。

5. 相互支持 社区根据社区居民的需要与民政、医疗等机构联系,在社区中建立一些如老年日托所、幼儿园、社区卫生服务点等福利机构,当社区的居民处于疾病或困难时,能够提供帮助和支援。

# 第二节 社区卫生服务

随着医学模式的转变,社区卫生服务保健模式已成为为居民提供基层医疗保健服务的重要内容,强调以家庭为单位和以社区健康需求为导向,将个体预防与群体预防融为一体,实现预防与治疗结合的保健服务模式。社区卫生服务是以基层卫生机构为主体,全科医师为骨干,合理使用社区资源和开展技术服务。

## 一、社区卫生服务的概述

### (一)社区卫生服务概念

1. 社区卫生服务(community health services)是以确定和满足社区居民的健康照顾需要为主要目的的人群卫生保健活动。社区卫生服务以人的健康为中心、家庭为单位、社区为范围、需求为导向,以妇幼、老年人、慢性病人、残疾人等为重点,以解决社区主要卫生问题,满足基本卫生服务需求为目的,融预防、医疗、保健、康复、健康教育、计划生育技术服务为一体的,有效、方便、综合的基层卫生服务。

2. 初级卫生保健(primary health care,PHC)是指社区内的个人和家庭能够普遍获得并充分参与的基本卫生保健,且国家和社区能够承担所产生的费用。初级卫生保健是实现"人人享有卫生保健"目标的基本途径和基本策略。

**知识链接**

### 社区卫生服务机构标志

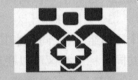

标志以人、房屋和医疗卫生机构标志形状为构成元素,一个三口之家代表健康家庭,家庭和房屋组成和谐社区,与医疗卫生机构的四心十字组合表示社区卫生服务机构,体现了社区卫生服务以人的健康为中心、家庭为单位、社区为范围的服务内涵及以人为本的服务理念。标志图形中还含有两个向上的箭头,一个代表社区居民健康水平不断提高,一个代表社区卫生服务质量不断改善,展示社区卫生服务永远追求健康的目标,标志的整体颜色为绿色,体现社区的健康与和谐。

### (二)社区卫生服务的对象

社区卫生服务的对象为社区全体居民,包括个人、家庭、群体、社区。根据社区居民的不同健康状况和健康需求,一般可以将社区居民分为以下几种。

1. 健康人群 是指不仅有健康躯体,健康心理,同时还具有良好的社会适应能力的人群。是社区卫生服务的主要对象之一。

2. 亚健康人群 是指那些没有任何疾病或明显的症状,但表现出机体活力、反应能力及适应能力下降的人群。

3. 重点保健人群 是指由于各种原因需要得到特殊保健的人群,如妇女、儿童、老年人等。

4. 高危人群 是指明显存在某些有害健康因素的人群,其疾病发生的概率明显高于其他人群。高危人群包括高危家庭的成员和存在明显危险因素的人群。

5. 患病人群 是由患有各种疾病的病人组成,包括常见病病人、慢性病病人等。

## 二、社区卫生服务的内容

我国社区卫生服务机构担负着社区预防、社区医疗、社区保健、社区康复、健康教育和计划生育技术服务"六位一体"的基本卫生服务任务。

### (一) 社区医疗

医疗是目前社区卫生服务中工作量最大的部分,但不是社区卫生服务的重点内容。社区医疗服务内容包括:

1. 为居民诊治常见病、多发病、慢性病。
2. 提供出诊、巡诊、转诊及家庭病床服务。
3. 急危症、疑难病症的紧急救护、转诊。
4. 开展姑息疗法,为临终病人及家庭成员提供心理支持等。
5. 建立居民健康档案、掌握社区居民和家庭的健康背景资料。

### (二) 社区预防

从个人、家庭和社区三个层次,根据个体、家庭和群体的不同需求,提供全方位、有针对性的三级预防服务。

1. 个体预防　根据生命不同阶段的生理特点,提供生命准备阶段、生命保护阶段及生活质量阶段的个体预防服务。
2. 家庭预防　家庭是个体生活的基本环境,构成社区的基本单位。家庭预防服务主要是以家庭为单位对影响个体健康的危险因素和不良生活行为、方式或习惯进行干预。
3. 群体预防　根据社区群体的共同需求,充分利用社区的资源,提供相应的服务。

### (三) 社区保健

为社区重点保健人群提供综合性、连续性的保健服务,主要包括:

1. 妇女围婚期、围产期及围绝经期的保健服务。
2. 新生儿、婴幼儿、学龄前、学龄期及青少年期的保健服务。
3. 老年保健服务。

### (四) 社区康复

在有关机构的专业指导下,利用社区资源,组织康复对象及家属开展医疗康复,以减少、减轻残障,主要包括:

1. 在社区或家庭通过社区康复点设立家庭病床,采用医学和人文社会科学等综合措施,尽量使病人疾病好转或痊愈,生理功能得以恢复,心理障碍得到解除。
2. 使残疾者能更好地获得生活和劳动的能力,重新为社会作出贡献,平等地享受社会的权利和义务。

### (五) 健康教育

是通过有组织、有计划、系统化的社会和教育活动,促使人们自觉采取有益健康的行为和生活方式,消除和减轻影响健康的危险因素,预防疾病,促进健康,提高生活质量。社区健康教育是社区卫生服务的核心,是初级卫生保健的重要任务之一。

### (六) 计划生育

计划生育工作是我国的一项基本国策,社区是开展计划生育的"前沿阵地"。落实计划生育措施包括晚婚晚育、优生优育、为计划生育者提供方便、有效的技术指导和宣传教育。

**知识链接**

### 国家基本公共卫生服务规范(2011年版)

实施国家基本公共卫生服务项目是促进基本公共卫生服务逐步均等化的重要内容,也是我国公共卫生制度建设的重要组成部分。国家基本公共卫生服务项目自2009年启动以来,在城乡基层医疗卫生机构得到了普遍开展,取得了一定的成效。《规范》包括11项内容,即:城乡居民健康档案管理、健康教育、预防接种、0~6岁儿童健康管理、孕产妇健康管理、老年人健康管理、高血压病人健康管理、2型糖尿病病人健康管理、重型精神疾病病人管理、传染病及突发公共卫生事件报告和处理以及卫生监督协管服务规范。在各项服务规范中,分别对国家基本公共卫生服务项目的服务对象、内容、流程、要求、考核指标及服务记录表等作出规定。

### 三、社区卫生服务机构设置要求

#### (一)组织构成

我国社区卫生服务组织包括行政管理组织、业务指导组织和服务机构三部分。

1. 行政管理组织　指社区卫生服务的行业主管部门,主要负责社区机构方案与规划的制定,建立社区卫生服务的基本标准与考核方法及卫生服务的管理与组织等。

2. 业务管理组织　包括卫生行政管理部门、专项技术指导组织和服务指导中心。各级卫生行政部门是社区卫生服务行业的主管部门,负责社区卫生服务的标准化、规范化和科学化管理;专项技术指导组织,负责各项业务技术的指导、人员培训和考核工作;服务指导中心,根据规范化培训大纲的要求,建立培训计划、授课和实施考核等。

3. 社区卫生服务机构　依据我国社区卫生服务机构的建设要求,各级政府建立以社区卫生服务中心为主体,社区卫生服务站和其他专业服务机构,如诊所、老人保健院等为补充的社区卫生服务网络体系,具备条件的地区可实行一体化管理。

#### (二)机构设置

1. 社区卫生服务中心　是社区卫生服务机构的构成主体,社区卫生服务中心的设置必须具备以下条件。

(1)床位:根据服务范围和人口合理配置。至少设置日间观察床5张;根据当地医疗机构设置规划,可设一定数量的以护理康复为主要功能的病床,但不超过50张。

(2)科室设置:至少设有以下科室。①临床科室:全科诊室、中医诊室、康复治疗室、抢救室、预检分诊室(台)。②预防保健科室:预防接种室、儿童保健室、妇女保健与计划生育指导室、健康教育室。③医技及其他科室:检验室、B超室、心电图室、药房、治疗室、处置室、观察室、健康信息管理室、消毒间。

(3)人员:原则上社区卫生服务中心按每万名居民配备2~3名全科医师和1名公共卫生医师。每个社区卫生服务中心在医师总编制内配备一定比例的中医类别执业医师。全科医师与护士的比例,目前按1:1的标准配备。设有病床的卫生服务中心,每5张床至少增加配备1名执业医师和1名注册护士。

（4）房屋：建筑面积不少于1000m²，布局合理，充分体现保护病人的隐私、无障碍设计要求，并符合国家卫生学标准。设有病床的，每设一张床位增加30m²建筑面积。

（5）设备：包括基本诊疗设备、基本辅助检查设备、预防保健设备、健康教育及其他设备。设病床的，还需配备与之相应的病床单元设施。

2. 社区卫生服务站 在街道办事处范围内，中心覆盖不到的地方，可增加设置社区卫生服务站。主要设施有以下内容。

（1）床位：不设立病床，但至少设日间观察床1张。

（2）科室：至少设有全科诊室、治疗室、处置室、预防保健室、健康信息管理室。

（3）人员：至少配备2名全科医师，每名执业医师至少配备1名执业护士。

（4）房屋：建筑面积不少于150m²，布局合理，充分体现保护病人的隐私、无障碍设计要求，并符合国家卫生学标准。

（5）设备：包括基本诊疗设备、辅助检查设备、预防保健设备、健康教育及其他设备。

# 第三节 社区护理

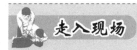

小曾是一名刚毕业的护士，自学护理专业以来，一直梦想到医院工作成为一名白衣天使。而目前护士的就业竞争很强，医院每年招的护士名额有限。一天，小曾了解到护士的工作场所不仅仅是在医院，也可以到社区卫生服务中心工作。对于社区护理工作，她很陌生，很想了解更多关于社区护理的信息，比如社区护理的发展前景和工作范畴，还有社区护士的职责和能力。

**请问：**

1. 社区护理与医院护理的区别？
2. 怎么做一名合格的社区护士？

社区护理是社区卫生服务的重要组成部分，社区护理体现了护理专业服务领域从医院向社区、家庭发展，拓宽了护理服务的范围，丰富了护理服务的内容，对护理事业的深入发展起着极其重要的促进作用。社区卫生服务的特点对社区护理工作的内涵和能力提出了更高的要求，社区护士只有在明确社区护理工作特点的基础上，才能做好护理服务工作。

## 一、社区护理的概念及发展

社区护理（community nursing）是社区卫生服务的一个重要组成部分，它直接对社区内个体、家庭、群体进行护理，但以群体为重点。它的目的是促进、保护和维持人们的健康。在目前社区变化十分迅速和复杂的情况下，社区护理有着其特定的概念、工作内容及特点。

（一）社区护理的概念

社区护理这一名词是1970年才提出，不同国家对社区护理有不同的定义。

美国护理学会于1980年对社区护理定义为："社区护理是将公共卫生学及护理学理论相结合，用以促进和维护社区人群健康的一门综合学科。社区护理以健康为中心，以社区人群为对象，以促进和维护社区人群健康为目标"。

根据我国的社区卫生服务发展的特点,社区护理定义是将公共卫生学及护理学的理论和技术相结合,以社区为基础,以社区人群为服务对象,以服务为中心,将预防、医疗、保健、康复、健康教育、计划生育技术服务融于护理学中,并以促进和维护人群健康为最终目的,提供连续性、动态性和综合的护理服务。

（二）社区护理的发展

社区护理又称社区卫生护理或社区保健护理,起源于西方国家,是由家庭护理、地段护理和公共卫生护理逐步发展演变而成。追溯社区护理的发展历史,可将其发展过程分为三个阶段,即地段访视护理阶段、公共卫生护理阶段和社区卫生护理阶段(表1-1)。

表1-1　社区护理发展史

| 发展阶段 | 时期 | 护理对象 | 工作内容 |
| --- | --- | --- | --- |
| 地段访视护理 | 1850～1900 年 | 个人 | 医疗护理 |
| 公共卫生护理 | 1900～1970 年 | 个人、家庭 | 医疗护理、预防保健 |
| 社区护理 | 1970 年至今 | 个人、家庭和社区 | 医疗护理、预防保健及健康促进 |

1. **地段访视护理阶段**　在 19 世纪中期,英国、美国为了使贫困病人能够享受到基本的护理服务,改善贫困人群健康状况,陆续开设了地段护理服务。1859 年英国利物浦企业家威廉·勒思朋,其妻子患慢性病卧床在家,地段护士罗宾森夫人对其精心护理,减轻了病人的痛苦。威廉深感家庭护理的重要性,在利物浦成立了世界第一所地段访视护理机构。此机构将护理人员分配到各个地段,访问护理贫困病人家庭。1874 年伦敦成立了全国访贫护士协会。当时的地段护理服务内容,侧重疾病护理,地段护士主要是经过培训的志愿者。1885 年美国纽约成立了地段访视社,后统一命名为"访视护理协会"。

2. **公共卫生护理阶段**　公共卫生护理起源于家庭访视。正式提出公共卫生护理名称的是美国护士丽莲·伍德。1859 年她在纽约亨利街道成立了护理中心,不仅对贫困病人进行居家护理,同时也将公共卫生纳入视野,向居民提供预防疾病、妇幼保健、环境监测和健康宣教等公共卫生护理服务。1912 年她还在美国成立了第一所公共卫生护理机构,制定了公共卫生护理目标和相关规章制度。此阶段进行公共卫生护理者,多数是经过系统学习的公共卫生护士。

3. **社区护理阶段**　20 世纪 70 年代,出现了将医疗、护理和公共卫生融为一体的社区卫生服务。1970 年,美国的露丝·依思曼首次使用了社区护理一词。将公共卫生护士与社区护士进行了区别,并认为社区护理是护理人员在各种不同形式的卫生机构中进行的各项卫生工作,指出社区护理的重点是社区。认为社区护士应关心整个社区的居民健康,要求从事社区护理的人员,应该与各种卫生保健人员密切合作,以促进社区卫生事业的发展及居民的健康。1978 年,世界卫生组织给予肯定并加以补充,要求社区护理成为社区居民"可接近的、可接受的、可负担得起的"卫生服务。从此社区护理以不同的方式在世界各国迅速地发展起来,社区护士的队伍也在世界各国从质量和数量上逐步地壮大起来。

（三）我国社区护理发展历史

我国的社区卫生服务发展较晚,在 1925 年开始实践与教育的开拓,北京协和医院公共卫生科与北京市卫生科联合创立公共卫生教学区,称之为北京市第一卫生事务所,王秀瑛女士任公共卫生护理系主任,此后为全国培养过不少公共卫生人才。随着社会的发展,医学模式的改变以及社区卫生服务的发展,社区护理的重要性逐渐为社会各界所关注,1993 年和 1997 年,中等专业卫生学校对护理课程进行两次调整,增加了社区护理方面的内容。1994 年,卫生部所属的 8 所医科大学与泰国清迈大学联合举办了护理硕士班,在课程中设置了社区健康护理和家庭健康护理课程。1996 年 5 月,中华护理学会举办了"全国首届社区护理学术会议"。1997 年全国开始在护理本科教学中,设置了社区护理课程,开始在各地设立老年护理院、社区卫生服务中心和社区卫生服务站。2000 年卫生部科教司发出《社区护士岗位培训大纲(试行)》通知,2002 年卫生部提出《社区护理管理指导意见(试行)》。

## 二、社区护理的特点与内容

### (一)社区护理的特点

1. **健康的群体性** 社区护理的工作是收集和分析社区人群的健康状况,发现社区存在的主要健康问题,制定出解决健康问题的有效措施,它关心的不是单纯的个人或家庭,而是社区整个人群。

2. **自主性与独立性** 社区护理服务的范围较广,社区护士还需运用流行病学等方法预测和发现社区人群中易出现健康问题的高危人群。对社区整体进行健康护理,也要进入居民家中进行护理,这些都需要社区护士独立判断现存的和潜在的健康问题,因此社区护士较医院护士具有较高的自主性和独立性。

3. **服务的可及性** 社区卫生服务机构办在社区,靠近居民,较方便,而且价格比较低廉,是居民能够承担得起的。

4. **服务的协调性** 社区护理是团队工作。为实现健康社区的目标,社区护士需要协调各级医疗保健部门、家庭、社区等各方面人力、物力、财力资源,为服务对象提供各种服务,如病人转诊、转介社区服务、家庭随访等。

5. **长期连续性及场所的分散性** 社区护理服务不因某一疾病问题的解决而停止,而是在不同时间、空间范围提供一系列整体服务。这种整体、连续性的特点决定了社区护理服务的长期性。社区护理服务是一种以社区为范围的主动上门服务,与医院固定的工作环境相比,社区护理的服务对象居住比较分散,社区护士要走街串户地为居民提供服务,使得社区护士的工作场所较为分散。

6. **服务的综合性** 社区护理的服务对象是社区人群,而影响人群的健康因素是多方面的,社区护理的工作内容除了预防疾病、维护健康、促进健康等基本内容外,还要从整体全面的观念出发,从卫生管理、社会支持、家庭和个人保护、咨询等方面为社区人群、家庭和个人开展综合性服务。社区服务涉及各个年龄段和各种疾病类型,服务集"预防、医疗、保健、康复、健康教育、计划生育技术服务"六位为一体,体现生理、心理、社会整体。因此社区护理的工作范围广泛,需要护理人员有较高、较全面的知识水平与护理技能。社区护理与临床护理的区别见表 1-2。

### (二)社区护理工作内容

社区护理的主要职责是将社区人群及生存环境视为一个整体,进行健康促进、健康维护和健康教育,并对社区群体的健康进行管理、协调和连续性照顾,直接对社区内的个体、家庭、群体和环境进行护理,使全民达到健康水平。社区护士的工作内容包括疾病护理、疾病预防、健康促进、社区康复及组织管理等。

1. **疾病护理** 包括慢性病的护理,如冠心病的保健治疗及基础、专科护理;精神疾病护理,如心理指导、心理健康评估;传染病护理,如消毒隔离;母婴护理;临终护理;社区急救,如基本的现场急救;常见病、多发病的评估及指导。

表1-2 社区护理与医院护理的区别

| | 医院护理 | 社区护理 |
|---|---|---|
| 工作地点 | 医院、门诊和其他医疗机构 | 社区 |
| 护理对象 | 住院病人、门诊病人 | 个人、家庭和社区 |
| 护理工作 | 1. 护士在医院工作时处于熟悉的环境<br>2. 工作环境相对安全<br>3. 能按计划时间进行工作<br>4. 有其他医务人员支持和配合<br>5. 对病人家庭环境了解不够深入<br>6. 病人失去对环境的控制权,突然生活在陌生环境中<br>7. 要求病人遵从医院的具体规定 | 1. 护士在家庭访视和居家护理时处于陌生的环境<br>2. 工作环境的安全性需要判断<br>3. 时间安排要考虑病人和其家属的意愿<br>4. 经常独立工作<br>5. 要了解并适应病人家庭环境<br>6. 病人对环境熟悉,经常有家属或朋友陪伴<br>7. 病人可以按自己的生活习惯在家中生活 |

2. 疾病预防 儿童、青少年常见病的预防,如生长发育监测、儿童计划免疫;妇科常见疾病的预防,如乳房自检等;传染病、性病预防,如预防接种、健康教育;老年慢性病及意外伤害的预防。

3. 健康促进 儿童的健康促进,如新生儿、儿童、青少年的健康促进及教育指导;妇女的健康促进,如孕期卫生宣教、围产期的保健指导;老年人的健康促进,如健康体检、饮食指导等。

4. 社区康复 主要包括残疾人的康复训练指导;骨折病人的康复指导;出院病人的家庭康复指导等。

5. 组织管理 协调组织社区卫生服务活动;财务环境管理,如药品管理;档案信息管理,如资料的收集整理分析;人才管理,如社区护士的继续教育等。

总之,社区卫生服务已经成为人群健康服务的重要内容,社区护士的能力直接影响社区卫生服务的质量。只有加强社区人员的能力培养,提高社区护理队伍的整体素质,才能保证社区卫生服务的质量,促进社区卫生服务进一步完善。

### 三、社区护士及角色要求

社区护士不同于医院护士,社区护士是在一个相对开放、宽松的环境中进行工作的,其工作对象、范畴、性质与医院护士不同,虽然担负着同样的角色,但其职责范围有所扩展。

(一)社区护士的概念

社区护士(community nurse)是指在社区卫生服务机构及其他有关医疗机构从事社区护理工作的护理专业人员。

(二)社区护士的角色

社区护士在不同场合、不同情况、不同时间内扮演不同的角色,因此,需要社区护士灵活地应用自己的知识及技能,完成各种角色所赋予的义务及责任。社区护士在社区护理工作中的角色如下。

1. 护理服务者　社区护士的基本角色是为有健康需要的人群提供护理服务,如为病人测量生命体征、输液、换药、导尿、临终关怀等。同时,将整体护理的观念运用于整个护理服务过程中,这不仅包括关心服务对象的生理、心理、社会文化、感情等多方面的因素,还应包括对整个家庭或社区的生活环境及背景的了解。

2. 初级卫生保健者　护理的首要任务是帮助人们避免有害因素,预防疾病,维持及提高人们的健康水平。社区护士工作在最基层的卫生保健单位,且经常进行家庭访视,与社区居民的接触最多,因此是实施预防保健的最佳人选。

3. 健康咨询者与教育者　社区护理的主要任务之一是预防保健,健康教育是预防保健的一个重要手段。因此社区护士要做健康咨询和教育者,运用各种方法,唤醒社区人群的健康意识,促使人们积极主动地寻求医疗保健,改变不良的生活及健康观念,注重生活质量。

4. 组织与管理者　社区有各种不同的保健部门,如门诊、预防保健诊所等,社区护士要充分利用社区资源,制订完整的个案计划、提供连续性的服务。尤其对慢性病病人和重点人群要进行健康管理;另外,根据需要可能涉及对社区医疗机构物资的管理,各种活动的组织协调,例如社区健康教育宣传,对社区有关人员进行培训等。

5. 协调和合作者　社区卫生服务是一种团队合作的工作,在这个团队中包含医生、护士、康复治疗师、心理医生、药剂师、防保人员、社区护理员、社区志愿者等各种工作人员。社区护士与社区人群接触最多,熟悉社区各种资源,最了解社区居民的社会文化背景、身体及心理状态,因此,社区护士应与各方面人员合作工作,并且协调各种资源为社区卫生保健工作服务。

6. 观察与研究者　社区护士不仅要向社区居民提供各种卫生保健服务,同时还要观察、探讨研究与护理及社区护理相关的问题。社区护士为了解各种健康问题、健康行为及疾病的致病因素,积极主动参与或主持相关研究,在科学研究的基础上进行护理干预。

7. 社区卫生代言人　社区护士需了解国际及国内有关的卫生政策及法律,并对威胁到社区居民健康的环境等问题,上报有关部门,积极采取有效措施解决,以保护社区居民的健康。

## 四、社区护士的任职条件及能力

（一）社区护士的任职条件

社区护士是指在社区卫生服务机构及其有关机构从事社区护理工作的专业技术人员。根据卫生部《关于社区护理管理的指导意见(试行)》的规定,目前社区护士的任职条件为:

1. 具有国家护士执业资格并经注册。

2. 通过地(市)以上卫生行政部门规定的社区护士岗位培训。

3. 独立从事家庭访视护理工作的社区护士,应具有医疗机构从事临床护理工作5年以上的工作经验。

（二）社区护士应具备的能力

社区护理的工作范畴对社区护士的能力提出了更高的要求,社区护士除具备一般护士的基本护理技能外,还应具备以下特殊能力。

1. 综合护理能力　依据社区护理职责,社区护士所面对的是各种病人和残疾者,如外科术后病人、脑卒中恢复期的病人、临终病人及精神病病人等。因此,社区护士必须具备各专科护理技能及中西医结合的护理技能。

2. 独立判断、解决问题能力　社区护理工作包括提供预防、保健、医疗、健康教育、康复等多方面的服务,且服务对象广泛。社区护士大多情况下都是单独面对服务对象,工作性质相对独立,只有依靠自己的观察判断,独立有效地解决问题。因此,社区护士必须具有丰富的知识和经验,除具有护理学的理论和技术外,还必须具有一定的公共卫生学理论和技术,能了解各种疾病的临床转归及预后,熟悉流行病学、统计学等知识,并对疾病的流行等情况保持高度的敏感性。同时社区护士还要有丰富的临床工作经验和熟练的护理评估技能,能够根据自己的独立判断能力及时发现问题,有效解决问题。

3. 人际沟通能力　社区护士不仅仅需与服务对象建立良好的关系,还要与社区各种管理人员及服务机构相关人员进行协调,和他们一起共同维持和促进整个社区人群的健康。因此社区护士必须具有社会学、心理学知识和人际沟通技巧方面的能力。

4. 预见能力　预见能力主要应用于预防性的服务,而预防性服务是社区护士的主要职责之一。社区护士有责任向病人或残疾人、家庭及健康人群提供预防性指导和服务。在医院,临床护士主要运用顺向思维,即针对已发生的问题,找出解决的方法并实施;而在社区,社区护士不仅要运用顺向思维,还要运用逆向思维,即在问题发生之前,找出可能导致问题发生的潜在因素,从而提前采取措施,避免或减少问题的发生。在护理病人或残疾人时,社区护士应有能力预见治疗、护理中可出现的变化以提前采取措施;对于病人或残疾人的家庭,社区护士应有能力预见到疾病和残疾将给家庭带来的直接与间接影响,如在健康上、经济上、心理上的影响;对于健康人群,社区护士也应有能力预见到可能将会发生的健康问题。因此,预见能力也是社区护士所应必备的。

5. 组织管理能力　社区护士一方面要向社区居民提供直接的护理服务,另一方面还要调动社区的一切积极因素,充分利用社区的各种资源大力开展各种形式的健康促进活动。社区护士有时要负责人员、物资和各种活动的安排,有时要组织本社区有同类兴趣或问题的机构人员学习,如老人院中服务员的培训或餐厅人员消毒餐具的指导,这些均需要一定的组织、管理能力。

6. 科研能力　社区护士不仅担负着向社区居民提供社区护理服务的职责,同时也肩负着发展社区护理、完善护理学科的重任。因此,社区护士首先应不断地充实理论知识,提高业务水平。护理学是一门不断发展的学科,护理人员只有不断地学习,才能适应护理学的发展。其次,社区护士应具备科研的基本知识,能独立或与他人共同进行社区护理科研活动。在社区护理实践中,善于总结经验提出新的观点,探索适合我国国情的社区护理模式,推动我国社区护理事业的发展。

7. 自我防护能力　社区护士的自我防护能力包括法律的自我防护及人身的自我防护两方面。社区护士常常在非医疗机构场所提供有风险的护理服务,护士需要加强法律法规学习,树立证据意识,如及时、准确、完整地做好各项护理记录,在提供一些医疗护理服务前与病人或家属签订有关协议书;另一方面,社区护士在不同居民区及家庭提供服务时,在往返路途及服务对象家中,都需要采取安全防范措施,确保个人安全。

**慧心笔录**

　　通过本章的学习,可以对社区卫生服务有更深的了解。社区卫生服务是适应社会发展的产物,社区卫生服务是向人群提供"六位一体"卫生服务,它的目标是预防疾病,促进健康,而医院医疗服务主要着眼于病人的疾病诊疗。发展社区卫生服务更符合我国国情,更能体现卫生服务的可及性和公平性,所以社区护理工作将是未来护士的主要工作岗位。社区护理工作与医院护理工作有很多不同,社区护士的要求较医院护士的要求更多,想要成为一名合格的社区护士要付出更多的努力。

(邓 红)

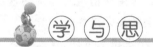

1. 如何推进我国的社区卫生服务改革?

2. 我国自 20 世纪 90 年代后期大力推广社区卫生服务,社区卫生服务在我国迅速发展,并制定了系列相关政策,明确和规范了社区卫生服务的定位和功能,但作为一个人口众多的发展中国家,社区卫生服务体系改革仍然面临许多问题,请问:

(1)作为提供社区卫生服务主要力量的社区护士应具备哪些核心能力?

(2)在 2011 年版的《国家基本公共卫生服务规范》中提出了几项社区卫生服务内容?

# 第二章　社区预防保健及护理

## 学习目标

1. 了解健康档案的意义、建立健康档案的原则及管理。
2. 熟悉社区健康检查方法，社区预防保健措施及健康档案的类型。
3. 掌握健康档案的内容、社区卫生服务常用评价指标。
4. 学会运用社区、家庭、个人健康档案建立方法，建立社区、家庭、个人健康档案。

　　社区预防保健是社区卫生服务工作的重要组成部分，是落实国家基本公共卫生服务项目的体现，是实现人人享有初级卫生保健的重要保障。社区预防与保健贯穿于社区医疗、预防、保健、康复、健康教育和计划生育技术等卫生服务的全过程，服务于社区居民生命的每个阶段。

## 第一节　社区预防保健概述

　　社区预防与保健是以社区为范围、家庭为单位、个体的健康问题和需求为导向，应用健康教育与健康促进的途径，采用三级预防的策略，提高人群的自我保健意识，增强公众的健康水平。

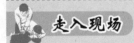

**走入现场**

　　小王是一位有 5 年社区工作经验的护士，目前在某社区卫生服务站工作。社区基本情况是：面积 0.26 平方公里，居民户数 4032 户，居民人数 11253 人（外来人口 1398人），其中 60 岁以上老人 2980 人，妇女 5023 人，儿童 1172 人，80% 以上居民建立了居民健康档案。通过对档案的资料分析，发现有糖尿病 756 人、高血压 2789 人、冠心病265 人、脑卒中 98 人、恶性肿瘤 144 人。

　　**请问：**

1. 小王应该为辖区居民提供预防与保健服务的内容有哪些？
2. 该社区的糖尿病、高血压、冠心病、脑卒中、恶性肿瘤的患病率分别是多少？
3. 可以采取哪些预防与保健措施进行健康干预？

## 一、社区预防保健基本原则及内容

社区预防保健是以预防医学的观点和基本原理为基础,运用综合预防的方法,为社区的个人、家庭和群体提供预防保健服务的过程。社区预防保健是"预防为主"的卫生方针在社区卫生服务中的体现,是社区卫生与个体健康的结合,是维护社区内所有人群健康的重要途径。

（一）社区预防保健的基本原则

1. 以人群的健康为目标 社区预防与保健工作是围绕着以人的健康为中心,通过改善社区环境、行为和生活方式及医疗卫生服务等因素,提高社区人群的整体健康水平。人群的健康需要个人、家庭及社区的共同参与,社区居民既享有预防保健服务的权利,也有参与预防保健的义务和责任。

2. 以群体为对象,特殊人群为重点,个体与群体兼顾 维护人群的健康是社区预防和保健的最终目标,而促进儿童、妇女、老年人等特殊人群的健康是社区预防与保健工作的核心。通过改善社区卫生环境,消除导致危险行为和不健康的生活方式的危险因素,提高社区人群的健康水平。个体健康可以通过临床预防服务的形式进行,即在临床场所对个体健康危险因素进行评估、指导和干预,个体应具有参与意识和改变危险行为的动机,正视自身健康问题并自觉改变不良行为习惯,为群体的健康创造良好的生活空间。

3. 以社区为依托,家庭为单位 家庭是构成社区的基本单位,是居民生活、学习及工作的场所。家庭是社区的基本单元,家庭成员之间不仅有密切的血缘、情感及经济关系,而且具有相似生活环境、生活方式等,如果家庭中有健康问题产生,则家庭成员在健康问题上存在着类似的危险因素。如对高血压病人及其家属的健康教育,需先了解其家庭各成员的健康状况及生活习惯、社会文化背景的差异,才能制订相应的预防措施。

4. 以综合性的措施实施社区预防保健 社区预防保健不仅具有系统性强、群体性明显的特点,而且还是一项长期艰巨的综合性工作,是社区卫生服务工作中不可缺少的组成部分。社区预防保健的服务对象是全体社区居民(包括健康人群、高危人群、患病人群等),不同人群对预防保健的需求差异性较大,而且影响人群健康的因素多种多样,这要求社区卫生工作者需采用综合性干预策略,通过多方面的协调合作,从个人预防转变为以个体、家庭及社区的全方位综合预防。

（二）社区预防保健的内容

社区预防保健涵盖了社区卫生服务工作中的预防、保健、康复、健康教育及计划生育的全过程,为社区家庭成员提供全程的预防保健服务,具体如下。

1. 常见病预防 加强社区卫生防治,普及卫生知识;开展社区口腔卫生宣教,实施牙病防治;开展社区疾病防治,提高人群健康水平。

2. 妇女保健 开展妇女各个生命周期的预防保健工作,新婚期妇女避孕和优生优育;孕期随访管理;产后访视;更年期保健指导;常见妇科病防治。

3. 儿童保健 婴幼儿期的母乳喂养指导;新生儿体格检查;儿童期生长发育监测与管理等。

4. 老年保健 为老年人建立健康档案,评估老年人健康状况及健康需求;老年常见疾病的防治及合理用药指导;指导老年人建立正确的生活模式,提高自我保健意识。

5. 慢性病管理　重点做好高血压、糖尿病、肿瘤等慢性病高危人群监测、组织和管理,针对存在的危险因素开展社区健康教育、行为干预,预防控制疾病发生;对慢性病病人实施规范化管理,定期随访、监测,指导用药,防止疾病进一步恶化。

6. 传染病预防与控制　传染病的报告、调查、管理及处置;实施计划免疫,为免疫接种对象建立规范的档案资料(如证、卡等);重点传染病的监测等。

7. 信息收集和报告　监测辖区内公共卫生突发事件、传染病的疫情、人口出生情况、慢性病发病监测及危险因素监测的资料收集和报告,并负责信息的核实及漏报的调查。

## 二、社区预防保健措施

社区预防与保健是社区卫生服务工作的核心,以"预防为主、防治结合"的方针为社区人群创造健康的环境,消除或减少不利于健康的危险因素,改善机体的抗病能力。社区卫生工作者在预防保健服务中以三级预防为基本策略。

（一）一级预防

一级预防又称病因预防,是针对健康人群在疾病发生前存在的危险因素采取的措施,这是最积极有效的预防措施。在疾病发生的心理、生物、物理、化学、社会因素提出综合性预防措施,增进人群健康,消除和控制危害健康的因素,防止各种致病因素对人体的危害。这是一级预防的主要任务,也是预防医学的最终奋斗目标。一级预防包括两方面内容。

1. 促进健康　是通过创造健康的环境使人们避免或减少对致病因的暴露,改变机体的易感性,保护健康人免于发病。可采取健康教育、自我保健、环境保护和监测等形式。

2. 保护健康　健康保护是对有明确病因(危险因素)或是具备特异预防手段的疾病所采取的措施,在预防和消除病因上起主要作用。如长期供应碘盐来预防地方性甲状腺肿;增加饮水中的氟含量来预防儿童龋齿发生;改进工艺流程,保护环境不受有害粉尘的侵袭,以减少肺癌和肺尘埃沉着症的发生;通过孕妇保健咨询及禁止近亲婚配来预防先天性畸形及部分遗传性疾病等。

（二）二级预防

二级预防又称临床前期预防或疾病早期预防,是疾病初期采取的早期发现、早期诊断、早期治疗的措施,以预防疾病的发展和恶化,防止复发和转变为慢性病,称"三早"预防,对传染病还必须做到早报告和早隔离的"五早"预防,切断传播途径,防止传染病蔓延。对于致病因素不完全明确或致病因素经过长期作用而发生的慢性病,如肿瘤、心血管疾病等,通过疾病普查、高危人群筛查、特定人群的定期健康体检、及早发现疾病初期病人。

（三）三级预防

三级预防又称临床预防,是对已患病者进入后期阶段的预防,主要措施是对症治疗及康复治疗,防止病情恶化,预防并发症和伤残,促进康复等恢复劳动和生活能力的预防措施。

总之,疾病的三级预防是卫生工作贯彻"预防为主"方针的体现,是健康促进的首要和有效手段,也是现代医学为人们提供的健康保障。

## 第二节 社区健康检查方法与社区卫生服务常用评价指标

社区健康水平主要由描述疾病分布特征的指标,尤其是疾病频率常用的指标来反映。正确描述社区内疾病的分布,有助于认识疾病的群体现象、分布规律及影响因素,从而为临床诊断和治疗提供依据,为进一步探讨病因提供线索,并有助于政府确定卫生服务的工作重点,为合理制订疾病防治、保健策略和措施提供科学依据。常用的社区健康检查方法包括普查与筛检;社区卫生服务常用评价指标包括人口统计学指标、疾病统计指标、反映疾病防治效果的统计指标等。

**走入现场**

为分析社区的政策、资源和需求,掌握主要的公共卫生问题及影响因素,进一步推动本地区的慢性病防控工作,卫生局要求每个社区卫生服务中心开展社区健康普查,以确定本辖区慢性病的主要问题和重点目标人群。调查对象是本辖区 18 周岁以上的户籍人口,调查时间为 8 ~ 10 个月,调查内容包括问卷调查、医学体检和实验室检测。

**请问:**
1. 如何组织与实施社区健康普查?
2. 采用哪些社区卫生服务指标进行评价?

### 一、社区健康普查与筛检

**(一)社区健康普查**

1. 概念 社区健康普查是指在社区的特定范围内,以社区不同的人群为对象,以预防疾病、促进健康为目标,在规定的时间内利用简易设备,进行有计划、有组织、有目的的健康检查方法。

2. 内容 根据不同的人群、疾病的类型、职业的性质等特征来选择健康检查的项目。

(1)3 岁以内儿童生长发育普查:体格和智能发育的检查、听力的测试、眼部检查。

(2)妇女健康普查:子宫颈炎、宫颈癌、子宫肌瘤、乳腺疾病的检查。

(3)老年健康普查:白内障、高血压、糖尿病、心血管病、肿瘤的普查。

3. 组织与实施 进行人群健康普查活动需相关部门的支持与社区参与。实施社区健康普查包括居民的健康调查、普查前筹备、实施健康普查、效果评价 4 个步骤。

(1)居民健康调查:是发现社区重要健康问题的关键,是确定社区健康普查的依据。包括收集资料(居民健康档案、门诊就诊记录、社区诊断资料和原始资料等),确定健康问题和健康普查人群(通过对资料的汇总、整理分析和评估,筛选健康问题,明确普查人群,确定健康体检的项目)。

(2)普查前筹备工作:准备资料(健康体检表、问诊记录单、问卷调查表、宣传资料);确定普查时间、场地及普查人群;做好普查场地的布置(如悬挂横幅、排放展板、张贴海报、体检科室的标志);培训普查人员(规范表格书写、统一标准、提高准确率、降低漏查率);准备充足物品(体检设备、仪器、试剂);确定检查结果的反馈形式。

(3)实施健康普查:确认健康体检的流程及相关科室的准备(如接待室、候检室、诊疗室、保健指导室);检查安放的设备及仪器,准备消毒用具;工作人员做好普查各环节的协调和普查对象的解释;普查人群登记、核对及健康检查结果记录单的回收。

(4)效果评价:包括预期效果评价、实施过程评价及结果评价。①预期效果评价:普查的实际人数;回收健康体检单的数量;参检人员是否逐项完成健康体检项目。②实施过程评价:普查对象是否及时接到活动通知,并在规定的时间内参加检查,对未参加普查的对象是否采取其他途径再次提醒;普查的各种辅助设备是否处于工作状态,出现异常情况是否有应急的措施;参加普查的工作人员是否各司其职,并然有序;普查对象对本次普查工作的配合程度和满意度。③结果评价:总结普查活动各环节的实施情况、存在问题,为以后组织社区健康普查提供依据;对健康检查资料整理分析,找出存在的相关健康问题和危险因素,进行针对性的健康咨询和健康教育,以家庭访视等形式提供进一步的服务。

(二) 社区健康筛检

社区健康筛检是一项预防性的健康检查,筛检不是诊断试验,仅仅是一种初步的检查手段,不能作为最后确诊的依据。

1. 概念　筛检是在健康人群中应用快速简便的实验室检测手段或其他方法,从无症状的人群中筛查出可能患有某种疾病病人的过程。也就是通过快速的检验、检查或其他措施,将可能有病但表面上健康的人,与可能无病的人区别开来。

2. 目的

(1)筛检可以针对患病率高的疾病群体进行普查,可帮助实现早发现、早诊断、早治疗,对早期发现的病人采取二级预防,提高疾病的治愈率,如通过对孕妇进行糖尿病筛检,以便及时发现和控制妊娠期糖尿病,有利于孕妇及胎儿健康。

(2)筛检也可以对高危人群进行筛查。对确定的高危人群采取一级预防,延缓疾病发生。如对社区居民进行高血压的筛检,以利于开展预防脑卒中服务,因为高血压是脑卒中重要危险因素之一。

3. 特点　筛检对象多,涉及面广,需要有足够的人力、物力及财力的保障及各个部门的协同配合,需制订科学系统的活动计划,在实施过程中考虑到筛检技术的安全性。筛检试验不是诊断试验,仅仅是一个初步检查,对筛检阳性和可疑阳性的人,必须进一步进行确诊检查,确诊后进行治疗。

## 二、社区卫生服务常用评价指标

社区卫生服务是深化医药卫生体系改革的重要组成部分,是实现"人人享有初级卫生保健"目标的基础性环节。社区护士在社区护理工作中,要采用各种方法收集及分析社区的各种信息,从而获得反映社区健康水平和卫生服务水平的统计指标。

(一) 人口统计学指标

1. 静态人口统计　描述的是人群状况,包括人口数量和人口构成。是反映人口连续不断变化过程中某一时点的人口状况,如人口的数量、不同特征(年龄、性别、职业、民族、文化程度等)、人口构成。这类资料主要是通过人口普查获得,统计时间一般采用每年1月1日零时到12月31日24时的人口数。常用的人口学特征指标有:

（1）老年人口系数：指65岁及以上人口数占人口总数的百分比。其计算公式为：

$$老年人口系数 = \frac{65 岁及以上人口数}{总人口数} \times 100\%$$

（2）儿童人口系数：指14岁及以下儿童的人口数占总人口数的百分比。其计算公式为：

$$儿童人口系数 = \frac{14 岁及以下儿童人口数}{总人口数} \times 100\%$$

（3）其他指标：划分人口类型的老少比，可采用年龄结构和性别比（男性人口与女性人口的比值），可根据数据绘制坐标图，确定人口类型的金字塔等。

$$性别比 = \frac{男性人口数}{女性人口数} \times 100\%$$

2. **动态人口统计**　通过描述人群生命周期状况获得人口的动态变化。反映某一时期内人口的变化情况，包括由出生、死亡引起的人口自然变动，人口从一个地区向另一个地区迁移引起的机械变动，以及反映人口从一个社会集团转入另一个社会集团引起的人口社会变动。在医学人口统计中，主要以人口的自然变动作为其研究内容。这类资料通常是通过登记报告获得。

（1）出生率：又称普通出生率或粗出生率，指某年内的活产婴儿人数占年平均人口数，是显示人口生育水平的常用指标。其计算公式为：

$$出生率 = \frac{某年出生活产婴儿人数}{年平均人口数} \times K$$

$K$ 为比例系数，$K$ 可用 100%、1000‰、10000/万、100000/10万，相应的分别为百分率、千分率、万分率、10万分率，依据各指标的要求选用。活产通常指妊娠28周以上，体重1000克以上，从母体娩出时尚有生命现象（即具有呼吸、心跳、脐带搏动和明确的随意肌收缩四项指征之一及以上）的胎儿。出生率的优点在于资料易获得，计算简单；主要缺点是受人口年龄性别构成影响大，若人口中育龄女性多，或人口较年轻，则出生率会偏高，反之，在人口老龄化或女性较少的地区，出生率必然偏低，即出生率受总生育率和育龄妇女在总人口的比重两个因素的影响。

（2）死亡率：是指某人群在一定时期内死于所有原因的人数在该人群中所占的比例。死亡率是测量人群死亡危险最常用的指标。常以年为单位，其计算公式：

$$死亡率 = \frac{某人群某年总死亡数}{该人群同年平均人口数} \times K$$

$$K = 1000‰ 或 100000/10 万$$

1）粗死亡率：指死于所有原因的死亡率，是一种未经过调整的死亡率。粗死亡率反映一个人群的总死亡水平，是衡量人群因病伤死亡危险大小的指标，是一个国家或地区文化、卫生水平的综合反映。

2）死亡专率：指按疾病的种类、年龄、性别、职业、种族等分类计算的死亡率。计算死亡专率时，分母必须是与分子相对应的人口数。如计算围产期死亡专率时，分母是指妊娠28周以上的所有胎儿数。比较不同地区、不同人群死亡率时，因人口的构成不同，不可直接进行比较，而需对率进行标准化处理后再比较。

婴儿死亡率是一个非常重要的死亡专率指标，指某年周岁内婴儿的死亡数占同年内活产儿数的比值，一般以千分率表示。它是反映社会经济及卫生状况的一项敏感指标，不受人口构成的影响，不同的国家和地区可直接进行比较。

(3)病死率:表示一定时期内,患某病的全部病人中因该病而死亡的病例,常用百分率表示,计算公式是:

$$某病病死率 = \frac{某时间内因某病死亡人数}{同期确诊的某病例数} \times 100\%$$

病死率通常用于病程短的急性病,如各种急性传染病、脑卒中、心肌梗死及肝癌等,主要用来衡量疾病对人生命威胁的程度。在不同场合下,病死率的分母是不同的,如计算住院病人中某病的病死率,分母为该病病人的住院人数;而计算某种急性传染病的病死率,其分母为该病的所有发病病人数。

（二）疾病统计指标

可直接用来描述疾病的分布情况,反映人群的健康水平。

1. 发病率　表示在一定期间内,某人群中新发生某病的频率。用于描述疾病的分布,分析某种疾病对人群健康威胁的严重程度、发生的原因及评价预防或干预的效果。计算公式是:

$$发病率 = \frac{一定时期内人群中发生某病的新病例数}{同期暴露人数} \times K$$

$K = 100\%$、$1000‰$、$10000/万$或$100000/10$万

2. 患病率　表示某一时点的受检人群中,现在患某种疾病的频率。通常用于描述病程较长或发病时间不易明确的疾病的患病情况,但不适用于急性疾病。计算公式是:

$$患病率 = \frac{特定时间内某人群中发生某病新旧病例数}{同期观察人口数} \times K$$

$K = 100\%$、$1000‰$、$10000/万$或$100000/10$万

3. 罹病率　表示某一局限范围内、短时间内的发病率。用于描述局部地区的疾病暴发,如食物中毒、职业中毒等。计算公式是:

$$罹患率 = \frac{观察期间某病新病例数}{同期暴露人口数} \times K$$

$K = 100\%$、$1000‰$

4. 感染率　指在受检查的人群中某病现有的感染人数所占的比例,常用来说明人群感染的强度,通常用百分率表示。感染率用于传染病与寄生虫病的统计。计算公式是:

$$感染率 = \frac{受检阳性人数}{受检总人数} \times 100\%$$

（三）反映疾病防治效果的统计指标

在社区工作中,常用疾病统计指标反映疾病的防治效果,一般近期效果可用治愈率、有效率、存活率等进行说明。

1. 治愈率　指治愈人数占总治疗人数的百分比。计算公式为:

$$治愈率 = \frac{治愈患者数}{总治疗人数} \times K$$

2. 有效率　指治愈和好转人数之和（治疗有效例数）占总治疗例数的比例。计算公式为:

$$有效率 = \frac{治疗有效人数}{总治疗人数} \times K$$

3. 存活率　指经过 N 年的观察,某病病人中存活人数所占的比例。计算公式为:

$$N\,年存活率 = \frac{随访\,N\,年存活的病例数}{随访满\,N\,年的病例数} \times K$$

计算存活率时应注意明确疾病的起止时间,一般以确诊日期、手术日期或住院日期为起算时间。随访时间可为 1 年、3 年、5 年、10 年等,对生存时间较短的也可以用月或日为单位。

### 知识链接

#### 社区妇幼保健的评价指标

孕产妇和婴儿死亡率是衡量社区妇幼保健工作水平的两大重要指标,也是反映一个国家和民族居民健康水平和社会经济发展水平的重要指标。

1. 孕产妇死亡率  是指妊娠开始至产后 42 天内由各种原因引起的死亡(不包括车祸、自杀等意外死亡)人数占孕产妇总数的比率。

孕产妇死亡率 = 年内孕产妇死亡数/年内孕产妇总数 ×100000/10 万

2. 婴儿死亡率  是指某年某地婴儿出生后不满周岁死亡人数占出生总人数的比率。

婴儿死亡率 = 同年内未满 1 周岁婴儿死亡数/某年活产总数 ×1000‰

3. 新生儿死亡率 = 生后 28 天内新生儿死亡数/同期活产数 ×1000‰

（四）社区卫生服务的统计学指标

完善科学的统计学指标可提高社区卫生服务工作的效果和效率。通过对服务内容的评价,了解服务提供和责任落实的情况。社区卫生服务常用的评价指标包括基本医疗服务指标、公共卫生服务指标和中医药服务指标。

1. 基本医疗卫生服务指标  包括门急诊人次数、病床使用率、抗生素处方比例、静脉点滴处方比例、合理用药处方比例等。

2. 公共卫生服务指标

（1）居民健康档案管理评价指标:健康档案建档率、合格率和利用率及规范电子健康档案建档率。

（2）健康教育效果评价指标:居民健康参与率、健康知识知晓率、健康行为形成率。

（3）预防接种评价指标:预防接种建证率、某种疫苗接种率。

（4）慢性病病人健康管理评价指标:①高血压:病人发现率、健康管理率、血压控制率、高血压知晓率及服药率;②糖尿病:病人发现率、健康管理率、血糖控制率、知晓率;③重性精神病:病人管理率、治疗率和病情稳定率。

（5）重点人群保健评价指标:①儿童健康管理:新生儿访视率、儿童系统管理率;②孕产妇健康管理:早孕建册率、产前健康管理率、产后访视率;③老年健康管理:健康管理率、健康体检表完整率。

（6）传染病报告、卫生应急管理和卫生监督评价指标:传染病报告率、准确率;突发公共卫生事件报告率及卫生监督协管信息报告等。

3. 中医药服务指标  中医处方比例、中医治疗率、中医门诊病历合格率、中医处方合格率等。

### 城乡居民健康档案管理服务考核指标

1. 健康档案建档率 = 建档人数/辖区内常住居民数 ×100%。
2. 电子健康档案建档率 = 建立电子健康档案人数/辖区内常住居民数 ×100%。
3. 健康档案合格率 = 抽查填写合格的档案份数/抽查档案总份数 ×100%。
4. 健康档案使用率 = 抽查档案中有动态记录的档案份数/抽查档案总份数 ×100%。

有动态记录的档案是指1年内有符合各类服务规范要求的相关服务记录的健康档案。

## 第三节　社区居民健康档案

社区居民健康档案是记录与社区居民健康有关的系统性文件。建立科学、完整的健康档案是社区护士掌握社区个人、家庭及社区健康状况的基本工具，有利于为居民提供连续性、综合性的保健服务。

**走入现场**

王大爷因头痛、耳鸣二天，前往所辖区社区卫生服务中心看病，社区护士小李热情地接待了王大爷，量血压时小李得知王大爷患高血压病一年了，还没建立社区居民健康档案，便耐心地向王大爷解释健康档案的作用并征得王大爷同意。

**请问：**

1. 社区护士小李接下来应该如何建档？
2. 个人健康档案有哪些内容？

### 一、健康档案的概述

社区居民健康档案（resident health record）是医疗卫生保健服务中不可缺少的工具，是社区卫生服务工作的一项重要内容，是社区卫生工作者为居民提供连续性服务的重要依据，也是各级政府及卫生行政部门制定卫生政策的重要参考依据，科学、完整的健康档案可以了解社区、家庭和个人的健康状况及健康相关因素，也为提供连续、综合、适宜、经济合适的公共卫生服务和基本医疗服务形成依据。

（一）基本概念

1. 居民（resident）　是指在本国长期从事生产和消费的人或法人，符合上述情况他国公民也可能属于本国居民。居民可分为自然人居民和法人居民。自然人居民是指那些在本国居住时间长达一年以上的个人，但官方外交使节、驻外军事人员等一律是所在国的非居民；法人居民是指在本国从事经济活动的各级政府机构、企业和非营利团体，但是国际性机构,诸如联合国、国际货币基金组织等组织,是任何国家的非居民。

辖区内常住居民,是指居住半年以上的户籍及非户籍居民。社区健康档案的服务对象即为辖区内常住居民,并以 0~6 岁儿童、孕产妇、老年人、慢性病病人和重性精神疾病病人等人群为重点。

2. 健康档案（health record） 是基层医疗卫生机构为城乡居民提供社区卫生服务过程中的规范记录,是以居民个人健康为核心、贯穿整个生命过程、涵盖各种健康相关因素的系统化文件记录,是全科医师了解每个居民生命过程中健康状况变化的数据库,也是全科医生团队为居民提供医疗保健服务的基本依据。

（二）建立健康档案的意义

1. 反映社区居民的健康状况 完善的健康档案最大的作用就是能够帮助社区医护人员全面系统地了解病人的健康问题及患病的相关背景信息,从而为相应的诊疗计划制订和护理措施开展提供理论支持。同时,通过长期管理和照顾病人,大大增加了发现病人现存的健康危险因素的机会,有利于及时为病人及家庭提供科学规范的预防保健服务。社区护士每年定期或不定期将居民的健康检查记录输入计算机,然后运用统计分析的方法,进行资料的分析,将个人前后的健康状况进行对比,从而实现对居民健康状况的动态监测。

2. 为社区卫生规划提供依据 通过对健康档案的数据和相关资料的汇总、整理和分析,了解和掌握辖区内居民的健康动态变化情况,评估社区居民的健康问题和对社区卫生服务的需求,收集资料并比较分析,确立社区诊断,找出影响社区健康的相关因素,制订卫生服务计划,有针对性地开展健康教育、预防、保健、医疗和康复等服务。完整详细的健康档案信息可作为医疗管理机构和政府决策部门收集基层卫生服务信息的重要内容,为今后确定社区卫生服务计划提供基础资料,为我国社区卫生政策方针的制定提供重要的依据。

3. 评估社区卫生服务水平 系统的健康档案能实际反映国家基本公共卫生服务项目的实施情况。居民健康档案动态记录可反映社区工作人员对辖区内居民开展健康管理服务的实施情况,是各级卫生行政部门开展基本公共卫生服务督察、绩效考核的依据。

4. 提供社区医疗护理的教学和科研信息资料 健康档案能从各层面收集到社区、家庭、个人的基本资料、健康状况及健康管理等全面、系统的健康信息,是社区卫生医疗护理教学科研的重要资料。社区医护人员通过对居民健康档案进行分析和总结,提高业务能力、积累工作经验,同时电子化健康档案可实现对健康信息的数据管理,为社区医护人员从事科研工作提供了良好的研究素材和信息资料。

（三）建立社区居民健康档案的原则

社区健康档案的建立,记载着与个体、家庭及社区健康问题有关的所有资料,可以充分体现社区卫生服务的全面性、连续性、主动性和有效性,体现以预防、治疗、保健和康复一体化卫生服务的全过程。采集和录入健康档案信息应当齐全完整、真实准确。

1. 政策引导、居民自愿 加强政策宣传,健康档案的建立要遵循自愿与引导相结合的原则,在使用过程中要注意保护服务对象的个人隐私,积极引导城乡居民自愿参与健康档案工作。

2. 突出重点、循序渐进 优先为 0~6 岁儿童、孕产妇、老年人、慢性病和重性精神疾病病人等各类重点人群建立健康档案,并逐步扩展到全人群。

3. 规范建档、有效使用　健康档案应统一存放管理,为居民终身保存,遵守档案安全制度,城乡基层医疗卫生机构提供医疗卫生服务时,应当调取并查阅居民健康档案,及时记录、补充和完善健康档案。做好健康档案的数据和相关资料的汇总、整理和分析等信息统计工作,及时了解和掌握辖区内居民的健康动态变化情况,并采取相应的适宜技术和措施,对发现的卫生问题有针对性地开展健康教育、预防、保健、医疗和康复等服务。健康档案记录内容应齐全完整、真实准确、书写规范、基础内容无缺失,各类检查报告单据和转诊、会诊的相关记录应粘贴留存归档,规范健康档案的建立、使用和管理,保证信息的连续性、完整性和有效使用。

4. 资源整合、信息共享　以基层医疗卫生机构为基础,充分利用辖区相关资源,共建、共享居民健康档案信息,逐步实现电子信息化。电子健康档案在建立完善、信息系统开发、信息传输全过程中遵循国家统一的相关数据标准与规范,信息系统与新型农村合作医疗、城镇基本医疗保险等医疗保障系统相衔接,逐步实现各医疗卫生机构间数据互联互通,实现居民跨机构、跨地域就医行为的信息共享。

## 二、社区居民健康档案的基本内容

根据记录的材质,健康档案可以分为纸质健康档案和电子健康档案。电子健康档案与新农合、城镇基本医疗保险等医疗保障系统相衔接,并可实现各医疗卫生服务机构之间的数据互通互联,为社区居民跨医疗机构、跨地区就医行为的信息共享提供了保证。

根据档案主体,社区居民健康档案的可分为:居民个人健康档案、居民家庭健康档案和社区健康档案三种类型。卫生服务机构要以家庭为单位统一建立居民的个人健康档案,同时获得家庭相关信息。居民健康档案内容主要由个人基本信息、健康体检记录、重点人群健康管理及其他卫生服务记录组成。

### (一) 个人健康档案

个人健康档案包括以问题为导向的健康记录和以预防为导向的记录方式。以问题为导向的健康问题记录通常包括病人的基本信息健康问题目录、问题描述、病程流程表等;以预防为导向的记录通常包括周期性健康检查、预防接种、儿童生长与发育评价、健康教育、危险因素筛查及评价等。

一份完整的居民健康档案包括其生命历程中健康状况及接受医疗卫生保健服务记录的详细信息,是个人健康信息的全面记载。目前我国居民个人健康档案是采用国家统一制定的 2011 年版本。主要涉及的内容有:

1. 封面　封面信息可方便工作人员归类、查找和保存。封面须填写编号、姓名、现住址、户籍住址、联系电话、乡镇(街道)名称、村(居)委会名称、建档单位、建档人、责任医生、建档日期等基本健康信息(表 2-1)。

2. 居民健康档案信息卡　信息卡有正反两面,根据居民信息如实填写,并与健康档案对应项目的填写内容一致(表 2-2)。

3. 个人基本信息表　个人基本信息表(附录一)涉及内容包括姓名、性别、民族、文化程度、婚姻状况、出生日期、身份证号、血型、职业、常住类型、医疗费用支付方式等基础信息和既往史、家族史等基础健康信息,并对农村地区居民增加生活环境(厨房排风设施、燃料类型、饮水、厕所、禽畜栏等)情况填写。

4. 健康体检表　健康体检表(附录二)包括症状、一般状况、生活方式、体格检查情况、现存主要问题、住院治疗情况、主要用药情况、非免疫规划预防接种史、健康评价、健康指导等内容。

表 2-1 居民健康档案封面

编号□□□□□□-□□□-□□□-□□□□□
居民健康档案

姓　　名:＿＿＿＿＿＿＿＿＿＿＿＿＿＿

现 住 址:＿＿＿＿＿＿＿＿＿＿＿＿＿＿

户籍地址:＿＿＿＿＿＿＿＿＿＿＿＿＿＿

联系电话:＿＿＿＿＿＿＿＿＿＿＿＿＿＿

乡镇(街道)名称:＿＿＿＿＿＿＿＿＿＿

村(居)委会名称:＿＿＿＿＿＿＿＿＿＿

建档单位:＿＿＿＿＿＿＿＿＿＿＿＿

建 档 人:＿＿＿＿＿＿＿＿＿＿＿＿

责任医生:＿＿＿＿＿＿＿＿＿＿＿＿

建档日期:＿＿＿＿年＿＿月＿＿日

表 2-2 居民健康档案信息卡

(正面)

| 姓　名 | | 性　别 | | 出生日期 | 年　　月　　日 |
|---|---|---|---|---|---|
| 健康档案编号 | | | | □□ - □□□□□ | |
| ABO 血型 | | □A　□B　□O　□AB | | RH 血型 | □Rh 阴性 □Rh 阳性 □不详 |

慢性病患病情况:

□无　　　□高血压　　　□糖尿病　　　□脑卒中　　　□冠心病　　　□哮喘　　　□其他疾病

过敏史:

(反面)

| 家庭住址 | | 家庭电话 | |
|---|---|---|---|
| 紧急情况联系人 | | 联系人电话 | |
| 建档机构名称 | | 联系电话 | |
| 责任医生或护士 | | 联系电话 | |

其他说明:

5. **重点人群健康管理记录表** 重点人群健康管理记录包括 0 ~ 6 岁儿童健康管理记录、孕产妇健康管理记录表、预防接种卡(附录三)、高血压病人随访服务记录表(附录四)、2 型糖尿病病人随访服务记录表、重性精神疾病病人管理记录表等。

6. **其他医疗卫生服务记录表**

(1)接诊记录表:主要包括就诊者的主观资料、客观资料、评估、处置计划等(表2-3),是工作人员根据就诊者的主、客观资料作出的初步印象、疾病诊断或健康问题评估,并在评估基础上制订的处置计划,包括诊断计划、治疗计划、病人指导计划等。

(2)会诊记录表:包括会诊的原因、意见、会诊医生及所在医疗卫生机构名称。

表2-3 接诊记录表

姓名: 　　　　　　　　　　　　　　编号□□□-□□□□□

就诊者的主观资料:

就诊者的客观资料:

评估:

处置计划:

　　　　　　　　　　　　　　　　　医生签字:

　　　　　　　　　　　　　　　　　接诊日期:_____年___月___日

(二)家庭健康档案

家庭健康档案是以家庭为单位,对病人家庭相关资料、家庭主要健康问题进行记录而形成的系统资料,其内容包括家庭基本资料、家庭主要问题内容、家庭功能评估、家庭成员健康资料等(附录五)。

1. 家庭基本资料　通常置于家庭健康档案的首页,主要包括家庭住址、人数及家庭成员的基本资料及居住环境、厨房、卫生设施、家用设施等情况。

2. 家庭评估资料　包括家庭结构、家庭功能、家庭生活周期、家庭内外资源等内容。目前应用较广泛的家庭评估方法和工具有家系图、家庭生活周期等。

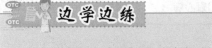

实训一　建立居民健康档案

3. 家庭主要健康问题目录及描述　家庭主要健康问题目录主要记录家庭生活周期各阶段的重大生活事件及家庭功能评价结果。

4. 家庭各成员健康记录　每一个家庭成员都有个人的健康档案,其内容同个人健康档案。

(三)社区健康档案

社区健康档案是记录社区健康问题、评估社区特征及健康需求的系统性资料。目前全国未有统一范本,但内容一般包括社区基本资料、社区卫生服务资源、社区卫生服务状况、社区居民健康状况。

1. 社区基本资料　包括自然环境状况、人口学特征、经济状况、社区资源等。

2. 社区卫生服务资源

(1)社区卫生服务机构:能为居民提供卫生保健服务的机构主要有医院、妇幼保健院、疾病控制中心、社区卫生服务中心(站)等机构。社区健康档案中应详细记录每个机构的服务范围、服务项目和地点,为医生对病人进行双向转诊和会诊提供保障。

(2)社区卫生人力资源状况:记录本社区卫生服务人员的数量、年龄结构、职称结构和专业结构等。

3. 社区卫生服务状况

（1）医疗服务情况：包括辖区内所有医疗机构年门诊人次数、门诊常见健康问题及构成，门诊疾病的种类及构成等。

（2）家庭访视情况：包括家庭访视的人次、家庭访视的原因、家庭访视的问题分类及处理情况等。

（3）转、会诊情况：包括转会诊疾病种类及构成、转诊单位及转诊率等。

（4）住院情况：包括病人的住院率、平均住院时间、住院病人患病种类及构成等。

4. 社区居民健康状况

（1）社区疾病谱与死因谱。

（2）居民健康问题分类及性别、年龄、职业、文化、家庭等层次分布情况。

（3）社区居民就医方式、医疗费用及支付方式、就医满意度等。

（4）社区流行病、传染病的流行与监控情况。

（5）社区居民健康危险因素评估分析。

### 三、健康档案建立和管理的服务流程

详细的健康档案可完整地反映个体、家庭和社区的健康状况，但健康档案的建档工作较为繁琐，因此在建档过程中建立健全的社区健康档案相关制度显得十分重要。近年来，卫生部对确定建档对象及居民健康档案管理流程作出了明确的规定，并对健康档案的建立、使用、保管、管理等各环节提出了要求（图 2-1、图 2-2）。

建立居民健康档案的方式有两种：一是辖区内居民到基层卫生服务机构接受服务时，由医护人员负责为其建立居民健康档案，并根据其主要健康问题填写相应记录，同时发放健康档案信息卡；二是通过入户调查或入户服务、健康体检等多种方式，由基层卫生机构医护人员为居民建立健康档案，并填写相应记录。

已建立居民电子健康档案信息系统的地区应由乡镇卫生院、社区卫生服务中心通过上述方式为个人建立居民电子健康档案，并发放国家统一标准的医疗保健卡。医疗卫生服务过程中填写的相关记录，需装入居民健康档案袋统一存放。农村地区可以家庭为单位集中存放保管，居民电子健康档案的数据存放于电子档案数据中心。

### 四、社区居民健康档案的管理

健康档案可帮助医护人员全面了解服务对象，还可帮助社区居民建立科学的健康观念，使社区医护人员成为健康知识传播者，维护和促进居民的健康。所以，建立的居民健康档案不应是一叠长期储存的"死资料"，而是保管简便、查找方便，能充分体现其使用价值的"活资料"，这就需要社区医护人员科学地管理健康档案。社区卫生服务中心（站）负责建立居民健康档案、更新信息、保存档案，卫生行政部门负责健康档案的监督与管理。

（一）健全管理制度，保护病人隐私

社区卫生机构要制定居民健康档案的调取、查阅、记录、存放等制度，明确居民健康档案管理相关责任人，保证居民健康档案的方便使用和保管保存。卫生行政部门要落实好建立健康档案的保障措施，并加强对建立健康档案工作的监督管理。

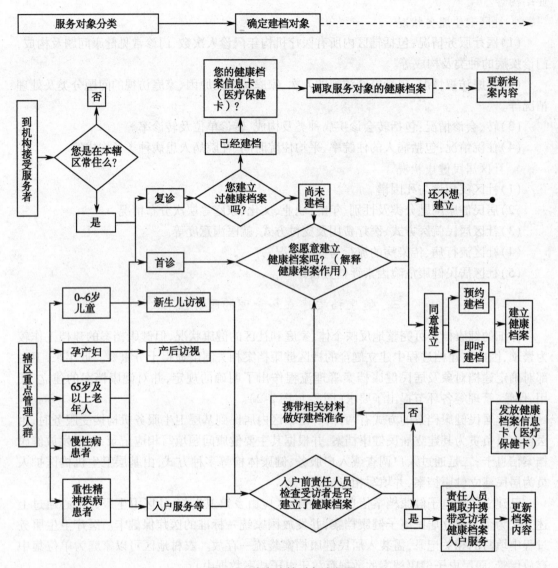

图 2-1 确定建档对象流程图

居民健康档案的记录内容涉及心理、生理、社会家庭问题等,属于个人隐私。健康档案在使用过程中要注意信息安全管理,做好信息的保密工作,以保障居民的隐私权。如使用计算机进行档案管理,则应从技术上加强用户权限和密码管理设计,使得所有操作使用者在获得认可后才能登录,以增加使用安全性,防止资料泄露和修改。

(二)科学分类存放,定期总结分析

1. 统一编码 居民健康档案由国家统一编码,采用 17 位编码制,以国家统一的行政区划编码为基础,以村(居)委会为单位,以建档居民的身份证号作为统一的身份识别码,编制居民健康档案唯一编码,为在信息平台下实现资源共享奠定基础。具体方法如下。

(1)第一段为 6 位数字,表示县以及县以上的行政区划,统一使用《中华人民共和国行政区划代码》(GB2260);

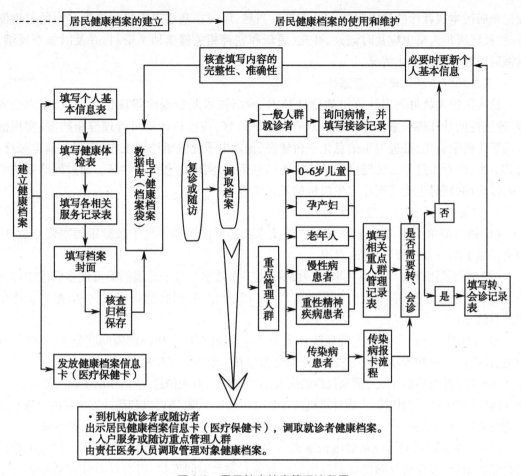

图 2-2　居民健康档案管理流程图

（2）第二段为 3 位数字,表示乡镇（街道）级行政区划,按照国家标准《县以下行政区划代码编码规则》（GB/T10114—2003）;

（3）第三段为 3 位数字,表示村（居）民委员会等,具体划分为:001-099 表示居委会,101-199 表示村委会,901-999 表示其他组织;

（4）第四段为 5 位数字,表示居民个人序号,由建档机构根据建档顺序编制。

2. 分类存放　健康档案建立后,应集中存放,指定专（兼）职人员按照防盗、防晒、防高温、防火、防潮、防尘、防鼠、防虫等要求妥善保管健康档案,保证健康档案完整、安全。档案存放应分类有序,并做好标志,便于查找。如对患有高血压、糖尿病、脑卒中病人,可在健康档案袋上用红、绿、蓝标志区分。

3. 定期总结分析　健康档案资料记录要定期地总结和整理,如转诊、住院、手术、首次诊断的慢性病、意外事故、重要生活事件、重要家庭医疗史等,社区医护人员定期进行有关统计分析,及时发现居民的卫生需求,有针对性开展社区卫生服务工作。重要的指标要绘制成图,并有每年的动态比较。

（三）动态补充档案,及时反馈信息

向居民发放居民健康信息卡,上面标注个人和家庭健康档案编号,居民每次就诊时必须携带此卡,社区医护人员利用此卡提取对应的健康档案,可获得病人相关信息,同时必须详细记录居民本次就诊的健康问题和处理等。当然,居民在基层卫生机构接受其他的卫生服务时,社区医护人员也应及时记录、补充、更新和完善相关健康档案资料,并及时核查反馈,掌握居民健康动态变化情况。

（四）加强信息化建设,资源共享

社区医护人员可利用计算机软硬件技术、网络技术及数据库等现代化手段,建立全方位、连续性的计算机档案管理系统。对有条件的社区,应推行计算机管理健康档案,实现健康档案的科学管理,推进卫生信息化平台建设,推动电子化健康档案工作,实现与基本医疗、公共卫生、医疗保险等居民健康和医疗服务信息衔接,实现信息资源共享。通过网络系统便于居民查询,同时也提高医疗卫生机构的工作效率。

1. 健康档案电子版管理的优点

（1）操作简单便捷,可随时按使用者的要求获得所需资料。电子版健康档案建立后,在网络远端上就可直接查阅,随时存取。

（2）多职能团体实现资源共享,有效地提高工作效率。电子健康档案可供多职能团体使用,从而避免社区卫生服务机构和行政管理部门重复记录资料,达到资源共享、提高工作效率的目的。

（3）利用统计分析功能,方便地统计出居民就诊原因分类、居民健康问题分类、干预内容分类、社区的人口和家庭构成等资料,计算结果准确,可大大节省人力和时间。

（4）电子健康档案可以对前来就诊的病人,快捷地获取有关信息,从而作出正确的处理,也可通过动态图像和图片的传输,实现计算机远程会诊和远程干预,还可以利用计算机化的健康档案系统的功能,结合电话语音、网络通知等形式告知病人诊疗措施或进行社区保健服务咨询。

（5）随访提醒功能可以从健康档案资料中自动查阅出需要做预防保健服务、康复治疗的自我保健指导、慢性病的随访观察等项目的服务对象和时间安排,可有针对性开展随访和家庭保健服务。

2. 健康档案电子版的管理

（1）信息系统开发、信息传输全过程中应遵循国家统一的相关数据标准与规范。

（2）电子健康档案信息系统应与新农村合作医疗、城镇基本医疗保险等医疗保障系统相衔接,逐步实现各医疗卫生机构间数据互联互通,实现居民跨机构、跨地域就医行为的信息共享。

> **慧心笔录**
>
> 　　通过本章的学习,认识到社区卫生服务首要进行的是预防保健工作,社区卫生服务常用评价指标可以快速了解社区居民健康相关的状况,健康档案的建立和管理是社区卫生服务工作的一项重要内容。准确的社区卫生服务常用评价指标及完整的健康档案可以了解社区、家庭和个人健康的状况和健康相关因素,为提供连续、综合、适宜、经济、有效的基本公共卫生服务和基本医疗服务形成依据。同时,建立一份完整的健康档案内容繁多、工作繁琐,这有赖于社区卫生服务工作人员认真细致且耐心地建档、管理、维护和使用。

（邓　红）

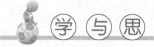

1. 某社区近几年的体检资料显示,高血压的发病率呈现上升趋势,于是请社区护士针对此现象制订适合该社区人群的干预措施。

(1)如何计算高血压的发病率和患病率?今年该社区共有 26000 人,高血压病人 560 人,今年新确诊的高血压病人 87 人,请计算该社区今年高血压的发病率和患病率。

(2)调查发现,该社区高血压的发病率与吸烟、饮酒、高盐饮食及缺乏运动有关,作为社区护士,依据三级预防的措施,可以制订哪些干预措施。

2. 某社区卫生服务中心为了完成居民健康档案建档率达 80%,健康档案合格率达 90% 的目标,按照《城乡居民健康档案管理服务规范》的要求,对辖区内居住半年以上的户籍和非户籍居民建立健康档案。请问:

(1)建立居民健康档案有什么意义。

(2)居民健康档案有哪几种,包括哪些内容。

# 第三章　社区健康教育与健康促进

众所周知,健康是人类生存及发展的前提。因此人类公共卫生工作核心内容是促进健康教育的发展,目前世界各国都已将健康教育与健康促进纳入本国的健康国策之中。

社区是宏观社会的缩影,所以及时合理开发社区资源,进一步加强社区行动是当今世界各国健康教育及健康促进的一项极其重要策略。

## 第一节　社区健康教育概述

 **走进现场**

　　某社区卫生服务中心护理人员小肖在连续 3 年对该社区进行健康评估后,发现该服务对象 2 型糖尿病病人明显增多趋势,调查显示该服务对象生活条件良好,肥胖者偏多,生活规律性较差。因此,她决定针对该服务对象开展一次有关糖尿病的健康教育。

　　**请问:**
　　1. 开展健康教育对预防社区糖尿病有何意义?
　　2. 护理人员小肖应遵循什么理论开展本次健康教育?

　　健康教育是做好社区公共卫生服务的前提条件和基础,也是实施社区健康促进服务的主要手段,同时还是社区护理的基本工作方法。随着我国社区建设的不断发展及日益完善,人们对社区卫生服务提出了新的要求,因而社区健康教育显得尤为重要。

## 一、健康教育的概念、意义及目的

**（一）概念**

1. 健康教育（health education） 是指通过有计划、有组织、有系统的各种社会活动及教育活动，帮助人们掌握相关卫生保健知识，使受教育者树立正确的健康观念，以便自觉自愿地改变一系列的不良行为，促使其建立有益于自身健康的行为和生活方式，消除或减轻影响受教育者健康的危险因素，从而达到维护健康、促进健康、预防疾病的宗旨。

2. 社区健康教育（community health education） 是以社区为单位，以服务对象为主要教育对象，以提高居民健康水平为目标所进行的有计划、有组织、有评价的一系列健康教育活动。通过社区护理人员开展针对社区不同人群的综合性健康教育，促使社区各类人群树立正确的健康意识，促使服务对象都来关心自己、家庭及社区的健康问题，能够自觉地改变不健康行为、生活方式及社会影响；充分、合理、有效地利用卫生保健资源，在社区及时开展健康教育活动，有利于疾病的预防控制和干预；进一步降低人群发病率、残障率和死亡率，提高居民自身保健能力和社区群体健康水平，有助于人民生活质量的提高；另一方面还有助于改善医患关系。

**（二）目的及意义**

国际护理人员协会在国际护理人员伦理学国际法中提出：护理人员护理病人时，担负着建立有助于病人恢复健康、物理的、社会的和精神的环境，并着重用正规的方法预防疾病，促进健康。他们可以为个人、家庭及居民群体提供保健服务，也可与其他保健行业协作，以满足公共卫生需要；同时规定护理人员三个方面基本职责，即保护生命，减轻痛苦和增进健康。随着人们的健康概念及社会医学模式的转变，现在的社区护理人员不仅是要护理患病群体，还更应为促进社区人群的健康提供有效服务。在这个过程中，健康教育及社区健康教育实际上就是联系健康认识与健康实践的桥梁。健康教育是一个持续不断的学习过程，一方面，它需要人们通过自我学习或相互学习取得相关的经验和技能；另一方面，则需通过有计划、联合多部门、多学科的社会实践获取经验。它不仅涉及卫生部门，还涉及教育、大众传媒等非卫生部门。提高全民健康素养，是社会各部门共同的责任，因而健康教育活动是以健康为中心的全民性社会活动。目前实施健康教育的主要手段有信息传播及行为干预等针对服务对象的教育方法。而开展社区健康教育的目的及意义主要概括起来有以下几点：①合理有效地利用社区保健服务的资源；降低疾病发病率和死亡率；②提高并促进服务对象健康及自我保护意识，培养并增强服务对象的健康责任感和社会感；③及时广泛地在社区开展健康教育活动是提高人们健康水平的主要有效途径，有效提升服务对象自我保健知识和技能；也有利于丰富健康教育的实践经验及相关理论的发展，对指导建立符合我国国情的护理健康教育学科体系具有极其重要的战略意义；④社区健康教育可通过宣传科普知识，强化健康意识，促进服务对象养成健康行为和生活方式；降低疾病的发病率、死亡率。⑤尽可能降低和消除社区健康的危险因素；⑥有利于社区护理人员在健康教育中业务能力提升：随着人们对健康的日益重视，卫生保健服务重心发生转变，社区健康教育已然成为社区护理的一项主要内容，因此要求社区护理人员必须具备独立健康教育的能力。在社区护理实践活动过程中通过健康教育，使服务对象在护理人员的帮助下作出关于健康的正确决定，从而提升自身健康水平。故一般在社区健康教育活动中，护理人员则需要组织好社区健康教育活动，准确传递健康信息，及时指导和督促健康行为并评价健康效果等。因此作为一名社区护理人员应该充分认识到,开展社区健康教育工作具有长期性及艰巨性,倘若要使健康教育得到全面可持续性发展,我们则必须不断地提升自己、突破自我。

## 二、健康教育的相关理论

人类健康相关行为是一种极其复杂的活动,受控于遗传、心理、自然及社会环境等诸多因素。故而,健康相关行为的改变过程也是尤为复杂的。为更好地研究改变人类的健康相关行为,促进人类健康,各国专家、学者提出诸多改变行为的理论。其中,常用的理论模式为知-信-行模式、行为转变阶段模式及健康信念模式。

(一) 知-信-行模式

知-信-行模式(knowledge-attitude-belief practice,KABP)实质上是指在健康教育实践活动中对认知理论的运用。"知信行"一般是指知识、信念和行为三方面。通常知-信-行模式将人类行为改变分为知识的获取、信念的产生和行为的形成三个连续的过程(图3-1)。

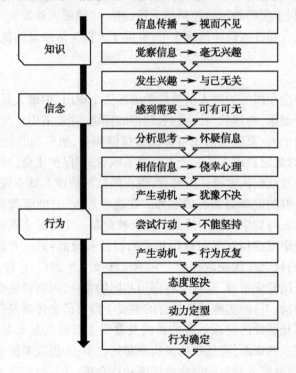

图 3-1　知-信-行模式

知-信-行模式提出:卫生保健知识和信息是基础,信念是动力,而行为产生及改变则是目标。当然人们可以通过相应地学习,了解并获得健康知识及技能,形成正确的信念和态度,进而产生健康的行为。

行为学研究显示,知识、信念、行为之间存在着重要的联系。知识是行为改变的必要条件,当人们能够积极思考健康知识,且同时具有强烈自我责任感,才可能逐步形成正确的信念。一旦知识上升为信念,就会采取十分积极的态度去转变自身的行为。因此行为改变是目标,为了实现这一目标,我们必须以卫生保健知识为基础,以信念为动力。

态度是行为转变的前提条件,态度转变的影响因素主要如下。

1. 信息的权威性　权威性越强,说明其可靠性及说服力就越强,态度转变就越可能发生。

2. 传播的效能　传播的感染力越强,越能唤起并激发受教者的情感,越利于受教者本人态度的转变。

3. 恐惧因素　恐惧会让人感受到事态的严重性,适当使用恐惧因素可引起受教者对知识的重视,促进态度改变,实现行为改变;否则会起反作用。

4. 行为效果和效益　具有较大吸引力的因素,一方面有利于强化自身行为,另一方面促使信心不足者也发生态度转变。当然只有全面准确地掌握了知、信、行转变的复杂过程,才有可能及时并有效地减弱或消除不利的影响因素,促使有利环境形成,达到转变行为的最终目的。

（二）行为转变阶段模式

通过大量行为转变事实的研究,美国心理学家 James Prochaskah 和 Carlos DiClimente 博士提出了行为转变阶段模式(stages of behavior change model)理论,该模式重点强调了不同阶段行为干预的策略可根据居民在该阶段的具体需求来确定,因此不同阶段宜采用不同的转化策略,社区护理人员应灵活处理。行为转变阶段模式将行为转变划分为 5 个阶段(表 3-1)。

表 3-1　行为转变各阶段常见特征及转变策略

| 阶段 | 特点 | 具体表现 | 转变策略 |
| --- | --- | --- | --- |
| 1. 无转变打算阶段 | 对行为转变毫无兴趣,无行为转变意向 | 抵抗情绪或找借口推脱,常见于不知道及未意识到自己的不健康行为,或曾试图改变行为,但以失败告终而心灰意冷者 | 协助提高认识,消除负面情绪。如推荐读物、提供建议等 |
| 2. 犹豫不决阶段 | 意识到存在的问题及其严重性,开始考虑要转变自身行为,但仍犹豫不决 | 如"我知道吸烟危害健康,将来我要戒烟"等。大多发生在未来 6 个月内 | 需要帮助自我再评价;协助制订行为转变计划,帮助其获取必要的健康保健知识及提供转变该行为的技能;指导行为转变的具体方法和步骤 |
| 3. 准备阶段 | 作出行为转变的承诺,并开始准备行动 | 宣布行为转变的决定;向相关人员咨询有关转变某行为的事宜;购买资料,制订行为转变计划表等 | 提供规范性行为转变指南,确定可行的目标;采取逐步转变行为的步骤,寻求社会支持;确定倾向因素和促成因素,克服行为转变困难 |
| 4. 行动阶段 | 已采取行动,但转变行为过程中可能需要他人的帮助,否则没有计划、没有具体目标甚至没有他人帮助的转变行动易失败 | 如"我已开始锻炼"、"我已开始戒烟了,谢绝敬烟"等 | 争取社会支持和环境支持:如不购买高脂食品、移走烟灰缸等;替代方法:如饭后百步走替代饭后一支烟等;邀请行为转变成功者以身试教;帮助建立相应的帮助、支持体系及了解相关激励政策 |

续表

| 阶段 | 特点 | 具体表现 | 转变策略 |
|------|------|----------|----------|
| 5. 维持阶段 | 已取得一定成果并加以巩固,该阶段要密切监测,以防复发;若新行为状态能维持 6 个月以上,则提示行为转变已达目标 | 新的行为状态形成,如"我已经彻底戒烟了"等 | 继续坚持取得行为转变成功所需要的一切工作。如创造支持性环境和建立相应的帮助等。以防成功后放松警戒,造成复发 |

行为改变活动过程中包括内在心理活动及外在行为表现,帮助人们在不同的阶段进行行为转变过渡。目前具有指导改善危害健康行为作用的良好常见行为如提高健康认识、减轻自我痛苦、自我再评价、环境再评价、自我承诺、社会支持、对抗条件的反射作用、行为再强化、控制及刺激、社会的改变等。

行为转变阶段模式将传统意义上的行为干预方法中一次性行为模式逐渐转变为阶段性行为模式,进而明确不同阶段中出现的不良行为习惯,实施针对性的健康教育,极大地提高健康教育的效果。是社区行为干预的主要应用策略与方法。

（三）健康信念模式

1958 年,健康信念模式（the health belief model,HBM）由美国社会心理学家 Hochbaum 首次提出,并经美国心理学家 Becker 和 Rosenstock 修订逐步完成。该模式主要以心理学为基础,用社会心理学方法阐述了健康相关行为的理论。健康信念模式由个人认知、修正因素和行动的可能性 3 部分构成。

在健康信念模式中,要去除某种危害健康的行为,促进健康信念的形成乃至健康行为的产生需涉及以下三个方面（图 3-2）。

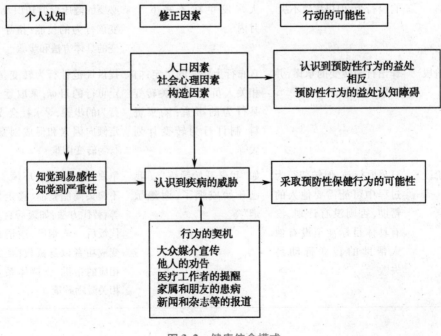

图 3-2　健康信念模式

1. 感知到疾病或危险因素对自身健康的威胁　包括对疾病易感性及危险因素的感知对疾病严重性的感知两方面,居民对其感知度越高,促使居民产生行为动机的可能性越大。

2. 感知健康行为的益处及去除某种危害行为的困难　即指人们对采取某种行为后能产生利益和对采取健康行为后会面临困难的主观判断。

3. 效能期待　即自我效能,指个体确信自己能够成功采纳健康行为并一定能够取得预期效果的信心。

总之,健康信念模式指出在摒弃危害健康行为,采用促进健康行为的实践中,分3个步骤:第一,对危害健康行为有充分认识;第二,明白采取促进健康行为的价值并意识到实践中的困难;第三,充满改变行为的信心。

## 第二节　社区健康教育的方法

 **走入现场**

　　某社区卫生服务中心护理人员小赵在对该社区服务对象进行健康调查中发现该社区公共场所面积较小,未曾安装体育锻炼器材,居民生活富裕,肥胖者偏多,生活规律性较差。健康体检后提示高血压病人较多,且出现年轻化趋势。因此,她决定针对该社区服务对象开展一次高血压病的健康教育。

　　**请问:**

　　1. 在该健康教育项目中,社区护理人员小赵可能选取哪些方法来进行健康教育?

　　2. 在该健康教育过程中可能涉及的内容有哪些?

　　3. 在实施该项目时应如何制订健康教育计划?

　　健康教育效果取决于是否选用了正确的、合理的健康教育方法。目前常用的教育方法有语言教育、文字教育、形象化教育、电化教育、案例教育及同伴教育等。护理人员可根据实际情况选择一种适合的方法,也可多种方法联合运用。健康教育的实施方法则与教育所涉及的内容、教育对象的文化程度及认知水平、学习情况密切相关。

### 一、社区不同人群健康教育特点

　　实施健康教育的教育者在进行居民健康教育时,为了增加其健康教育的针对性,可将服务对象进行分类并按各类人群特征进行相应的健康教育。其分类情况、各类人群特征及健康教育要点见表3-2。

### 二、社区健康教育的内容

　　健康教育实施者可根据教育对象的需求来明确健康教育的内容。而教育对象需求则多数取决于其自身健康情况;因此,健康教育实施者往往可根据教育对象自身的健康状态将健康教育内容划分为以下几大类。

1. 一般性健康知识普及教育　主要针对健康人群或病变较轻微者,其内容广泛,常涉及饮食与营养、活动及安全、环境的保护、心理健康维持、常见病多发病的防治知识等多方面。在实际操作过程中,可依据受教者的实际需求进行健康教育内容取舍。

表 3-2 服务对象类别、人群特征及健康教育要点鉴别表

| 类别 | 人群特征 | 健康教育要点 |
| --- | --- | --- |
| 健康人群 | 社区比例最大,见于各年龄。有些人缺乏健康教育的需求,排斥健康教育 | 1. 侧重于卫生保健知识普及;帮助维持良好生活方式、保持健康,远离疾病<br>2. 提醒对常见疾病提高警惕,重视疾病的早期预防及诊断 |
| 高危人群 | 1. 部分人对疾病过于恐怖,常表现为个体因某种家族病史而过度焦虑<br>2. 另一部分人对自身的不良行为或生活习惯不以为然,认为健康教育是老生常谈,小题大做、故弄玄虚 | 1. 侧重于预防性健康教育,帮助掌握疾病常用自我保健的技能,如高血压的自我检查、疾病的早期自我监测等<br>2. 帮助他们自觉地纠正不良行为及生活习惯,消除致病隐患 |
| 患病人群(临床期、恢复期、残障期及临终病人) | 非临终病人对健康教育比较感兴趣,均不同程度地渴望摆脱疾病、恢复健康 | 1. 非临终病人的健康教育侧重于宣传康复知识,以帮助他们配合治疗及自主康复锻炼,减少残障发病率,促进康复<br>2. 对于临终病人的健康教育,是帮助他们如何正确面对死亡,以减少对死亡的恐惧,帮助他们度过人生的最后阶段 |
| 病人家属及照顾者 | 与病人接触时间最长,躯体及心理都易产生疲惫,甚至厌倦 | 1. 侧重于养病知识、自我监测技能及家庭护理技能的教育<br>2. 指导掌握必要的自我保健知识和技能,能够维持和促进自身的身心健康 |

2. 特定群体及特定疾病的特殊性健康知识的教育　主要针对特定群体(如老年人等)的健康问题及特定疾病(如结核等)的治疗、护理及康复知识等。

3. 相关卫生政策法规教育　向教育对象宣传相关卫生法规及政策,促使居民树立良好健康观与道德观,增强其责任心,能够自觉遵守并维护卫生政策法规的管理,从而维护社区健康水平。

### 三、社区健康教育程序

通常人们有组织、有计划、有目的、系统的干预活动称为社区健康教育,能否顺利实施的关键取决于在实施过程中是否有周密的计划、组织及管理。社区健康教育的程序与护理程序类似,可划分为社区健康教育的评估、确定社区健康教育诊断、制订社区健康教育计划、实施社区健康教育及评价社区健康教育的过程与效果五个步骤。

(一) 社区健康教育的评估

社区健康教育评估(assessment of community health education)是指社区健康教育者通过各种方法收集教育对象的相关资料,以明确教育对象的健康教育需求,为其健康教育诊断及制订计划提供依据。资料的采集主要来源于以下 4 个方面。

1. 教育对象　社区护理人员应明确教育对象对健康教育的具体需求后,重点收集以下相关资料:①一般情况:包括性别、年龄、职业、生物遗传因素、健康状况、经济收入及自然环境等;②生活方式:包括吸烟、酗酒、饮食、睡眠等;③学习能力:包括文化程度、学习经历、学习愿望、学习方式、学习态度及心理压力等;④对健康知识的认识程度及掌握情况:包括常见疾病相关知识、不良生活方式和生活习惯对疾病影响的认识、服药注意事项等。

2. 教育环境 教育环境包括自然环境和人文环境。需要收集健康教育场所的情况、教育者与教育对象之间信任度及两者学习交流情况等。

3. 医疗卫生服务资源 包括医疗卫生机构数量及地理位置、享受医疗卫生服务的状况、卫生法律法规政策等。

4. 教育者 主要从教学能力、态度、经验及精力等多方面综合评估。

评估资料的采集可通过直接及间接的方式来获得。包括直接访谈、观察法、分析法、询问亲朋好友等。

（二）确定社区健康教育诊断

整理及分析收集的资料，了解社区群体共同的需求，提出社区健康教育问题并明确社区健康教育诊断。具体步骤包括：

1. 分析资料，提出问题；

2. 分析健康问题的严重程度，并排列；

3. 分析开展社区健康教育活动的可利用资源；

4. 选出可通过健康教育解决或缓解的问题；

5. 找出与健康问题相关的行为、环境及行为改变的促发因素；

6. 确定健康教育优先项目，在尊重居民意愿基础上，可根据其重要性、可行性及有效性进行排序。

（三）制订社区健康教育计划

科学制订社区健康教育计划(planning of community health education)是组织实施社区健康教育的基础，在制订计划时，应以教育对象为中心，遵循目标性、整体性、前瞻性、弹性、实际性及参与性的设计原则。其内容主要表现为以下几方面。

1. 设定教育目标 计划须有明确目标，目标则可分为总体目标及具体目标两种。我们将计划理想的最终结果称之为总体目标。而具体目标是指为实现总体目标而设计的具体化、量化的指标。具体目标一般包括教育目标、行为目标、健康目标及政策与环境目标。

2. 明确教育者及教育对象 教育者应由具备专业知识水平及良好职业道德的工作者担任，社区内不同居民群体对社区健康教育需求不同。详情可见表3-2服务对象类别、人群特征及健康教育要点鉴别表。

3. 明确教育内容 可根据教育对象需求及实际情况来选择教育内容，即一般性教育、特殊教育及卫生管理法规教育。

4. 选择教育方法 健康教育目标的实现取决于教育方法。在选择教育方法时，以满足教育对象需求、利用教育对象优势为原则，通过综合多方面因素，选择适合的方法。目前常用的方法有语言、文字、形象化教育等。

5. 明确实施的场所与时间 根据教育目的、对象、内容及方法可灵活选择适当的教育场所，如社区、居民家庭等。

（四）实施社区健康教育计划

社区健康教育实施是将计划转变为实践从而获得结果的过程。在实施过程中应注意以下两点。

1. 实施社区健康教育计划(implementation of community health education)的条件 为确保计划顺利实施，在实施前应具备以下条件：①明确领导机构，争取社区领导及管理者支持;②创造执行计划良好环境;③配备必要物资;④落实健康教育者培训;⑤及时更新教育形式和教育方法;⑥及时交流总结工作经验。

2. 社区健康教育者应遵循的基本原则 包括:①在完成社区健康教育计划制订的基础上,再制订实施工作表,以明确活动流程及具体内容等;②营造良好学习环境;③鼓励教育对象积极参与教学活动;④质量控制。

(五)社区健康教育评价

社区健康教育评价(evaluation of community health education)是将客观实际和预期目标相比较。评价整个计划实施的过程。完整的社区健康教育评价包括以下内容。

1. 形成评价 计划执行前或早期对其内容所作的评价。内容包括:①制订干预计划的需求评估;②所需的基础资料。总之,形成评价可确保计划更完善、更合理、更易接受。

2. 过程评价 指各项活动的跟踪过程。其内容包括对计划的设计、组成、实施、管理等各方面进行评价。主要用于评价活动的质量与效率,以便控制计划的质量。

3. 效果评价 指确定干预的效果。其内容主要包括:①近期和中期效果评价(效应评价),重点评估教育对象健康相关行为及影响因素的变化情况。内容主要包括倾向因素、促成因素、强化因素、健康相关行为变化情况等,可通过卫生知识平均得分、卫生知识合格率、卫生知识知晓率等指标来反映;②远期效果评价(结局评价),评价社区健康教育最终目标是否实现的依据。内容包括教育对象健康状况的变化、生活质量等,可通过发病率、死亡率、生活满意度指数等指标来反映。

## 四、社区健康教育的策略

随着传播学在健康教育领域的引入,新学科——健康传播学的兴起,不仅丰富了社区健康教育的理论和方法,同时也为社区健康教育工作实践提供了有效指导。而社区健康传播指的是社区卫生服务中心和(或)居委会运用各种传播媒体制作、传递、分享健康信息的过程,是社区健康教育的重要手段和策略。服务对象只有积极接受健康教育才能有效地维护和促进自身健康。

社区健康教育的策略形式多样化,其常见的健康教育方式主要为:

(一)语言健康教育

1. 健康咨询 可灵活利用多种方式(如交谈、电话解答等方式)解答及指导健康教育对象提出的有关健康的各种问题,帮助他们作出正确的行为决策,以便促进其身心健康。当然社区护理人员也可利用世界防治结核病日、世界无烟日、全国高血压日、世界精神卫生日、世界糖尿病日、世界艾滋病日等各种健康主题日及辖区重点健康问题,主动开展相关健康咨询活动,提高服务对象健康意识,促进居民身心健康。

2. 健康专题讲座 由社区护理人员依据居民需求、季节多发病安排讲座内容,定期开展健康教育讲座。该方式具有较强专业性、系统性和针对性;其目的明确,内容突出。是社区健康教育常用的一种群体教育方法,尤其适用于社区重点人群的系统教育。

3. 小组讨论 健康教育对象以小组形式就其健康问题或学习需求进行探讨,以求共同提高,寻求最佳解决问题的方案,尤其适用于技能训练及行为改变。

4. 同伴教育 由有过同样健康问题经历的居民对健康教育对象进行现身说法,向对方证明其健康问题真实性、采取措施的正确性和必要性,其经历极易引起共鸣,具有较强说服力,较易劝服健康教育对象改变态度,向益于健康的方向发展。

（二）文字健康教育

1. 传单、手册 传单是指用单页的文字或美术宣传品，为解决居民的健康需求，较详细阐述某一问题；手册则用通俗易懂的语言来讲解一般的健康教育内容，并印刷装订成册，帮助服务对象进一步掌握有关健康保健知识及相关技能。

2. 墙报或专栏 根据社区人群、各个行业的需求、季节等特点，将具有健康教育信息的科普文章，布置在社区健康教育宣传栏、橱窗及黑板等上面，其内容丰富、图文并茂、易于接受。

3. 报刊或画报 定期出版发行，信息量大，是学习健康知识良好方式。尤其画报，图文并茂、浅显易懂，尤适用于文化水平较低的居民。

（三）形象化健康教育

形象化健康教育是以图片、实物、模型、标本等形式宣传相关健康信息。其形象、生动、直观，常配合文字健康教育使用，增强宣传效果。

（四）电化健康教育

电化健康教育是指通过广播、录音、电视、电影等方式来宣传健康知识。其中广播、录音是最简单、最易实施的方法，电视、电影则是最先进、效果最明显的方法。电化健康教育过程中可根据居民的需要，定期播放健康教育的广播、录音或光盘，做好播放记录、播放小结等，有助于居民健康意识提高、健康行为的形成。

（五）网络健康教育

网络健康教育是指通过计算机网络传播健康信息的一种方式。其信息资源丰富，传播速度快、效果好，具有直接性、互动性的特点，可随时针对居民的需求提供各种健康保健咨询及相关服务，是目前具有广泛前景的社区健康传播方式。

（六）民间传统教育

民间传统教育指利用民间特有的文化传播形式如民歌民谣、三字经、顺口溜等来开展健康教育的活动，该方式通俗易懂，居民易于接受，是一种有效的社区健康教育手段。

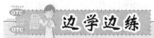

**边学边练**

实训二 制订社区健康教育计划

以上各种健康教育方法，在实际应用中各有利弊。因此，在实际操作过程中灵活掌握，选择恰当的教育方法。

# 第三节 社区健康促进

**走入现场**

某生活小区，居民大多为高级白领阶层，生活规律性较差，许多人经常加班熬夜，外出应酬较多，最近，该小区胃炎及急性胰腺炎病人有增多趋势。针对这一现象，社区护士小张决定近期对社区居民开展相关的健康教育，以降低疾病的发病率，提高人们健康意识。

**请问：**

1. 小区居民存在哪些健康相关行为？

2. 小张应如何开展健康教育的活动？

健康的生活方式及行为的形成不可能短时间内完成,需经历一个漫长而又极其复杂的过程。健康教育和干预手段可以提高服务对象对健康的认识,帮助其改变行为习惯及生活方式。然而个体行为改变受并非完全受个人主观意愿控制,实际上它受到多种因素影响,包括健康的政策、环境、健康教育知识水平及卫生服务等。因此,要改变群体服务对象行为及生活方式,护理人员不但要增强服务对象的知识和技能的活动,同时还包括改变社会、经济及环境等活动。

## 一、健康促进概念

### (一)健康促进

学术界普遍使用的是美国健康教育学家劳伦斯·格林教授提出的"健康促进是指一切能促使行为和生活条件向有益于健康改变的教育与环境支持的综合体。"其中环境指的是自然、社会、政治及经济环境的总和,而支持则指立法、政策、财政、组织等各个系统。强调促进社会、环境及个人向着利于健康的方向发展。这个过程需社会各领域共同参与。

### (二)社区健康促进

指通过教育、环境支持改变教育对象的行为、生活方式及社会影响,降低该地区发病率及死亡率,为进一步提高服务对象生活质量与文明素质而进行的活动。其构成要素包括健康教育及能促使行为、环境益于健康改变的政策、组织等支持系统。

## 二、影响健康促进的因素

通过健康促进活动可增强居民的健康意识和自我保健能力,有利于全民健康素质提高。健康促进活动领域主要包括制定促进健康的公共政策、创造支持性环境、加强社区的行动、发展个人技能和调整卫生服务方向五个方面。而影响健康促进活动的主要因素包括以下几个方面:①组织和动员社区参与,开发领导是首要策略:动员全社会共同参与,创造有利的健康促进环境;②干预与支持是中心环节:可从整体上对居民健康相关行为及生活方式进行干预。既可促进医疗保健资源合理利用,同时也可监督服务质量;③加强信息的传播是重要手段;④开发利用社区资源,加大资金投入是重要保障;⑤加强培训是基础:健康促进人员的专业水平直接影响到健康促进工作质量;⑥注重计划设计和评价是关键。

## 三、健康促进的策略

为达到计划目标而运用的战略措施称之为健康促进策略。1986年11月21日在加拿大召开首次国际健康促进大会发表的《渥太华宣言》明确指出健康促进基本策略包括:①倡导:倡导政策支持、社会各界对健康措施的认同及卫生部门及相关部门支持等,创造利于健康的社会、经济、文化和环境条件;②赋权:赋予群众获得控制影响自身健康有关决策及行为的能力,有利于保障人均享有卫生保健平等机会及资源;③协调:协调个人、社区、卫生服务部门、其他行业部门及各方面人群在健康促进中的利益和行动,组成强大社会支持体系,利于最终目标的完成。因而,社会动员是最基本、最核心的策略。

**慧心笔录**

　　随着社会经济发展、人们生活水平的提高及生活方式的改变,我国慢性疾病的发病率和死亡率不断攀升,如高血压、糖尿病、冠心病等疾病目前已成为影响人们健康的主要危险因素,新的医学理念在这些疾病的治疗过程中强调治未病时,即疾病的一级预防(病因预防)。而社区健康教育与健康促进可通过卫生知识宣传及相关措施促使人们采取健康生活方式与行为方式,减少致病危险因素,尽可能预防疾病的发生。因此要求社区医护人员不仅要准确掌握医疗专业知识,同时要明白社区健康教育与健康促进的重要性,懂得在社会上如何宣传推广健康知识,提高居民健康意识,维护居民健康,实现人人健康的目的。

（王　芳）

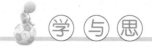 学 与 思

　　1. 李大爷,70岁,既往高血压病史,未曾正规治疗,平时很少监测血压,兄弟姐妹都为高血压病人,李大爷本人由于生活条件较好,平时家务都是由钟点工完成,平常爱好吸烟及打麻将,一天,李大爷正在邻居家打麻将时,突然倒下,并出现神志不清、口角歪斜、一侧肢体瘫痪,随即昏迷。立即送入医院。医院检查发现血压高达200/130mmHg,CT示高密度阴影,诊断为高血压性脑出血。经治疗,目前好转出院,有一侧肢体瘫痪的后遗症。请问:

　　(1)该病人存在哪些不良健康行为?

　　(2)该如何对病人进行健康教育?

　　2. 2009年6月,山东省某地某一幼儿园发现1名儿童发热后,在手、足、嘴唇部位出现米粒样斑丘疹,累及臀部,该皮疹不痛、不痒;随后几日,该园又有数名儿童出现类似现象;之后有蔓延趋势,全园罹患率达3.3%,后经医疗机构诊断为手足口病。请问:

　　(1)在该健康教育过程中可能涉及的内容有哪些?

　　(2)请您根据目前实际情况制订一份合理的健康教育计划。

# 第四章 家庭健康保健

家庭是个人生活的主要场所,是构成社区的基本单位,是人类社会最基本的一种社会组织。家庭环境影响着家庭成员的健康理念和生活方式。因此,社区护士需要了解家庭的结构、家庭的生活周期以及家庭对成员健康的影响等才能更好地提供家庭护理服务。

## 第一节 家庭概述

 **走入现场**

　　林某,个体老板,50岁,其妻子是公务员,43岁,他们的独子小林今年18岁,高三,正在准备高考。林某因遗传因素,糖尿病多年,最近检查血压升高,心功能欠佳,现正在家中休养。社区护士小王将对其进行家庭访视。
　　**请问:**
　　1. 该家庭处于家庭生活周期哪个阶段?
　　2. 家庭访视前,小王应做好哪些准备工作?

　　家庭是人们生活的最基本环境,是构成社区的基本单位,家庭健康状态影响个人和社区整体的健康状态。家庭成员的价值观、性格形成、生活习惯、解决问题方式等深受家庭环境的影响,家庭成员的健康更与家庭密切相关。

### 一、家庭的概念

　　家庭(family)是由两个或多个人员组成,通过血缘关系、情感关系或法律关系联系在一起,是家庭成员共同生活与相互依赖的场所。随着社会的变化发展,人们对家庭的概念也发生了一些改变。传统意义的家庭主要强调由血缘和婚姻关系为纽带的人组成的社会基本单位。而现代的家庭则指由血缘关系、婚姻关系、情感关系、经济供养关系、法定收养关系等联系在一起的社会生活组织形式。家庭健康与成员个人生理、心理健康发展息息相关。

二、家庭的类型

家庭的类型多种多样,我国常见的家庭类型有以下几种。

1. 核心家庭 由结婚夫妇及未婚子女或领养的未婚子女组成的家庭,也包括仅有夫妇两人组成的家庭。其特点是人数少,规模小,结构简单。家庭成员之间的关系比较单纯,成员间容易沟通,只有一个权力中心和活动中心,家庭重要事件更容易作出决策。但核心家庭可利用的资源有限,面临家庭危机时,成员获得的支持少,常难以得到有效的家庭支持,对于家庭健康维护和疾病防治十分不利,家庭关系具有亲密和脆弱两重性。目前,核心家庭是我国主要的家庭类型。

2. 主干家庭 又称直系家庭,是由父和(或)母同其已婚子女及第三代人组成的家庭。由一对夫妇同其未婚兄弟姐妹所组成的家庭也属于主干家庭。主干家庭是从核心家庭基础上发展而来的,家庭权力中心和活动中心仍然只有一个,但存在一个次中心,因而其特点是容易造成家庭权力分散,意见不一致,但遇到家庭危机时可利用的资源较多,得到的家庭支持也较多。

3. 联合家庭 又称旁系家庭,是由至少两对或两对以上同代夫妇及未婚子女组成的家庭,或是由父和(或)母同几对已婚子女及孙子女构成的家庭。这类家庭特点是多代同堂,家庭存在一个权力和活动中心以及多个次中心或同时存在几个权力和活动中心。家庭支持多,家庭可利用资源多,遇到家庭困难时相互支持,较容易度过家庭危机,但是家庭成员之间关系复杂,权力分散,决策不容易达成统一。联合家庭要求成员把家庭整体利益摆在首位,个人利益放在第二位,曾是中国的传统家庭类型,但现在这种家庭退至为最少的家庭类型。

4. 其他家庭类型 包含单身家庭、单亲家庭、空巢家庭、未婚同居家庭及同性恋家庭等。这些家庭类型不具备传统的家庭结构,能获得的家庭内外支持较少,对家庭健康维护和疾病应对具有不利的影响。

目前我国家庭传统观念较强,以婚姻为基础,受法律保障,家庭关系较稳定,城市家庭以核心家庭和主干家庭为主要家庭类型,其中以核心家庭居多。随着社会经济的发展、社会文化的变迁、流动性人口增多、离婚率升高等诸多原因,使得空巢家庭、独居老人、单亲和单身等家庭类型呈现增多的趋势。

三、家庭的结构与功能

(一)家庭结构

家庭结构是指家庭的组织机构和家庭成员间的互动特征。包括家庭外部结构和家庭内部结构。家庭外部结构指家庭人口结构即家庭的类型;家庭内部结构指家庭成员间的互相行为特征,即家庭角色、沟通类型、权利结构和家庭价值体系。

1. 家庭角色 是指家庭成员在家庭关系中的特定位置。一位家庭成员在家庭中常常承担多种角色而不是单一角色,如一个中年男性成员在家庭中承担着丈夫角色,同时也可能承担着父亲、儿子的角色。伴随着年龄增长,家庭成员在家庭中的位置和角色也会发生相应改变,当出现家庭角色适应不良时常常表现出角色冲突、角色负荷过重、角色负荷不足、角色匹配不当、角色模糊等现象,甚至导致生理、心理、情绪等方面的异常,影响家庭功能和家庭健康。

2. 沟通类型 沟通是人与人之间思想与情感传递和反馈的过程,以求思想达成一致和感情的通畅。家庭成员之间的沟通形式最能反映成员间的相互关系,是评价家庭状态的重要指标之一。家庭沟通类型依据沟通的方式、效果等不同进行多种分类,按沟通方式可分为直接沟通和间接沟通;按沟通形式可分为开放式沟通和封闭式沟通;按沟通网络可分为横向(同辈)沟通和纵向(不同辈)沟通;按沟通效果可分为有效沟通和无效沟通等。良好有效的沟通是解决家庭问题,化解家庭矛盾,促进家庭成员关系,维持家庭健康的重要手段。

3. 权力结构 家庭权力是指家庭成员对家庭的控制权、制约权以及对其他成员的影响力。它对家庭健康维护和疾病防治的决策有着十分重要的影响。家庭权力结构主要包括以下几种类型。

(1)传统权威型:受传统文化的影响,不少家庭中父亲为一家之长,其权威得到家庭成员的认可,对家庭各种决策拥有控制权。

(2)情况权威型:家庭的权力控制因家庭情况变化而发生改变,也就是说经济能力影响家庭权力,谁挣钱养家,谁就掌握家庭权力,得到家庭的权威。

(3)分享权威型:家庭成员共同商议作出家庭决策,分享家庭权威。这种家庭也被称为民主家庭。每个家庭成员拥有平等的权利,共同讨论商议家庭各种决策,决策过程民主程度较高,每个成员都能得到尊重,是现代家庭所推崇和追求的家庭权力结构。

4. 家庭价值体系 是指家庭成员共同认可的思想、态度、信念和行为准则。家庭成员因受到相同的传统、宗教、社会文化环境等因素的影响,其价值观念也会相互影响并形成家庭所共同认可的价值观。家庭价值体系对家庭成员的健康观念有着直接重要的影响。社区护士可以通过对家庭价值体系的评估,制订出得到家庭成员认可的家庭护理计划,切实有效地解决家庭健康问题。

(二)家庭功能

家庭功能是指家庭对人类生存和社会发展所起的作用。其主要功能是满足家庭成员的需求,维护家庭完整性,实现社会对家庭的期望。决定和影响家庭功能两大主要因素是社会需求和家庭本身的特性,其交互作用在历史中变化,家庭功能也随之变迁。

1. 情感功能 家庭成员彼此相互关爱,相互支持,感受到爱与被爱,情感需求得以满足。家庭中爱的滋润能让成员积极、阳光,获得归属感和安全感,拥有满满的正能量。家庭的情感功能是家庭形成和维持的重要基础。

2. 生殖、抚养和赡养功能 自人类进入个体婚制阶段以来,家庭一直被当做生育子女、繁衍后代的基本合法单位。家庭具有生育、抚养子女和赡养老人的基本社会功能。繁衍和抚养下一代,赡养老人,起到了延续人类、种群和社会的作用。

3. 经济功能 家庭的经济功能包括家庭中的生产、分配、交换、消费,它是家庭功能的物质基础,即维修家庭生活需要的经济资源。

4. 社会化功能 家庭有培养其年幼成员走向社会的责任与义务。家庭的社会化教育对子女的成长有着极大的影响,家庭提供的语言、知识、民族习俗、社会规范等方面的社会化教育,约束着家庭成员的行为,使其具有正确的人生观、价值观和信念。这也使子女的个性往往带有明显的家庭烙印。

5. 健康照顾功能　家庭是家庭成员健康和疾病发生、发展、康复的重要背景。现代家庭对成员健康的重要影响主要表现在患病期间精神、经济、物质、情感上的支持和饮食营养及生理上多方的照顾。成员间相互的支持、关心、照顾，可以促进家庭成员的健康。

### 四、家庭生活周期

家庭遵循社会与自然的规律所经历的产生、发展和消亡的过程，称之为家庭生活周期。大多数家庭都按照一定的家庭生活规律发展，完成特定的家庭功能，一般来说这个过程是包括从夫妻结婚组成家庭开始，生产、养育儿女到老年、家庭消亡各个阶段连续的过程。每个家庭在不同的生活时期会面临一些相似的家庭问题，尤其是在生活周期的转折阶段，因而社区护士应熟悉家庭生活周期，根据相关知识和经验，预测和识别在特定阶段可能或已经出现的家庭问题或危机，通过健康教育和咨询等方法，为家庭及其成员提供社区健康服务。

目前应用最广泛的是 Duvall 的家庭生活周期模式（表 4-1），根据家庭的功能将家庭分为 8 个阶段，即新婚期、婴幼儿期、学龄前儿童期、学龄儿童期、青少年期、子女离家期、家庭空巢期和家庭老化期。在特殊情况下家庭并不经历生活周期的所有阶段，可在任何一个阶段开始或结束。家庭的每个发展阶段，家庭成员都有其特定的不同角色和责任，社区护士的主要工作之一就是帮助家庭及其成员克服和预防各阶段的健康问题。

表 4-1　家庭生活周期表

| 家庭发展阶段 | 定义 | 重要任务 |
| --- | --- | --- |
| 新婚期 | 结婚起至第一个孩子出生 | 双方适应及沟通、性生活协调及计划生育 |
| 婴幼儿期 | 第一个孩子出生后介于 0~30 个月 | 父母角色的适应、存在经济及照顾幼儿的压力、母亲产后恢复 |
| 学龄前儿童期 | 第一个孩子介于 30 个月~6 岁 | 儿童的身心发育，孩子与父母部分分离（上幼儿园） |
| 学龄儿童期 | 第一个孩子介于 6~13 岁 | 儿童的身心发展、上学问题 |
| 青少年期 | 第一个孩子从 13 岁至离家 | 青少年教育与沟通、青少年与异性交往恋爱 |
| 子女离家期 | 即从第一个孩子离家之日起，至最后一个孩子离家止 | 父母与子女关系改为成人间的关系，父母逐渐有孤独感 |
| 家庭空巢期 | 即从最后一个孩子离家之日起到家长退休 | 恢复夫妻两人的生活，重新适应婚姻关系，计划退休后生活，计划与新家庭成员的关系 |
| 家庭老化期 | 即从退休起，到双方死亡 | 经济及生活依赖性高，面临老年病及死亡的打击 |

## 第二节　家庭健康

家庭不仅仅是影响家庭成员个人健康的环境，家庭健康也是人群健康和社区健康的基础。目前，家庭健康还没有一个统一的定义，从不同学科和不同的角度会得到不一样的认识和理解。但大多数学者们认为家庭健康和健康家庭是两个意思相同的概念，可互换。

一、健康家庭的概述

健康家庭(healthy families)是指家庭每一个成员都能感受到家庭的凝聚力,其提供支持身心的内部和外部资源,能够满足和承担个体的成长,维系个体生活中各种挑战的需要。

健康家庭的概念是针对家庭整体而言的,而非针对个体成员,是家庭系统在生理、心理、社会文化、发展及精神方面一种完好、动态变化的稳定状态。也就是说健康家庭不等于家庭成员没有疾病,而是一种复杂的、各方面健全的动态平衡状态。其特征包括家庭成员在家庭中具有自主性,参与家庭内外活动的能动性强;成员间思想开放、坦诚沟通,相互支持和关心,关系温馨融洽和促进家庭成员成长等。因此健康家庭应具备以下5个条件。

1. 良好沟通氛围　家庭成员间相互关心、依赖,分享感受,开放坦诚的沟通,促进彼此间的了解,增进理解和信任,减少和化解冲突。

2. 增进成员的发展　健康家庭提供的是温馨友爱、开放自由的环境,成员得到足够的精神和情感支持,有益于面对成长的压力,良好地应对各种角色调整和职务分配。

3. 积极应对问题　健康家庭会直面问题,主动承担各种责任,寻找合适的方案,积极处理矛盾。即使遇到非常棘手的问题时,也能积极应对,寻求外援支持。

4. 居住环境和生活方式健康　健康家庭提供的居住环境安全、卫生、适宜,影响家庭成员建立正确的健康观念,形成健康的生活方式,养成健康的生活习惯,促进健康行为模式。

5. 与社区保持联系　健康家庭经常参与各种社会活动,充分地融入社区生活。当家庭或成员遇到不能解决的问题时,能够充分运用社会网络和社区资源,满足家庭成员的需要。

二、家庭对健康的影响

家庭对其每一位成员个人健康的影响远远超过其他任何社会关系的影响。主要包括以下5个方面。

1. 遗传对健康的影响　人的身高、体型、性格、心理状态等均受遗传因素的影响,在父母的生殖细胞,也就是精子和卵子里如若携带有病基因,将很有可能传给子女并引发疾病,这些子女结婚后还会把病传给下一代。科学家已经证实一些疾病与遗传因素有着非常密切的关系,如过敏性疾病、糖尿病、心脑血管疾病、肿瘤、癌症等。遗传是影响人类健康的重要因素之一。

2. 对疾病传播的影响　家庭的健康观念、防病意识、生活方式、生活习惯等直接影响了疾病在家庭中的发生、发展、传播和转归,如乙型肝炎、艾滋病等疾病具有母婴传播的特性,即母亲患有此类疾病,她的孩子还未出生可能就已经感染了。

3. 对儿童发育和社会化的影响　家庭是儿童生长发育的最基本环境,其生理、心理的成长及人生观、价值观、行为模式等深受家庭的影响,如幼儿时期缺失父母照顾与自杀、抑郁和社会病态人格等精神障碍相关。

4. 对成人发病率与死亡率的影响　许多疾病的发生与不良的生活习惯和生活方式息息相关,疾病的发展深受医疗服务资源水平的影响。家庭因素影响个人的生活方式和行为习惯,同时也影响着医疗服务资源的使用,进而影响到疾病的发病率和死亡率。也有研究显示丧偶、离婚、独居等生活压力性事件使死亡率增高。

5. 对疾病康复的影响　家庭的支持对各种疾病(尤其是慢性病和残疾)的治疗和康复

有十分明显的影响。有研究发现,糖尿病的控制与家庭凝聚度和家庭冲突有关,糖尿病病人控制饮食的关键是家人的配合与监督。

### 三、家庭健康护理

#### (一)家庭健康护理定义

家庭健康护理(home health care)是以家庭为服务对象,以家庭理论为指导思想,对问题家庭或高风险家庭进行的一系列护理实践活动,促进家庭及成员的健康水平。社区护士与服务家庭共同参与,充分发挥潜能,处理和解决家庭所面临的健康问题。家庭健康护理的工作方法主要有家庭访视和居家护理,服务对象多为慢性病病人家庭、残疾人家庭和高龄老人家庭等。

#### (二)家庭健康护理的内容

家庭健康护理是在服务家庭中向家庭和其成员提供综合、连续的治疗与护理服务,服务内容广泛,涉及基础护理技术、健康教育、健康指导、家庭保健等,全面且专业化,帮助家庭成员减少住院次数,提高病人自我照顾能力,培养家庭解决和应对健康问题的能力。其具体的工作包括以下内容。

1. 提供基础护理技术　家庭健康护理在居家的环境下为服务家庭提供基础的临床护理技术,如输液、注射、换药、导尿、鼻饲、造瘘护理等,为出院康复期病人、慢性病人等提供便利服务。

2. 提供家庭康复保健指导　针对慢性病病人、高龄老人等照顾难的问题,家庭护理可以与家庭成员协调合作,减轻照顾者的压力,同时培养病人的独立性,提高其生活自理能力,促进家庭成员的身心健康。

3. 协助家庭改善生活环境　家庭健康护理帮助服务家庭建立健康行为,依据家庭经济和现有条件,帮助其改善生活环境,提供一个安全、卫生、健康的居家生活环境。

4. 提供健康教育、营养指导、心理护理、健康咨询服务

## 第三节　家庭健康评估

家庭健康护理评估是为确定家庭存在的健康问题而收集主观和客观资料的过程,为进行有针对性援助提供可靠依据。

### 一、评估内容

家庭健康评估可以了解家庭的结构、功能,分析家庭及其成员的健康状况,是了解和掌握家庭健康问题的真正来源,能够促进家庭进行自我保健,有利于共同制订计划,解决家庭健康问题。其评估的类型主要有4种。

1. 客观评估　主要是了解和评价家庭客观环境、背景、条件、结构和功能。

2. 主观评估　是自我报告或用主观测验等方式来了解家庭和家庭成员的主观感觉、愿望和反应。

3. 分析评估　运用家庭系统原理、家庭发展规律等来分析家庭结构和功能状况。

4. 工具评估　是社区护士工作中较为常用的评估类型,即用预先设计好的家庭评估工具来评价家庭结构和功能状况。

家庭评估的内容因选用的家庭评估模式和评估方法的不同而不一样，Friedman 家庭评估模式是从宏观的角度评估家庭健康，概括性地对家庭健康进行评估，并且是把家庭放在社会环境中进行观察，适用于为家庭提供全面的护理服务。因此，是社区护士进行家庭护理时比较常选用的一种模式。依据 Friedman 家庭评估模式，评估内容包括家庭一般资料、家庭中患病成员的状况、家庭发展阶段及发展任务、家庭结构、家庭功能、家庭与社会的关系及家庭应对和处理问题的能力与方法七个方面。内容见表4-2。

表4-2　家庭健康评估内容

| 评估项目 | 评估具体内容 |
| --- | --- |
| 家庭一般资料 | 家庭结构和家庭地址 |
| | 家庭成员职业 |
| | 家庭成员健康状况 |
| | 家庭健康管理状况 |
| | 家庭成员生活习惯 |
| | 家庭经济 |
| | 住宅环境 |
| | 社区环境 |
| | 家庭文化背景、宗教信仰、社会阶层 |
| 家庭中患病成员的状况 | 疾病的种类和日常生活受影响的程度 |
| | 愈后状况的推测 |
| | 日常生活能力 |
| | 家庭角色履行情况 |
| | 疾病带来的经济负担 |
| | 疾病的种类和日常生活受影响的程度 |
| | 愈后状况的推测 |
| | 日常生活能力 |
| | 家庭角色履行情况 |
| | 疾病带来的经济负担 |
| 家庭发展阶段与家庭发展任务 | 家庭目前的发展阶段、目前的发展任务 |
| | 家庭履行发展任务的情况 |
| 家庭结构 | 家庭成员间的关系 |
| | 沟通与交流 |
| | 原有角色和变化后角色 |
| | 家庭权力分配 |
| | 家庭与社会的交流 |
| | 价值观与信仰 |
| 家庭功能 | 家庭成员间的情感 |
| | 培养子女社会化的情况 |
| | 家庭的自我保健行动 |
| 家庭与社会的关系 | 家庭与亲属、社区和社会的关系，家庭利用社会资源的能力 |

续表

| 评估项目 | 评估具体内容 |
| --- | --- |
| 家庭应对和处理问题及危机的能力与方法;家庭的适应能力和解决问题的能力 | 家庭成员对健康问题的认识<br>经济影响<br>对家庭成员健康状况的影响<br>生活调整<br>应对健康问题的方式<br>家庭战胜疾病的决心<br>家庭成员间情绪上的变化 |

## 二、评估工具

家庭健康评估常用的工具有家系图、家庭圈、家庭关怀度指数和 McMaster 家庭评估模型等。

1.家系图　又称家庭结构图,是以家谱的形式展示家庭结构和关系、家庭人口学信息、家庭生活事件、健康问题等家庭信息。它以符号和结构的形式,直观、简单地表达家庭结构、成员间的关系及家庭成员健康状况。根据家系图,护士能够迅速的评估家庭基本情况,判断出主要的家庭问题、家庭健康问题和家庭高危人员等。

家系图一般包含三代或三代以上,用不同的符号表示出人物性别、角色和家庭关系(图 4-1)。长辈在上,晚辈在下,同一代人则按年龄大小从左向右排列。夫妻关系中,男在左,女在右。护理对象所在的家庭用虚线圈上。代表每个成员的符号旁边可以标注年龄、

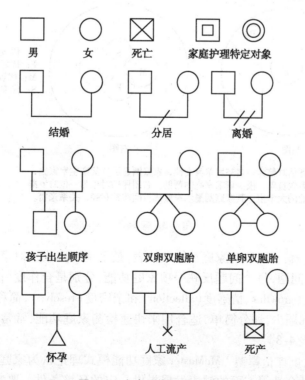

图 4-1　家庭结构图常用符号

婚姻状况、出生或死亡的时间、患病情况。也可根据需要标注职业、文化程度、家庭决策者、重要家庭事件及主要健康问题等。家庭结构图见图4-2。

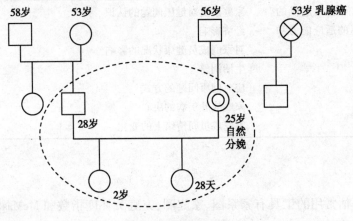

图4-2 家庭结构图

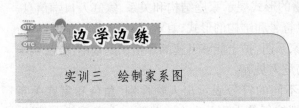

实训三 绘制家系图

2. 家庭圈 是由某一家庭成员自己画的关于家庭结构与家庭关系的图,主要反映一个家庭成员对家庭关系的感性认识、情感倾向、家庭成员间关系的亲疏程度等(图4-3)。

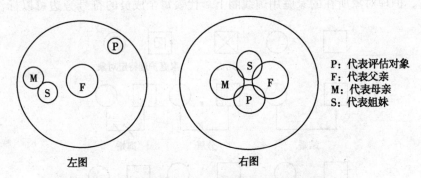

P：代表评估对象
F：代表父亲
M：代表母亲
S：代表姐妹

左图 右图

左图评估对象为一名35岁单身女性,家庭圈显示其父亲主宰家庭,评估者较自卑,极少请求家庭的帮助。右图评估对象为一位21岁准备毕业的大学生,其家庭圈显示家庭成员间非常和睦,关系亲密。

图4-3 家庭圈

3. 家庭关怀度指数 又称为家庭功能评估表,是个别家庭成员对家庭功能主观满意度的反映,问卷共5个问题,每个问题反映一项家庭功能,分别是合作度(partnership)、适应度(adaptation)、成熟度(growth)、情感度(affection)和亲密度(resolve),简称APGAR家庭功能评估表。由于问卷问题少,评分简单,适合用来快速检测家庭功能,常常在社区护理工作中使用。具体内容见表4-3。

4. McMaster家庭评估模型 McMaster家庭功能模式理论认为家庭的基本功能是为家庭成员生理、心理、社会性等方面的健康发展提供一定的环境条件。要实现家庭基本功能,家庭必须完成问题解决、沟通、角色分工、情感反应、情感介入和行为控制六个方面的任务并具备相应的能力。McMaster 家庭功能的测量采用家庭功能评定量表(FAD),含有 7 个分量表,共 60 个条目,用于有功能障碍家庭的整体性评估。

表 4-3  APGAR 家庭功能评估

| 维度 | 问题 | 经常这样<br>(2 分) | 有时这样<br>(1 分) | 几乎很少<br>(0 分) |
|------|------|------|------|------|
| 适应度 | 1. 当我遭遇困难时,可以从家人处得到满意的帮助<br>补充说明: | | | |
| 合作度 | 2. 我很满意家人与我讨论各种事情以及分担问题的方式<br>补充说明: | | | |
| 成熟度 | 3. 当我希望从事新的活动或发展时,家人都能接受且给予支持<br>补充说明: | | | |
| 情感度 | 4. 我很满意家人对我表达情感的方式以及对我的情绪(愤怒、悲伤、爱)的反应<br>补充说明: | | | |
| 亲密度 | 5. 我很满意家人与我共度时光的方式<br>补充说明: | | | |

问卷的分数:
家庭功能评价:
7 ~ 10 分:良好;
4 ~ 6 分:中度障碍
0 ~ 3 分:严重障碍

## 三、注意事项

家庭的健康问题是多方面、多层次的,进行家庭健康评估要认识到家庭的多样性,对收集的资料应客观分析,避免主观判断。实施过程需要注意以下几个方面。

1. 收集资料要全面  家庭护理评估时应运用交谈法、观察法等多种方法进行资料的收集。除了家庭中患病成员的健康状况相关资料,还要注意与家庭功能、家庭发展阶段、家庭环境、家庭与社会关系以及家庭利用资源状况等相关资料的收集。家庭发展具有动态变化的特性,要注意随时收集资料和修改计划。因此,护士需要与家庭成员建立信赖关系,进行多次、全面、深入地交流,同时充分利用其人员收集资料,如病历记录、社区居民健康档案等。

2. 正视家庭的多样性  不同的家庭背景下对于同样的健康问题处理方法可能有所不同,具有其独特性。

## 第四节  家庭访视

家庭访视是社区护理的主要形式之一,社区护士通过家庭访视,可以了解家庭环境、家庭结构、家庭功能和家庭成员的健康状况,帮助解决家庭及成员的健康问题,维持和促进家庭健康。家庭访视能帮助护士了解社区的老年人、新生儿、慢性病病人、传染病病人、残疾人、精神病病人的家庭现状,为社区整体护理计划的制订提供依据。

## 一、家庭访视的概念及类型

### (一) 家庭访视的概念

家庭访视(home visitation)是指在服务对象家庭里,为了维持和促进健康而对服务对象提供的有目的的交往活动。目的是用科学的方法了解服务对象及家庭的情况,明确其健康需求,发现潜在或现存的健康问题,确认健康的相关因素,寻找到解决问题的办法,为居家病人或残疾人等提供有效的护理服务,促进家庭的健康发展。

### (二) 家庭访视的类型

家庭访视前需要根据被访视家庭具体情况确定访视种类,制订访视计划,有目的地实施护理访视。

1. 评估性家庭访视　是评估个体、家庭的需求和状况,为制订护理计划提供依据。常用于有年老体弱病人的家庭和有健康问题的家庭。根据其具体情况进行追踪性护理干预。

2. 预防、保健性家庭访视　主要是进行疾病预防、保健方面的工作。如产后的新生儿访视等。

3. 急诊性家庭访视　是为解决临时性、紧急情况或问题而进行的访视。如外伤、家庭暴力等。

4. 连续照顾性家庭访视　访视主要针对需要在家接受直接护理的病人、某些急性病病人、行动不便病人、慢性病病人、临终病人及家属。在我国,连续照顾性家庭访视又称为家庭病床或居家护理。

目前我国家庭访视主要是为慢性病病人提供居家服务和为产褥期妇女及婴儿提供居家保健。

## 二、家庭访视的对象及频率

### (一) 访视对象

家庭访视对象是社区内所有的家庭及成员。但由于社区内人口和家庭较多,社区护士很难对所有的家庭及成员进行访视。国际上通用的做法是集中对有健康问题或潜在健康问题的家庭进行有计划安排的家庭访视。主要是指预产期家庭、新生儿家庭、具有慢性病且缺失支持系统的家庭、健康问题多发家庭、有残疾者家庭、具有遗传性危险因素家庭、功能不完善家庭和特困家庭等。

### (二) 家庭访视频率

家庭访视的频率主要由家庭健康问题的具体情况决定;社区护士人员数量和工作量;国家社区卫生服务政策及预算等因素综合决定。社区护士依据护理家庭需要解决健康问题的轻重缓急程度安排访视计划。例如预产期家庭一般安排至少 3 次访视,即出生后 3 天或剖宫产后 7 天、产后 14 天和产后 28 天入户完成。

## 三、家庭访视的过程

家庭访视程序包括访视前准备、家庭访视中工作和家庭访视后工作。

### (一) 访视前准备

访视前的准备是家庭访视工作的重要环节,主要包括访视对象的选择和优先顺序的安排、确定访视目的、准备访视物品、联络被访家庭和安排访视路线。充分的准备是成功访视的关键。

1. 确定访视对象 因为社区卫生服务中心人力、物力、时间均有限,而当需要访视家庭数量较多时,社区家访护士应有计划、有重点、有目的地安排家庭访视优先顺序。一般遵循以下原则。

(1)健康问题影响人数多的家庭应考虑优先访视。

(2)患有对健康危害程度高,影响生命疾病的家庭应优先访视。

(3)有可能留下后遗症,并且会造成病人家庭和社会负担的家庭应优先访视。

(4)利用卫生资源能控制疾病的家庭应列为优先访视对象,如糖尿病、高血压病人的疾病控制情况很大程度上会影响其今后生活质量及造成其经济损失。

2. 确定访视目的 每次访视前社区护士应先确定好访视目的,根据收集到的服务对象的家庭资料进行合理的分析,制订出具体、明确、切实可行、可测量的访视目标。

3. 准备访视物品 社区护士应根据访视对象和访视目的准备好访视箱并进行核对。访视箱内的基本物品包括:体检工具(如体温计、量尺、听诊器、血压计等)、常用的消毒隔离物品及外科器械(如消毒手套、口罩、帽子、工作衣、钳子、剪刀、乙醇、碘伏等)、常用的药物及一次性注射器和输液器、各种尺寸的敷料、无菌纱布、棉球、棉签、护理记录单、健康教育材料、社区地图、电话本等。依据访视对象和目的的特殊需求可增加一些物品,如造瘘袋、导尿包、各种健康宣传手册等。也可利用受访家庭自己的物品,如为访视对象量体温时,可使用家里的体温计等。

4. 联络被访家庭 一般情况下,访视前家访护士需要电话联络受访对象,预约和确定好家访时间。对于某些可能因预约而掩盖真实状况的特殊家庭访视,社区家访护士也可安排临时突击性家访。

5. 安排访视路线 社区护士应根据具体情况安排一天内的家庭访视路线,确认具体家庭地址,并准备好简单的地图。为提高工作效率,节省交通时间,护士安排访视家庭的先后顺序一般按路线顺序安排,可由远及近,或由近及远;若有健康问题较严重的访视对象应尽量安排在前面,遵循免疫力较低病人家庭优先(如新生儿家庭、器官移植病人家庭),病情较重病人家庭次之,一般访视对象家庭随后,有传染性或感染性疾病病人家庭最后的原则;同时结合受访对象的时间要求综合性安排一天的访视路线。此外,访视出发前应填好路线单一式两份,一份留在办公室,告知行踪以备紧急联络之需,另一份带出访视,以能清楚掌握访视路线。

(二)访视中的工作

家庭访视分为初次访视和连续性访视。初次访视主要目的是与受访家庭及成员建立信任关系,评估受访家庭的主要健康问题。连续性访视是社区护士对上次访视计划进行评价和修订后,按新计划为受访对象提供护理服务和指导,并再次收集资料,为再次访视提供充分的依据。

在进行家庭访视时,社区护士应与访视对象建立互相信任的关系,了解、尊重访视服务对象,以真诚的态度,运用专业的知识和娴熟的技能提供社区护理服务。

1. 建立信任 初次访视时,社区护士应介绍所属单位的名称和本人姓名,与受访对象及家庭建立友好信任合作的关系。进行连续性家访时,社区护士都应尊重访视服务对象,解释访问目的、所需时间等,在对方接受的情况下提供服务和收集资料。

2. 家庭评估　家庭评估的目的是收集信息资料，了解家庭的健康需求，从而作出护理计划，帮助家庭成员达到最佳的健康目标。

（1）个体评估：充分收集个体服务对象现存或潜在的健康问题资料，是家庭评估的首要部分。个体评估的内容随着个体年龄和健康状态不同而有所差异，评估内容主要包括：①一般情况：年龄、性别、民族、籍贯、婚姻、职业、文化程度等；②疾病史：现病史、既往史、预防接种史、过敏史、用药情况、主要临床症状和体征等；③日常生活情况：生活习惯、日常生活能力、性格、兴趣及爱好、个人信仰、疾病对工作的影响程度等；④心理状况：心理活动状况和人际关系认知及判断能力等；⑤其他。

（2）家庭评估：家庭评估包括家庭成员的姓名、性别、年龄、职业、教育、健康资料等基本情况以及家庭关系、家庭结构、家庭环境等较复杂的内容。

3. 实施家访护理措施　访视过程中针对家庭健康问题，社区护士为受访家庭提供健康指导，必要时给予护理帮助。实施家访护理措施时，以家庭急需解决的健康问题为重点，充分利用家庭资源，鼓励全体家庭成员积极参与，运用护理程序并选择合适的方式提供相关的护理服务。家访护理的内容主要包括疾病预防、健康诊断、健康指导、功能锻炼等，具体内容如下。

（1）基础护理技术：包括一般伤口换药、导尿、注射、压疮护理、鼻饲、造瘘护理、灌肠、尿糖和血糖测定、膀胱功能训练、化验标本的采集及送检、各种留置管的更换及护理指导（如留置导尿管、气管套管）等。

（2）基础疾病管理：社区护士需对病人的基础疾病进行管理，观察其生命体征、症状以及生活自理能力，帮助其维持和开发残存功能。

（3）提供精神支持：社区访视对象中，慢性病病人、老年器官功能障碍者、严重脑功能障碍者较多，通过康复能迅速改善功能的情况较少，因此，社区护士要与病人及家属建立相互尊重、相互依赖的关系，给予其必要的精神支持。

（4）实施康复计划：根据康复专业人员的家庭锻炼计划，结合病人的实际情况安排好功能锻炼活动，提供各种康复性护理，防止残障进一步加重。

（5）评估生活能力：对病人的日常生活活动，如移动、进食、排泄等能力进行评估并指导其使用辅助器具、设施和日常生活照顾方法，以提高病人的自理能力，改善病人的生活质量。

（6）对家属的指导：家属在病人康复过程中起着非常重要的作用，社区护士对家属进行疾病康复和家庭照护的专业指导和建议，有利于病人健康恢复，同时协调好病人与家属的关系，为病人康复提供良好的家庭氛围。

（7）提供健康教育：为家庭提供有关正常生长、发展和适应的知识信息，如心理咨询和营养指导等，处理和预防家庭现存或潜在的健康问题。教会应对技巧，保持健康环境，恰当营养，以利于健康。

（8）正确及时记录所实施的护理内容，如有特殊情况时，帮助联络医生上门访视，并协助联系转诊。

4. 适时结束访视　访视结束时，根据访视对象的健康状况，与其预约下次访视时间，同时可以留下社区服务站的联系方式，方便访视对象咨询。

（三）访视后的工作

1. 消毒及物品的补充　访视回来后，要对所使用的物品进行必要的处理，消毒、整理和补充访视箱内的物品。

2. 详细记录和总结　整理和补充家访记录,包括护理对象的反映、检查结果、现存的健康问题、协商内容和注意事项等,分析和评价护理效果和护理目标达成的情况。记录正确、简洁,一般在访视回来后立即书写,并使用统一、规范的表格。通过清楚的记录,不仅可以了解访视的内容和实施护理措施,还可为日后的工作评价及改进提供依据,同时也可供其他工作人员了解访视对象健康问题,也有利于同行间交流与协作,并可作为科研和教学素材。

3. 协调合作共同解决访视时遗留问题　可与其他社区工作人员进行个案讨论或向上级领导汇报访视情况,共同商讨解决办法。如果现有资源不能满足访视对象的需求,而且该问题在社区护士职权范围内又不能得到解决时,应与其他服务机构联系,对访视对象作出转诊或其他安排。

## 四、家庭访视时的注意事项

1. 着装整洁得体　穿着合适、整洁、得体,衣服、鞋子以舒适为好,如遇有紧急情况时活动不受影响。

2. 携带必需物品　家庭访视工作中随身带工作证件、通信工具及少量零用钱,以备急用。不要佩戴贵重首饰。

3. 注意人身安全　在家庭访视路途中应严格遵守交通安全法规,认真做好自我防护措施。在家访时如果遇到有敌意、发怒、情绪异常访视对象在提供急需护理后立即离开;看到打架、酗酒、有武器、吸毒等不安全因素时,可立即离开并与有关部门取得联系;访视路程如果经过一些偏僻场所,家访护士有权要求人员陪同前往;访视时尽量要求护理对象家属在场,若访视单身异性家庭,应考虑与陪同人员同行。

4. 工作态度真诚　工作时应该稳重、严谨、真诚,对访视对象及家人应关心和尊重,谨守医务人员保密原则,保护被访家庭的隐私权。

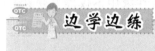

实训四　家庭访视

5. 访视时间合理　访视前与护理对象做好沟通交流,选择双方都合适的时间段,尽量避开受访视家庭吃饭、午休、会客等时刻。一次访视时间不应过长,以 1 小时内为宜,以免影响受访对象的时间安排进而影响下一次的访视。

6. 服务项目与费用沟通明确　家访护士在护理之前需要让护理对象明确免费项目和收费项目,一般不直接参与收费。

## 第五节　居家护理

随着社会经济的发展,人们希望在熟悉的家庭环境下接受一些医疗和护理服务,既方便了病人,又利于康复和休养,居家护理适应大众的这种需求,成为一种主要的社区护理工作方法,同时在提高社会效益和经济效益方面也有着重要的意义。

## 知识链接

### 专注于居家护理的"E护通"

随着移动互联网O2O服务普及,越来越多的居民随时随地享受到了移动互联网带来的生活便利。那么,我们能找到一个专业、能上门的护士来家里护理吗?

在上海,"E护通"专注于"居家护理",把护理服务从医院延伸到了家庭,在带来便利的同时,也为用户找到了专业的护理资源,开启了一种全新的护理模式和护理场景的变革。目前在E护通注册的护士包括三甲医院的护士、社区医院的护士以及退休的护士,含护师、主管护师等,这些专业人员分布在全市各个医院及社区。病人和家人通过手机APP下单,在线选择合适的护士,经第三方平台支付费用后,护士即提供上门护理。

上海谭先生的老父亲肠梗阻做了造口手术,出院时,医生叮嘱要保证造口通畅,定期进行造口护理,不要受到感染,还要避免并发症的出现。但由于家里人都没有这种特殊护理的经验,父亲的造瘘口因护理不当导致结肠造口旁疝,需要立即再次手术修补。现在谭先生,只需要在"E护通"一键预约,不仅让父亲在家就能得到专业、便捷的护理,家庭其他成员也能得到相应的指导。更重要的是护士具备临床护理经验,能够对病情作出专业评估或预警,帮助父亲把握身体康复的重要时间节点。

## 一、居家护理的概述

### (一) 居家护理概念

居家护理(home-basic Care)是指社区护士直接到病人家中,向居住在家庭的病人、残疾人、精神障碍者,提供连续的、系统的基本医疗护理服务。病人在家中不仅能享受到专业人员照顾,还能享有正常的家庭生活,能减少家属往返奔波医院之苦,节省医疗和护理费用。

### (二) 居家护理目的

1. 提供持续性医疗护理,使病人在出院后仍能获得全面照顾,提高其生活质量。

2. 减少出院病人再住院率及急诊的求诊频率。

3. 减少病人家属往返奔波医院之苦,并维持家庭的完整性。

4. 减少家庭的经济负担,增进家属照顾病人的知识与技能。

5. 缩短了病人住院日数,增加了病床的利用率。

6. 扩展护理专业领域,促进护理专业的发展。

### (三) 居家护理服务对象

1. 无须住院治疗的慢性病病人,如冠心病、高血压、肺心病、脑血管意外、糖尿病、肿瘤、精神病及佝偻病、贫血、营养不良、先天性心脏病等病人。

2. 经医院住院治疗,病情已稳定,但仍需继续治疗或康复的病人。

3. 限于病情和各方面条件,只能在家接受特殊治疗的病人,如家庭吸氧疗法、家庭中央静脉营养法、持续性非卧床腹膜透析等;晚期肿瘤需要化疗、支持和减轻痛苦的病人;其他适合于家庭内治疗的如精神病、传染病、职业病病人,以及其他如计划生育,妇幼保健等服务项目的实施。

## 二、居家护理的对象及内容

### (一)居家护理的对象

居家护理服务对象主要是刚出院且需要后续照护的病人,康复期病人、慢性病在家疗养病人和高龄老人等。例如老年痴呆病人、晚期癌症病人和人工造瘘口病人等均属于居家护理的服务对象。大多数居家护理服务机构都不提供免费服务,居家护理对象都需要支付一定的服务费用。

### (二)居家护理服务内容

居家护理服务的内容会因不同的服务机构、服务家庭的需求和要求等而有所不同。主要提供的服务内容有:

1. 临床基础护理　包含一般伤口护理、各种导管更换及护理、各种注射、一般身体检查以及标本采集和送检等。

2. 特殊需求护理　包含造瘘口护理、雾化吸入、会阴冲洗、体位引流、膀胱训练等。

3. 健康指导　包含对家属指导、营养指导、康复运动指导和其他个体需求指导等。

4. 介绍可利用的社会或医疗资源等。

## 三、居家护理的形式

居家护理服务主要有三种形式,即家庭护理服务中心、家庭病床和社区卫生服务中心。美国、日本等国家多采用居家护理服务中心的形式,在我国则多以家庭病床和社区卫生服务中心的形式存在。

### (一)家庭病床

家庭病床是以家庭作为治疗护理场所,选择适宜在家庭环境下进行医疗或康复的服务,让病人在熟悉的环境下接受基本医疗护理服务的形式。

家庭病床是医院住院服务的院外补充形式,医务人员走出医院,最大限度地满足了社会医疗护理要求。家庭病床的形式有利于疾病康复,也可减轻家庭经济负担和人力负担。

1. 家庭病床服务内容　包含建立家庭病床病历,制订个体化治疗、护理方案;定期访视、送医送药、提供各种必要的检查、治疗、康复手段;根据病人病情变化,帮助联系医院检查或住院治疗;饮食及运动健康指导,协助病人进行功能锻炼,促进康复;指导家庭医疗器械的正确使用;进行知识宣教和心理护理。

2. 家庭病床的组织　家庭病床是我国医疗护理事业的一个组成部分。其组织主要从健全家庭病床管理机构;合理配备人员;严格培训考核制度及建立技术协作和指导制度4个方面来保证。

### (二)家庭护理服务中心

家庭护理服务中心是对家庭中需要护理服务的人提供护理服务的机构,是由社会团体、医院或民间组织等设置。其经费主要来源于护理保险机构,少部分由服务对象承担。家庭护理服务中心的形式主要出现在一些发达国家,美国称为家庭服务中心,日本称为访问护理中心。中心的服务人员固定,一般配备主任医师1名、副主任医师1名、医师1~2名和社区护士数十名。需要服务的家庭到中心申请,服务中心接到申请后,由社区护士到申请人家中访视,评估家庭环境和需要服务的内容等,并为接受家庭护理服务中心的家庭制订护理计划并实施。但目前我国还没有此种形式。

（三）社区卫生服务中心

社区卫生服务中心也是我国目前主要的居家护理服务形式之一,是由社区护士为本社区病人在家庭中提供护理服务的一种居家护理形式。

 **知识链接**

### 高龄老人居家医疗护理试点

上海市自 2013 年在部分区县启动了高龄老人医疗护理计划试点,从 2016 年起,上海将试点工作进一步扩大至全市范围。由各区县根据实际情况,选择所辖全部街镇或逐步扩大至全部街镇试点。计划为全市 70 岁以上老人提供居家医疗护理,根据老年医疗护理需求评估或老年照护统一需求评估的等级,老年医疗护理服务机构为轻度或照护二级老人每周上门服务 3 小时,为中度或照护三、四级老人每周上门服务 5 小时,为重度或照护五、六级老人每周上门服务 7 小时。服务机构除社区卫生服务中心外,还包括护理站、护理院、门诊部等社会资本举办的社区医疗机构。

居家医疗护理服务机构上门执行医疗照护按小时计费,养老护理员（医疗照护）执证服务人员每小时 65 元,由职工基本医疗保险统筹基金支付 90%,其余部分由个人医疗账户结算资金支付,不足部分由个人自负。

**慧心笔录**

通过本章学习,了解到家庭是社会的基本组成单位,是个人生活的基本场所,家庭对其成员性格和行为习惯的养成、解决问题方式、价值观的确立、成员的健康等问题有着重要的影响,家庭健康更影响着社会整体健康。同学们要熟悉与家庭相关的概念、结构及功能等,掌握家庭访视的工作内容和工作程序,重视在访视过程中人身安全的问题。社区护士的工作之一就是为社区家庭服务,提供相应的护理措施,指导家庭及成员养成良好卫生行为习惯,改善其应对生活事件和解决问题方法,从而促进家庭及成员的健康。

（赖　丹）

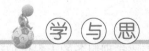 学 与 思

1. 社区王先生,32 岁,与妻子结婚 2 年,上个月他们的小公主贝贝出生了,奶奶从农村老家来帮忙带孙女。请问:

（1）王先生家目前处于家庭生活周期的哪个阶段?

（2）此期的发展任务及重点保健服务是什么？

2. 社区新搬来一住户姜大爷,据居委会工作人员了解到姜大爷因为糖尿病并发症视力低下,右脚行动不便。社区实习护士小李与老师准备按计划到姜大爷家进行家庭访视。如果你是实习护士小李,请问:家庭访视记录一般包括哪些内容？

# 第五章  社区突发公共卫生事件管理与护理

## ◈ 学习目标 ◈

1. 熟悉突发公共卫生事件的报告制度及预检分诊。
2. 掌握突发公共卫生事件的概念、分类、现场救护、转运救护及修复期的健康管理。
3. 能够对突发公共卫生事件中的受灾者迅速进行预检分诊及处理。
4. 具有突发公共卫生事件的预防观念及快速反应和处理的能力。
5. 在公共卫生事件实践中尊重、爱护、关心护理对象,具有严谨求实的工作态度和团队精神。

## 第一节  概  述

公共卫生突发事件具有突发性,事先难以预测,往往给社区服务对象的生命财产造成巨大损失,重者甚至破坏环境。目前,由于社区服务对象公共卫生意识水平参差不齐,导致各地突发公共卫生事件时有发生,严重影响社会发展及服务对象的健康水平。为了进一步减少公共卫生突发事件发生几率,降低突发事件中人员伤亡,加强社区护理人员对社区突发公共卫生事件管理与护理学习是非常有必要的。

 **走进现场**

2015 年 8 月,天津滨海新区一处集装箱码头发生爆炸,现场火光冲天,在强烈爆炸声后,高数十米的灰白色蘑菇云瞬间腾起,造成几十名人员死亡,大量人员受伤,该地区社区卫生服务中心护士小肖接到上级指示前往现场参与救护。

请问:

1. 小肖现场救护时需遵循哪些原则?
2. 小肖到现场后如何快速对伤员进行分类处理?

## 一、突发公共卫生事件的概念与分类

### （一）概念

1. 突发公共事件（public emergencies）　指突然发生、对人员或财产造成或可能造成重大伤亡及损失的，或对生态环境具有破坏性及严重危害社会，并危及公共安全的紧急事件。

2. 突发公共卫生事件（public health emergencies）　指已经发生或可能发生对社会公众健康造成或可能造成严重损害的重大传染病疫情、原因不明的群体性疾病、重大食物和职业中毒以及其他严重影响公众健康的突发性事件。它具有以下4方面特点：①突发性：难以事先预料事件发生的时间、地点及造成的危害；②危险性：突发事件往往给人民的生命财产造成严重危害；③紧迫性：往往突然发生、进展迅速，需要立即作出决定并采取紧急非常规措施处理，才有可能避免局势恶化；④不确定性：根据一般常规经验难以判断突发事件的影响和发展情况，如处理不当则导致事态恶化的可能。通常比较常见的突发公共卫生事件主要包括：①鼠疫、霍乱等疾病暴发、流行引起的重大疫情；②中毒人数较多或可引发大量危重病人的细菌性、化学性食品污染、中毒及有毒动、植物中毒；③水源或自来水污染等；④放射性污染；⑤群体性急性化学物质中毒等；⑥自然灾害、交通事故、生产事故及恐怖事件等危及人民群众生命健康安全的事件。

### （二）分类

根据各类突发公共卫生事件的性质、严重程度、可控性及影响范围等因素将其分级，突发公共卫生事件的分级、特点及预警标志（表5-1）。

表5-1　突发公共卫生事件的分级、特点及预警标志

| 类别 | 特点 | 预警标志 |
| --- | --- | --- |
| Ⅰ级（特别重大） | 涉及范围广、人数多，有大量病人或多例死亡，影响重大，危害严重 | 红色 |
| Ⅱ级（重大） | 较大范围发生，疫情已扩散，但未达特别重大突发公共卫生事件标准 | 橙色 |
| Ⅲ级（较大） | 局部区域发生，尚未引起大面积扩散或传播 | 黄色 |
| Ⅳ级（一般） | 未达到Ⅲ级（较大）突发公共卫生事件标准 | 蓝色 |

## 二、社区突发公共卫生事件报告制度

我国人口众多，幅员辽阔、各地经济及社会发展水平不等，卫生医疗事业落后于人民的需求，突发公共卫生事件时有发生。因此建立突发公共卫生事件的信息监测报告制度，执行首诊负责制是非常必要的。在执行过程中尤其要关注以下几个注意事项及相关内容（表5-2）。

## 三、社区突发公共卫生事件预防

我国幅员辽阔、人口众多，各地区经济及社会发展水平不均衡，卫生医疗事业不发达，突发性公共卫生事件时有发生。在这种形势下，除了建立健全突发公共卫生事件应急机制之外，还应通过日常预防及演练来熟悉和实践突发事件的应对流程。加强人们对突发公共卫生事件的应对能力。从而将灾难发生或损失的风险降至最低。其预防主要措施有：

表5-2 突发公共卫生事件报告制度注意事项及相关内容

| 注意事项 | 相关内容 |
| --- | --- |
| 报告方式 | 责任报告单位:各级各类医疗机构、疾病控制中心、采供血机构、卫生行政部门及有关单位 |
| | 责任报告人:执行职务的医护人员、疾病预防控制人员、检疫人员、个体开业医生 |
| 报告时限 | 初次报告:在确认核实后必须24小时内上报 |
| | 阶段报告:每日上报 |
| | 总结报告:事件处理结束后10个工作日内 |
| | 2小时内上报:①甲类传染病及乙类传染病中的肺炭疽、脊髓灰质炎、传染性非典型性肺炎、人感染高致病性禽流感病人或疑似病人,或发现其他传染病和不明原因疾病暴发 |
| | ②原因不明的群体性疾病 |
| | ③发生传染病菌种、毒种丢失 |
| | ④重大食物和中毒事件 |
| | (注意:2小时内将传染病报告卡通过网络向上级卫生机构上报,无网络的责任报告单位需2小时内以最快的通讯方式向当地县级主管部门报告,并2小时内寄送出传染病报告卡) |
| 报告内容 | 事件名称、类别及性质、发生地点及时间、涉及范围、临床主要表现、事故原因、初步诊断、发病人数、死亡人数、已采取的措施、事件等级、事件发展趋势、报告单位、报告人员及通讯方式等 |

1. **熟悉社区情况** 熟悉社区及周边环境,了解社区在环境卫生、饮食、社区居民生活方式及健康意识状况等各方面可能存在的安全隐患。必要时及时采取相关的措施预防突发事件发生,如加强社区周边环境及饮食卫生的管理、普及卫生防病知识、公共场所及用物的定期消毒等。当然平时还应熟悉救援机构、救援路线及该社区附近医疗卫生机构等。

2. **做好应对突发事件的物质准备** 平常一定做好突发事件物资准备工作,包括应急处理的药品、医疗器械、消毒用物等。确保突发事件发生时,有关急救物资能及时到位,利于急救的顺利实施。

3. **重视健康教育** 加强社区居民对《突发公共卫生事件应急条例》等法律法规知识的学习;可根据突发事件易发生的季节及人群,在社区开展有针对性的健康教育知识宣传,提高居民自我防范意识;加强对社区居民的自救、互救、避险、逃生、简易救治等技能的培训,提高居民自我保护技能;以便居民能够在面对突发事件时消除恐惧心理,减少损害。通过对公众开展突发事件应急知识专项教育,增强居民对社会突发事件的防范意识和应对能力。

4. **加强社区卫生专业人才建设** 可建立应急处理专家库,对医护人员定期进行相关理论和技能培训,还可以组织卫生医疗机构进行应急处理先进经验和技术的交流及推广。急救医疗人才的可持续发展为公共卫生突发事件及时、高效处理提供了有效的保障。

5. **建立完善相关制度** 相关行政主管单位及时建立与完善本部门的监测与预警系统的实施方案;建立突发公共卫生事件应急报告制度,及时向社会公布统一的突发公共卫生事件报告电话。相关责任报告人及报告单位应及时上报,任何单位、个人对突发公共卫生事件不得隐瞒、缓报、谎报或授意他人隐瞒、缓报、谎报。如在传染病暴发、流行季节或不明原因的群体性疾病蔓延流行期间,应对疫情实施每日报告制度或零报告制度等。同时迅速建立突发公共卫生信息发布制度,及时准确地向公众发布管辖区域内突发公共卫生事件的信息,在一定程度上可缓解或消除公众的恐惧心理。任何单位及个人不得擅自发布突发公共卫生事件的有关信息,尤其禁止传播恐怖、虚假消息。违反者可追究相关法律责任。当然为确保突发公共卫生事件发生时,能够将伤亡降至最低,还必须制定突发公共卫生事件应急预案。

6. 强化日常演练 根据制定的突发公共卫生事件应急预案,我们可以通过不断演练来检验应急预案的实效,通过不断操练的实践过程总结经验,不断修改和完善应急预案,从而制定出科学、合理的应急预案,为突发公共事件的处理提供有力保障,同时社区针对常见突发公共卫生事件应急预案定期操练,可以提高居民对突发公共卫生事件的应对能力及医护人员的应变和急救能力。

## 第二节 社区突发公共卫生事件的救护

 **走进现场**

2015 年 8 月,天津滨海新区一处集装箱码头发生爆炸,造成几十名人员死亡,数百名人员受伤,其中包括部分参与救助人员,死亡者家属精神受到极大影响,整日呆坐、流泪;这种情形甚至影响到参与救护的人员,部分救护人员变得抑郁,出现头晕、眼花、胸闷等躯体症状。

**请问:**

1. 请判断受灾者及救护者的状态是否异常?
2. 该如何正确处理?

在社区突发公共卫生事件救护中,我们对伤员采取"对症处理为主、先救护后转送"的灵活送诊救护原则;并遵循"快速分诊、分级处理"的原则及时进行分诊及完成上报工作。若发现传染病则需立即隔离病人,及时消毒并上报疫情。

### 一、突发公共卫生事件的预检分诊

(一)概念

突发公共卫生事件预检分诊是指评估在突发公共卫生事件中受伤人员身体状况严重程度及需要救护的紧急程度,从而判断伤员处理的优先顺序。通常可用红、黄、绿(蓝)、黑色来表示病情轻重情况,因此我们可以给予伤员佩戴相应颜色识别卡以示区别。

(二)目的

以有限的人力资源在最短的时间内尽最大可能地抢救更多的伤员,为了使工作能够最大效率化,承担预检分诊的救护人员应佩戴相关标志。

(三)预检分诊原则

一个病人的现场预检分诊必须在 1 分钟内完成,尽最大努力实施现场急救。参与的医护人员可通过预检分诊,短时间内完成对伤员病情轻重缓急的判断及先后救护的次序。

(四)预检分诊方法

在突发公共事件发生场地小,短时间又出现大量伤员的情况下,我们可采用 START (simple triage and rapidly treatment)法紧急处理。其主要根据伤员的通气、循环和意识状况进行简单判断及快速分诊。其具体实施流程见图 5-1。

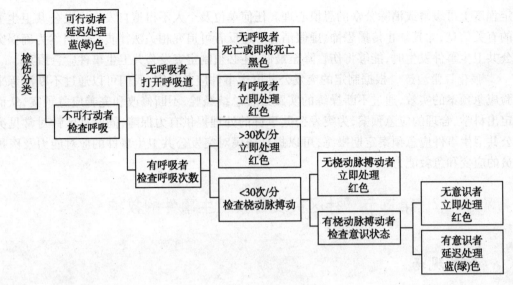

图 5-1 START 流程

（五）预检分诊分类

突发事件救助过程中,为了能够快速、准确评估病人,正确采取相应措施。常用的预检分诊方法包括伤情预检分诊和心理问题的预检分诊。伤情预检分诊是对突发公共卫生事件中受灾人员进行身体损伤程度及需要救护的紧急程度判断及分诊;而心理问题预检分诊是指对突发公共卫生事件中受灾人员或救助人员进行精神损伤程度的判断及分诊。常用预检分诊法及特征和处理要点如表 5-3。

表 5-3 常用预检分诊法及特征和处理要点

| 伤情预检分诊 | | 心理问题预检分诊 | |
|---|---|---|---|
| 特征 | 处理 | 特征 | 处理 |
| 1. 重度损伤:伤情严重,危及生命;如 SBP < 60mmHg,意识丧失、心跳呼吸骤停,大出血、昏迷等随时导致生命危险者 | 给予红色标志预警,提示非常紧急,需第一优先处置 | 1. 不安、寒战、恶心呕吐,能执行简单命令 | 正常反应,一般不需特殊处理 |
| 2. 中度损伤:病人无致命损伤,有潜在生命危险。4～6 小时内初步救护后优先送往附近医院治疗。如严重烫伤等 | 给予黄色标志预警,提示紧急,需第二优先处置 | 2. 呆坐,像"正常反应",但又能参与简单救助活动 | 出现外伤性抑郁,及时心理辅导 |
| 3. 伤情较轻:生命体征平稳、意识清醒、能配合检查、可行走者。如单纯伤口破裂等 | 给予蓝（绿）色标志预警,提示不紧急,第三优先处置 | 3. 丧失判断力,充满恐惧 | 病人受到惊吓,最好进行隔离护理 |
| | | 4. 常讲恐怖性故事,到处乱窜等 | 病人过度反应需及时进行心理辅导 |
| 4. 已死亡或无存活希望等 | 不需转诊医院治疗、现场救护,给予黑色标志预警 | 5. 出现听力障碍、癔症性昏迷、麻痹等躯体症状 | 病人出现转换反应,及时给予护理 |

## 二、突发公共卫生事件的现场救护

（一）突发公共卫生事件现场救护原则

1. 协助伤者迅速脱离危险区　评估环境，协助伤者迅速脱离危险区，然后实施救助。

2. 快速判断伤情　救护人员迅速评估病人的呼吸、脉搏、血压、心率等生命体征及其他损伤情况，并迅速正确判断病情。

3. 先救命后疗伤　救护人员根据前期伤情判断情况，首先帮助伤者维持生命体征平稳，如保持呼吸通畅、没有大出血等，然后再治疗其他伤患之处。

4. 呼救与急救并重　发现事件现场后立即向医疗急救部门呼救，争取急救援助，保证救护及时、准确有效。

5. 及时合理救护　伤后12小时内为最佳救护期，因此，尽可能利用现场最大的资源，就地取材，做好现场的抢救并根据伤者的伤情灵活送诊；尽量减少伤亡率。

6. 保留有用的断离组织　及时合理保留那些有用的断离组织，方便以后手术及恢复其功能。

7. 治、送结合　现场初步急救处理后要及时向有关医疗救助单位输送，以便伤者得到进一步治疗。同时在运输过程中做好抢救、观察、监护及有关医疗文书的记录。

（二）社区突发公共卫生事件救护的工作内容

1. 现场调查及评估　涉及事件发生地点、时间、伤亡人数及事件性质、伤员主要情况、采取的措施、需要解决的医疗救护问题，正确判断伤情的轻重情况，并于伤员胸部或手腕、脚踝部位用"蓝、黄、红、黑"的伤病卡进行标志。

2. 抢救治疗　遵循"对症处理为主，先救护后转送"的原则，积极做好现场的抢救工作。

3. 转送伤员　救护人员将伤员伤情、急救处置、注意事项等填写在伤员情况单上并随伤员一起转送。转运途中注意科学搬运并密切观察病情，重症者需医护人员陪同。

4. 配合专业机构展开流行病学调查及人群管理　协助专业防治机构进行流行病学调查，对具有传染性的传染病病人及疑似病人采取隔离、医学观察等措施；隔离者定期随访；指导消毒等。

5. 相关信息报告及管理　按要求及时上报现场新病例及重症病人等情况。

6. 指挥、调遣其他医疗救助力量　按现场实际需要情况，合理调遣参与医疗救助的其他人员。

7. 宣传教育　开展相关的健康教育，普及相关救护知识等。

（三）社区突发公共卫生事件现场救护技术

1. 现场评估、判断病情　快速准确评估，监测生命体征、意识状态等。

2. 体位安置　根据病情的不同安置不同的安全舒适体位。

3. 通畅呼吸道并维持呼吸功能　及时清理呼吸道，保持通畅；观察其呼吸情况，必要时吸氧，呼吸停止者，即行人工呼吸或面罩-气囊通气。

4. 心肺复苏　密切监测生命体征，若呼吸、心搏骤停，动脉无搏动；急行胸外心脏按压。

5. 维持有效循环　迅速建立静脉通道，输液、输血、紧急止血；防止休克及病情进一步恶化。

6. 协助医生，紧急对症处理　对急性哮喘发作病人进行紧急解痉平喘，出血病人紧急止血，对创伤病人应协助医生进行止血、包扎、固定等。

7. 需转诊病人，在病情许可情况下尽早送医院治疗。

### 三、突发公共卫生事件的转运救护

由于现场救护工作往往受制于现场救护条件，经过现场分检及相关急救处理后，应尽快将病人安全转送至附近有条件的医疗机构进行诊治。能否快速安全转运伤者至医疗机构，是评价该地区急救系统完善与否的重要标志。

（一）转运方式

为能将病人迅速、安全送至就近有条件医疗机构就诊，我们往往需借助一些有效的转运方式。常见有监护型救护车转运、普通型救护车转运、医疗直升机转运等。

（二）院前转运

1. 概念及意义　院前转运通常指将病人由现场转送至医疗机构。它是连接现场急救和院内诊治的中间桥梁，同时也是院前急救的重要部分。故而缩短转运时间、提高转运质量，可降低病人的伤残率及死亡率。

2. 转送途中注意事项　主要包括：①根据运输工具种类及病人伤、病情安置合理体位；②转运前评估病情、转运路线及道路情况，尽量确保转运的安全性；③密切监测生命体征及病情变化，若转运途中出现窒息、大出血、呼吸骤停等紧急情况，应立即急救处理；④转运途中，应加强生命支持；如维持气道通畅、输液等；⑤转运途中做好相关医护文书记录，以便后期交接工作；⑥注意转运途中病人及家属的心理护理；⑦安全送达医疗机构时，还需做好病人的交接工作，如现场情况、途中变化、已采取的治疗措施等。

（三）院间转运

1. 概念　指将病人由基层医疗机构向上一级医疗机构转送的过程。

2. 转运原则　遵循优先级别实施院间转运的原则，要求转运全程保持通信畅通。

3. 转运安全评估　遵循每一步是否必要（necessary），治疗是否充分（enough），治疗是否有效（working），转运是否安全（secure）的原则，即 NEWS 原则。

4. 转运前评估　为确保转运的安全性，转运前我们必须对病人进行客观地评估；其主要内容包括：①检查气道，确定是否需要气管插管，确保气道通畅；②评估、记录生命体征；必要时安置鼻胃管；③检查所有插管或装置的位置及牢固性；④危重病人则在有监护的情况下转运；⑤及时记录病人意识、瞳孔变化情况及神经系统检查结果和 GCS 评分，适当给予镇静药；⑥及时告知病情，与家属签署知情同意书。

### 四、突发公共卫生事件修复期的健康管理

由于突发公共卫生事件具有突发性、不可预料性、危害严重性等特点，不仅给人们带来严重经济损失、人员伤亡，同时还给人们带来躯体、精神及心理上的伤害；甚至波及救助人员。因此，突发公共卫生事件发生后及时对相关人员进行医疗及心理救助十分必要，它能够帮助人们减轻躯体痛苦，消除心理阴影，恢复生活信心。

（一）给病人提供康复期的医疗护理

突发事件易导致人们躯体残障、精神障碍，灾后应及时提供相应的训练、治疗及护理，从

而帮助病人缓解躯体不适。对无人照顾的病人及交通不便者进行家庭访视。

（二）加强公共卫生管理

突发事件修复期，协助卫生防疫人员完成以下工作：①卫生宣教；②加强环境管理和改善卫生条件，如集中消毒灭菌，注意食物卫生等；③若疑为群体性传染疾病，则协助防疫人员找出传染源，监控事件动态、协助处理并及时对易感人群进行疫苗接种等。

（三）心理干预

1. 概念 指对处于心理危机下的个人进行有效的心理援助，帮助他尽快摆脱困境，适应状态，重新适应新的生活。

2. 心理干预工作者的组成 由经过专门训练的心理学家、社会工作者、精神科医生等专业人员及相关组织管理人员组成。

3. 心理干预的注意事项 首先心理干预工作者态度认真，为人真诚，只有这样才能取得病人信任，得到他们的配合，促使心理干预过程得以顺利实施；其次在心理干预过程中，讲究沟通技巧，如通过眼神交流、肢体动作表达理解和支持等；最后在心理干预过程中能够及时抓住受灾者的主要心理问题。

4. 不同人群的心理干预措施 灾后进行心理干预时，心理干预工作者应根据不同的帮助对象采取不同的干预措施，常见帮扶人群类别及心理干预措施见表5-4。

表5-4 常见帮扶人群类别及心理干预措施

| 人群类别 | 心理干预措施 |
| --- | --- |
| 幸存者 | 1. 营造一个有安全感的环境<br>2. 保持密切接触，建立良好沟通关系，耐心倾听他们的讲述，鼓励他们宣泄痛苦并给予积极的暗示<br>3. 帮助他们理性分析、判断事件性质及后果，及时纠正错误及不合理的认知，帮助积极应对<br>4. 帮助解决生活实际问题，如提供食品、治疗等，直至他们树立起重新面对生活的勇气及信心 |
| 罹难者家属 | 1. 第一阶段：给予生活、生理上的照顾，要体现个性化、细节化<br>2. 第二阶段：居丧者复活期。此期多表现为悲伤、愤怒或自责。救助者应多倾听并及时引导居丧者及时宣泄负性情绪，帮助幸存者及遇难者家属认识、面对、接受已发生的事实<br>3. 第三阶段：灾难真相显露期，应帮助其宣泄悲伤的情感，保持家属间信息通畅，促使家属间互助，利于负性情绪的宣泄。并鼓励进食，避免因身体不适加重悲伤 |
| 救援人员 | 1. 任务前阶段：制订严密的应对计划，明确任务、减轻焦虑、建立救助团队自信心<br>2. 执行任务阶段：合理安排工作岗位及工作时间（最长不超过12小时），保证救护工作人员之间及救护工作人员与家人之间的交流；利用各种技术帮助救援人员减轻心理压力，必要时还可安排减压、分享报告、危机干预等心理干预方法<br>3. 任务结束后阶段：安排休息放松，对需要帮助者则进行适当心理干预，预防发生PTSD |
| 一般公众 | 1. 提供准确、权威的信息，让公众及时了解实情、阻断谣言带给人们不必要的恐慌，便于快速稳定公众情绪<br>2. 加强有关灾害相关知识教育，普及相关精神卫生知识，教会人们应如何正确应对灾害的方法。必要时可开通心理咨询热线以提供帮助 |

**慧心笔录**

　　公共卫生突发事件具有突发性、危险性、紧迫性、不确定性的特点,事发现场常面临各种意想不到的情况,受灾人群不仅面临躯体的损伤,同时还可能有心理创伤;这不仅要求参与救助的医疗人员接到求救报警电话后能够迅速到达现场、快速现场急救处理、及时安全转运及院内进一步合理治疗;同时救助人员自身也必须具备很强的应急能力,良好的心理素质、丰富的多学科知识及高超的急救技术水平。因此,作为一名医疗救助人员平时应加强多学科理论知识学习与技能学习,加强对急救的培训和进修。只有这样,在关键时刻,才能发挥出更大、更有效的作用。

（王　芳）

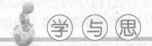

学 与 思

　　1. 2015 年 12 月,广东省深圳市某工业园区发生山体滑坡,造成不少建筑物被掩埋或不同程度受损,几十人失去联系和死亡,大多幸存者出现恐慌和失去亲人的悲伤,该社区卫生服务中心护士小赵被派去现场参与救护。请问:

　　(1)护士小赵到现场后如何快速对伤员进行预检分诊归类?

　　(2)现场救治应遵循哪些原则?

　　(3)幸存者是否需要心理干预? 如有必要,则又该如何进行心理干预?

　　2. 2016 年 3 月,福建某公司对其员工进行职业培训活动,期间某日下午 5 点多,该公司员工统一在某酒店中餐部就餐,当晚 2 名员工出现腹部不适的症状,随后发现多名员工相继出现呕吐、腹泻、腹痛、发热等症状。随即组织人员将病人送至医院救治。请问:

　　(1)转运原则有哪些?

　　(2)转运过程中需注意哪些?

# 第六章　老年护理概述

🙐 学习目标 🙐

1. 了解中外老年护理的现状及发展、人的寿命、老年人的年龄划分标准。
2. 熟悉老化和人口老龄化概念、老化特点、健康老龄化。
3. 掌握老年护理概念、目标、原则、职业道德。

　　老年是人类生命的重要阶段,老年人是我们社会中的一个重要群体,老年生活是人生旅程中的必经一站。WHO在1982年就把"老年人健康"作为该年世界卫生日的主题。在我国人口老龄化形势严峻的今天,重视老年问题的研究,提高老年人的生活质量,为老年人提供专业、标准、普及且优质的护理服务,已成为护理人员的重要任务。

## 第一节　老化与人口老龄化

### 一、老化概念及特点

　　随着年龄的增长,由成熟走向老化(aging)是人生内在的生命过程和生物的自然规律。老化包括个体老化和群体老化。个体老化是指人体自出生到成熟期后,随着年龄增长,在形态、功能和代谢上产生进行性的衰退性变化,是机体对内外环境适应能力减退的一种表现。群体老化又称人口老龄化。老化是所有生物种类在生命延续过程中的一种生命现象,是一种客观规律。老化具有以下基本特点:

　　1. 普遍性　几乎所有的生物都有老化过程,而且,同一物种的老化进程大致相同。老化是同种生物在大致相同的时间范围内均可表现出来的现象。

　　2. 内在性　老化源于生物本身固有的特性(如遗传),同一物种所表现出来的老化征象相同,不是环境造成的,但受环境的影响。

　　3. 渐进性　老化是一个持续渐进的演变过程,往往在不知不觉中出现。环境因素能影响老化进程,如加速老化或延缓老化,但不能阻止老化。

　　4. 累积性　老化是在岁月变迁中,一些机体结构和功能上的微小变化长期积累的结果,一旦表现出来则不可逆转。

　　5. 危害性　老化过程是机体结构和功能衰退的过程,会导致机体适应环境的能力下降,容易感染疾病,最终导致死亡。

　　由此可见,老化是机体从生长成熟后才开始或逐渐加速,是不可预计和不可避免的过程。整个生命历程中,机体会越来越丧失功能,感染疾病,最终死亡。

## 二、人的寿命与老年人的年龄划分标准

### (一) 人的寿命

寿命是指生物的生命活动存在于自然界全过程的时间概念。人类寿命以年龄表示。目前,衡量人类寿命的指标有三个:即平均预期寿命、最高寿命、健康期望寿命。

1. 平均期望寿命　是指通过回顾性死因统计和其他统计学方法,计算出特定人群能生存的平均年数,简称平均寿命或预期寿命。平均寿命和死亡率是同一件事情的两个相反方面,死亡率降低,平均寿命便提高,所以平均寿命是一个综合反映人口死亡率水平的指标,可以概括地反映该国家或地区人群寿命的长短。平均寿命表示生命长度,是以死亡作为终点。

2. 最高寿命　指在没有外因干扰的前提下,从遗传角度而言人类可能生存的最高年龄。推测人的最高寿命有多种方法,如按性成熟期(14～15 岁)的 8～10 倍,生长期(20～25 年)的 5～7 倍,细胞分裂次数(40～60 次)的 2.4 倍等方法推算,人的最高寿命应该是 110～175 岁。

虽然人的最高寿命可以超过百岁,但也并非可以无限延长。受到疾病和生存环境的影响,目前人类寿命与最高寿命的差距仍然较大,随着科学的发展,人类的平均寿命将逐渐接近或达到最高寿命。

3. 健康期望寿命　指除去残障后所得到的人类生存曲线,即个人在良好状态下的平均生存年数,是老年人能够维持良好日常生活功能的年限。健康期望寿命是卫生领域评估居民健康状况的指标之一,体现了生命质量。健康期望寿命的终点是日常生活自理能力的丧失,即进入寿终前的依赖期。因此,平均寿命是健康寿命和寿终前依赖期的总和。健康期望寿命约占平均期望寿命的 80%～90%。2010 年联合国开发署公布的中国健康期望寿命为 66 岁,比美国、英国、法国、德国等发达国家少了 10 年。说明我国在平均预期寿命提高的同时,人口健康状况不容乐观。

### (二) 老年人的年龄划分标准

WHO 对老年人年龄的划分有两个标准:发达国家将 65 岁以上的人群定义为老年人,发展中国家则将 60 岁以上的人群定义为老年人。并将老年人的年龄界限又划分为以下标准:

1. 年轻老人　60～74 岁的人群。
2. 老年人　75～89 岁的人群。
3. 长寿老年人　90 岁以上的人群。

 **知识链接**

### 人类年龄的其他划分标准

1. 自然年龄　又称日历年龄,是指个体离开母体后在世界上生存的时间,活一年为一岁。

2. 生理年龄　指以个体细胞、组织、器官、系统的生理状态、生理功能以及反映这些状态和功能的生理、生化指标确定的个体年龄。

3. 心理年龄 是根据个体心理活动程度来确定的个体年龄。心理年龄是以心理过程(如思维、记忆、想象、情感等)和个性为主要测量内容。

4. 社会年龄 是根据一个人在与他人交往中的角色作用来确定个体年龄。一个人的社会经验越丰富,思维越深刻,办事越老练,社会年龄就越成熟。

## 三、人口老龄化

人口老龄化(aging of population)又称群体老化,是指在社会人口的年龄结构中,60 岁或 65 岁以上者所占比重不断上升的发展趋势。影响人口年龄结构变化的两个因素是出生率与死亡率。人口老龄化是人类生命科学的一种发展和进步,意味着出生率和死亡率下降、平均寿命延长。

根据 1956 年联合国《人口老龄化及其社会经济后果》确定的划分标准,当一个国家或地区 65 岁及以上老年人口数量占总人口比例超过 7% 时,则意味着这个国家或地区进入老龄化。1982 年维也纳老龄问题世界大会中,确定 60 岁及以上老年人口占总人口比例超过 10% ,意味着这个国家或地区进入老龄化。21 世纪是人口老龄化时代,人口老龄化和老年问题已成为联合国和世界各国共同关注的社会热点问题。它不但为人类寿命的延长提供了证据,也对社会政策、卫生保健服务尤其是老年护理提出了挑战。

### (一) 人口老龄化现状

人口老龄化是人口转变的必然结果,是人类社会进步的体现,只有当社会生产力发展达到一定水平后才会出现人口相对老化。在 20 世纪以前,法国、挪威等国家人口已进入老龄化,20 世纪 80 年代几乎所有发达国家的人口都进入了老龄化。我国在 2000 年迈入了老龄化国家行列,目前已进入人口老龄化的快速发展期。

人口老龄化已成为当今世界一个突出的社会问题。为引起国际社会对人口老龄化问题的重视,1990 年 12 月 14 日,联合国大会通过决议,决定从 1991 年开始,每年的 10 月 1 日为"国际老年人日"。人口老龄化对人类生活的所有方面都有深刻的影响。在经济领域,人口老龄化影响着经济增长、储蓄、消费与投资、劳动力市场、税收及代际间的资源配置。在社会层面,人口老龄化影响着保健和医疗、家庭构成、生活安排、住房与人口流动等。

1. 世界人口老龄化的现状 1851 年,法国 60 岁及以上人口比重达到 10.1% ,成为世界上第一个老龄化国家。此后,瑞典、挪威、英国等一批欧洲国家步入老龄化。20 世纪 70 年代以后,老龄化逐渐向亚洲和美洲地区扩散,目前已经成为全球现象。进入 21 世纪,全球老龄化速度加快。2015 年 9 月 9 日,在全球老龄工作领域有着重要影响的国际性非政府组织——国际助老会发布了名为《2015 全球老龄事业观察指数》的报告。报告指出,全球 60 岁及以上人口约 9.01 亿,占世界人口 12.3% 。到 2030 年这一比例将达到 16.5%。全球范围内,60 岁以上的人口数如今已超过 5 岁以下儿童的人口数,到 2050 年,60 岁以上的人口数将超过 15 岁以下的人口数。

另据联合国人口报告显示,在老龄人口比例没有显著差异的情况下,人口大国即老龄人口大国,因此中国、印度、美国是老龄人口最多的国家。不超过 30 年,全世界四分之三的老年人将生活在发展中国家。此外,不管城市化的步伐有多快,发展中国家的绝大多数老人仍将生活在农村。值得注意的是:目前全球移民在数量稳步上升的同时,显现出从欠发达地区向发达地区的单向流动性和移民人群年轻化的特征。发达地区的人口老龄化趋势将因移民而得到缓解。

据联合国经社部发布的 2015 年世界人口展望报告(修订版),预计世界总人口将在 2030 年达到 85 亿,在 2050 年增加到 97 亿,在 2100 年增长到 112 亿。报告称,截至 2015 年年中,全球人口总量已达 73 亿,即在过去 12 年中增加了约十亿人口。目前,中国和印度的人口数分别占世界总量的 19% 和 18%。联合国预计,到 2022 年,印度将超过中国成为世界人口第一大国,而到 2050 年,尼日利亚将取代美国成为世界人口第三大国。报告还预计,到 2050 年全球将有六个国家人口超过 3 亿,分别是印度、中国、美国、尼日利亚、巴基斯坦和印尼。同时,在 2015 年至 2050 年期间,非洲的人口增长比率最高,将占全球人口增长数一半以上,其中有 28 个国家人口将翻一番。与此同时,人口老龄化问题也日益严重。欧洲 60 岁以上人口在 2050 年将占其人口总量的 34%,而在拉美、加勒比和亚洲,60 岁以上人口也会从目前的 11% 至 12% 增长到 25% 以上。人口增长集中在最贫困的国家将带来一系列挑战,使消除贫困和不平等、抗击饥饿和营养不良、扩大教育和卫生体系等工作更加艰难。

2. 我国人口老龄化的现状　总体上表现为总量大、速度快、不平衡、基础弱四大特点。

(1)绝对数量大:截至 2015 年年底,我国 60 岁以上的老年人已达 2.22 亿,占总人口的比例达到 16.1%,65 岁以上的老年人近 1.44 亿,占总人口比重达到 10.5%,我国老年人绝对值数量居世界首位,这样庞大的老年人口已成世界之最。高龄、独居空巢、失能半失能等弱势老年人快速增加,养老服务需求巨大。据调查,生活在独居、空巢家庭中的老人高达 6200 万,部分大城市老年人空巢率高达 70%。高龄人口以每年 5.4% 的速度增长,80 岁以上的高龄老人以每年 5% 的速度递增,导致养老服务需求巨大。

(2)发展速度快:在西方发达国家,从青年型过渡到老年型国家经历了 50~100 年的时间,其人口老龄化是一个平缓的过程。我国受多种因素影响,人口老龄化速度大为加快。据预测,到 2025 年前后,我国 60 岁及以上老年人口占总人口的比例将超过 20%,65 岁及以上老年人口比例将达到 14% 左右,进入到深度老龄化社会。即从 2000 年进入老龄化社会算起,中国仅用 25 年左右的时间就走完了西方发达国家上百年的人口老龄化路程。如此快速的老龄化,使得政府和社会的相关能力建设缓冲时间大为减少,从而极大地增加了应对难度。

(3)未富先老:发达国家是先富后老,进入老龄化社会时,人均国内生产总值一般都在 5000~10000 美元或更高水平,有相当的经济实力来满足老龄化的各种需求。而我国在 2000 年进入老龄化社会时,人均国内生产总值刚刚超过 1000 美元,应对能力受到制约。应对老龄化的能力与财力密切相关,既需要政府大量的财政投入,更与老人的收入水平和消费能力紧密相关。未富先老的国情,使我国面临养老保障和医疗保障水平不高、养老服务投入不足、老人自身支付能力不强进而影响养老服务发展等难题。

(4)地区发展不平衡性:我国老龄化程度不均衡,表现为城市快于农村,沿海快于内地,经济发达地区快于欠发达地区,形成各个地区老龄化进程不同步,在全国总体进入老龄化时,还存在着青年型、成年型和老年型三类不同地区。城乡发展的不平衡,使农村养老问题十分突出。由于农村年轻人大量流向城市,使得农村常住人口的老龄化程度高于城市。加上农村老人缺乏稳定的收入来源,老年贫困问题更为突出。

(5)家庭规模小型化:居家养老是目前我国绝大多数老年人首选的养老方式。受计划生育政策、家庭意识变化等多种因素的影响,我国家庭规模日趋小型化,"四二一"结构家庭日益普遍,使家庭养老功能弱化。根据人口普查数据显示,我国户均人数由1982年的4.41人下降至2010年的3.10人。家庭规模小型化导致原本的代际支持、家庭养老功能不断弱化。

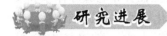 研究进展

### 中国老年人口内部变化趋势

我国第一部老龄产业发展报告,也是我国第一部老龄产业蓝皮书指出,从2013年到2050年间,中国老年人口内部将发生重要变化。

1. 空巢老年人口现象日益普遍  目前,中国空巢老年人口占老年总人口的一半。未来,空巢老年人口比例预计将突破70%。

2. 无子女老年人数量庞大  随着失独老年人的增多、丁克家庭以及单身贵族进入老年期,无子女老人将越来越多,预计到2050年,临终无子女老年人将增加到7900万。

3. 失能老年人口大幅增长  未来中国失能老年人口将从2013年年底的3750万,增长到2050年的9700万,到人口老龄化的高峰年即2053年,失能老年人口总量将超过1亿。

4. 老年人口医疗卫生消费总量巨大  老年人人均医疗费用是国民平均医疗费用的2~3倍。未来40年,中国老年人慢性病病人病例将从目前1.1亿例,增长到2050年的3亿例,就诊人次将由当前13.5亿人次,增长到2050年的36.8亿人次,老年人口的医疗卫生消费占GDP的比重,将在2050年达到5%以上。

5. 老年人口健康水平堪忧  目前,城乡老年人口中健康存在问题、健康状况一般的和健康良好的分别占老年总人口的27%、56%和17%。在平均约19年的余寿中,健康余寿只有9年左右,其余10年基本上是带病或失能状态。

6. 老年人口高龄化日趋严峻  80岁及以上高龄老年人口在2013年为2300万。预计到2020年,我国老年人口数量将达到2.6亿。同时,高龄老年人口将以年均100万的速度快速增加,失能和半失能老年人口将在2020年突破4600万,到2050年将增加到1.08亿,2054年达到峰值1.18亿。

7. 老年人口城乡分布将发生重要变化  未来城市老年人口一直增长,而农村老年人口先增后减。到2050年,农村老年人仍然接近全国老年总人口的30%。

8. 老年人口性别结构将逐步失衡  2010年,男女两性老年人口大体相当,到2050年,女性老年人口比男性老年人口多出3000万。

9. 老年人口子女越来越少  截至2010年,中国城乡老年人口平均有3.2个子女。但到2020~2030年间,全国老年人口平均子女数将下降到2个以下,城镇老年人口的平均子女数不到1个。

——来自中国老龄科学研究中心《中国老龄产业发展报告(2014)》,社会科学文献出版社。

(二)人口老龄化的对策

人口老龄化是当前与今后很长一个时期我国社会的一个重要特征,能否有效加以应对已经成为关系我国未来发展的一个重大问题。党和国家一直高度重视老龄工作,确定了老龄工作的目标是"老有所养,老有所医,老有所教,老有所学,老有所为,老有所乐"。2000年

8月，《中共中央、国务院关于加强老龄工作的决定》对做好老龄工作作出了全面部署。近年来，国家加大对养老服务政策的扶持力度，在财力、物力和人力方面加大投入，以支持和促进养老事业发展。党的十八大报告明确提出，积极应对人口老龄化，大力发展老龄服务事业和产业。党的十八届三中全会提出要"积极应对人口老龄化，加快建立社会养老服务体系和发展老年服务产业"。"十三五"规划纲要强调，开展应对人口老龄化行动，加强顶层设计，构建以人口战略、生育政策、就业制度、养老服务、社保体系、健康保障、人才培养、环境支持、社会参与等为支撑的人口老龄化应对体系。

2013年9月，国务院出台"关于加快发展养老服务业的若干意见"（国发〔2013〕35号），提出的发展目标是：到2020年，全面建成以居家为基础、社区为依托、机构为支撑，功能完善、规模适度、覆盖城乡的养老服务体系。养老服务产品更加丰富，市场机制不断完善，养老服务业持续健康发展。2014年6月，教育部等九部门出台"关于加快推进养老服务业人才培养的意见"（教职成〔2014〕5号），提出的工作目标是：到2020年，基本建立以职业教育为主体，应用型本科和研究生教育层次相互衔接，学历教育和职业培训并重的养老服务人才培养培训体系。培养一支数量充足、结构合理、质量较好的养老服务人才队伍，以适应和满足我国养老服务业发展需求。2014年9月，我国发布首部老龄产业发展蓝皮书《中国老龄产业发展报告（2014）》，深入分析了目前中国老龄产业发展的整体状况，为政府制定老龄产业政策提供理论依据，引领国内老龄产业发展方向，动员全社会共同参与、推动老龄产业科学发展。这一系列政策出台，对推动我国养老事业健康、持续发展具有重要意义。

（三）健康老龄化

1. 健康老化　健康老化（health aging）是指进入老年后在躯体、社会、经济、心理和智力五个功能方面，能较长时期地保持良好状态，使各种功能障碍在生命的晚期出现，能较长时期参与有意义的社会活动。即老年人在能达到身心健康、生活自理并能参与社会活动、延长寿命的同时，尽可能地缩短需要他人扶持的时间。

健康老化的概念是在1987年5月召开世界卫生大会时开始使用的，当时把人口老龄化的研究项目纳入WTO的《全球保健纲要》。并把躯体、社会、经济、心理和智力等决定健康老龄化的因素列为该项目的主要研究课题。

要实现健康老化，首先要做好预防工作，从中年、甚至更年轻时就抓好病因预防，如合理饮食、适量运动、心态平衡、戒烟、限酒等，预防发生高血压、冠心病和糖尿病等慢性疾病，其次，对已发生的疾病进行早治疗，避免发展为残障，积极开展康复医疗，使病伤老人能达到"病而不残，残而不废"。

2. 健康老龄化　健康老龄化（health aging of population）是指社会或一个地区进入老年型社会后，老年人口中的健康老人所占比例大幅度上升，病残和生活不能自理的比重下降，老年人的健康寿命延长，参与社会活动增多，老年人力资源得以开发利用，从而使一般社会老龄化对社会的不利影响得以缓解。

欧洲地区1992年提出了健康老龄化6项标准：①欧洲地区2000年期望寿命至少要达到75岁，任何一个国家都必须最低达到70岁；②女性与男性的期望寿命差要缩短25%；③65岁及以上老年人中能够独立生活的人数增多，提高其生活质量；④老年人积极参与社区活动的人数增多；⑤改善老年人生活方式和生存环境，延长健康老化期；⑥为不能独立生活的老年人提供适当服务和供养。

3. 积极老龄化　WHO把积极老龄化（active aging）界定为"参与"、"健康"、"保障"。其基本内容是通过各种方式为老年人参与社会创造条件,使老年人能更好地适应老龄化社会的发展变化。积极老龄化包括三个方面:①老年人应具有自立自强、自强不息、帮扶儿女、奉献社会的特点;②老年人要老有所为、老有所乐、老有所用、老有所成;③老年人要把老年作为人生新的转折和开始;要成为未来发展的参与者和社会发展的受益者。《2002 国际老龄问题行动计划》认为"老年人的潜力是未来发展强有力的基础。社会依靠老年人的技能、经验和智慧,不但能首先改善他们自己的条件,而且还积极参与全社会条件的改善。""老年人仍是家庭、社区和发展经济的资源。"因此,要努力提高老年人晚年的生活质量,积极开发老年人资源,实行积极老龄化。从倡导健康老龄化到提倡积极老龄化是人类老龄观的重大变革,积极老龄化是通向健康老龄化、幸福老龄化、尊严老龄化、成功老龄化的必由之路。只有这样,人类才不会随着人口老龄化和高龄化而衰老,人类的未来就会是"不衰之老"。

# 第二节　老年护理概述

老年护理是一门专业学科,与老年学、老年医学关系密切,是一门跨学科、多领域且具有其独特性的综合性学科。老年学是研究人类老化及其所引起的一系列经济和社会等以老年有关问题的综合性学科,主要包括老年生物学、老年医学、老年社会学、老年心理学、老年护理学等多种学科。老年医学是研究人类衰老的机制、人体老年性变化规律、老年人卫生保健和老年疾病防治特点的学科。老年医学既是医学的一个分支,也是老年学的主要组成部分,包括老年基础医学、老年临床医学、老年康复医学、老年预防保健医学、老龄化社会医学等内容。

护理人员要认识到老年人既是生理性衰老也往往是疾病的温床,由于老化,机体各器官系统的功能日趋低下,常导致许多疾病的发生,因此,护理人员必须掌握老年护理的相关知识和技能。

## 一、老年护理的概念、目标与原则

### (一)老年护理的概念

老年护理是以老年人为研究对象,研究老年期的身心健康和疾病护理特点与预防保健的学科,也是研究、诊断和处理老年人对自身存在或潜在的健康问题反应的学科。老年护理是护理学的重要组成部分,是服务于老年人的实用科学,旨在关注老年人生理与心理的需要,最大限度地发挥他们的能力,从而促进、维持和恢复他们的身心健康,改善或提高他们的生活质量,使他们舒适地度过人生的最后阶段。

### (二)老年护理的目标

随着年龄增加,老年人的身心功能会逐渐走向衰退,面临多种老年期变化和慢性疾病折磨,老年护理的最终目标是提高其生活质量,保持最佳功能。

1. 增强老人自理能力　面对老年人的虚弱和需求,家属和医护人员常常会忽视老年人自身的潜能,老年人自己也多以被动形式生活在依赖、无价值、丧失权利的感受中,自我照顾意识淡化,久而久之将会完全丧失生活自理能力。因此,在照顾老人的过程中,护理人员要善于发挥老人自身残存的功能和自理能力,以健康教育为手段,采取各种措施,尽量维持老年人自理能力,并努力提高其自理能力,避免过分依赖他人,从而增强老年人对生活的信心,保持老年人自尊。

2. 延缓衰老及恶化 广泛开展健康教育,提高老年人自我保健意识,改变不良的生活方式和行为,延缓衰老。通过三级预防策略,对老年人进行管理,避免和减少危害健康的因素,早发现、早诊断、早治疗、积极康复,及时对疾病进行干预,防止病情恶化,预防并发症,防止伤残。

3. 提高生活质量 护理的目标不仅是使疾病转归和寿命延长,还应促进老年人在生理、心理和社会适应方面的完美状态,提高生活质量,体现生命意义和价值。使老年人在健康基础上长寿,做到年高不老,寿高不衰,而不是单纯满足老人长寿的愿望,让老年人抱病余生。

4. 安享生命晚年 护理人员应从生理、心理和社会全方位为老人服务。对其进行综合评估分析,识别、预测并满足其需求,使老人能够无痛、舒适地度过生命的最后时光。对待临终老人,不再做无效的治疗和延长死亡的"抢救",生命终末阶段多陪伴照料,让老人走得平静,给家属以安慰,让其感受到医务人员对老年病人的关心和体贴。

知识链接

### 养老护理员的工作内容

1. 提供生活照料,满足老年人的基本生活需求。
2. 提供基础护理,减轻老年人身体痛苦。
3. 提供康复护理,提高老年人生命质量。
4. 提供心理护理,给老年人和家属以心理支持。
5. 提供临终关怀服务,维护老年人生命尊严。

**(三)老年护理的原则**

老年护理工作有其特殊规律和专业的要求,为了实现护理目标,在护理实践中应遵循相关的护理原则,具体如下。

1. 早期预防 衰老起于何时,尚无定论。由于一些老年病如动脉粥样硬化、高血压、糖尿病、骨质疏松症等一般均起病于中青年时期,因此,一级预防应从中青年时期就开始入手,进入老年期要更加重视。关注和了解老年人常见病的病因、危险因素和保护因素,采取有效的预防措施,防止老年疾病的发生和发展。对于患有慢性病和残疾老人,宜尽早实施康复医疗和护理。

2. 满足需要 人的需要满足程度与健康成正比。护理人员应当增强对老化过程的认识,将正常及病态老化过程、老年人心理社会特性与一般的护理知识相结合,及时发现老年人现存和潜在的健康问题和各种需求,提供满足老年人各种需要的照顾服务,使老人的身心保持在健康状态。

3. 注重整体 老年护理的对象不仅是老年病人,还应该包括健康老人、老人家庭成员。因此老年护理必须兼顾到医院、社区和家庭里的老年人群,护理工作不仅仅是在病房,也应包括社区和家庭。开展针对老年人的居家护理和社区护理更有其重要性。老年病人,在年老体衰的情况下,既要承受疾病带来的身心痛苦,又要适应陌生环境和陌生医护人员,面对各种检查和治疗,心理上承受着极大的压力,加上老年病人往往有多种疾病共存,疾病之间互相交错和影响,其身心更加痛苦,因此,护理人员应该树立整体护理的理念,研究多种因素对老年人健康的影响,提供多层次、全方位的护理照顾。要求护理人员一方面对病人全面负责,在护理工作中注重病人身心健康的统一,解决病人的整体健康问题;另一方面要求临床护理、护理管理、护理制度、护理科研和护理教育各个环节有机协调,共同保证老年护理水平的整体提高。

4. 因人施护　衰老是全身性、多方面、复杂的退化过程,老化程度因人而异;影响衰老和健康的因素也错综复杂,特别是出现病理性改变后,老年病人个体差异很大,加上病人病情、性别、家庭、文化背景和经济条件等情况各有不同,其对疾病的反应也千差万别,因此,要注意因人施护,针对每位老年病人的情况和特点,提供个性化的有效护理。

5. 连续照护　随着年龄增长和衰老的进展,加上老年疾病病程长,并发症和后遗症多,多数老年病人的生活自理能力下降,有些甚至出现严重的生理功能障碍,对护理照顾有较大的依赖性,因此,老年人往往需要连续性照顾,如医院外的预防性照顾、家庭护理、精神护理等。这种长期照护是必要的,对各年龄段健康老人、患病老人均应做好细致、耐心、持之以恒地照护,减轻老年人因疾病和残疾所遭受的痛苦,缩短临终依赖期,在其生命最后阶段更应提供系统地照护以及心理与社会支持。

## 二、中外老年护理的发展

由于人口老龄化已成为当今社会一个新问题,已引起世界各国政府的关心和重视,因此,老年学及老年医学也随之蓬勃发展起来,与老年医学相适应的老年护理已成为的护理学分支而逐渐发展起来。其发展过程大致经历了四个时期:①理论前期(1900～1955年),此阶段,没有形成专门的护理理论作为执行老年护理业务活动的基础;②理论基础初期(1955～1965年),老年护理的理论开始形成与发展,出版了第一本老年护理教材,开始推行老人医疗保险福利制度;③推行老人医疗保险福利制度后期(1965～1985年),老年护理的专业活动与社会活动相结合;④全面发展和完善的时期(1985年至今),形成了比较完善的老年护理学理论,并用于指导护理实践。

### (一) 国外老年护理的发展

世界各国老年护理发展状况各有特点,这与人口老龄化程度、国家经济水平、护理教育发展等因素有关。1870年荷兰成立了第一支家居护理组织,以后家居护理在荷兰各地相继建立起来;德国的老年护理始于18世纪;英国1859年开始地段访问护理,19世纪末创建教区护理和家庭护理;日本1963年成立了老人养护院,2000年颁布实施"老年介护保险法",并成立了全国介护协会,设立了介护专业,有国家统一的介护专业执业资格考试,为各类养老机构培养专业照顾人才。老年护理作为一门学科最早出现于美国,1900年老年护理作为一个独立的专业在美国被确定下来,至20世纪60年代,美国已经形成了较为成熟的老年护理专业,1961年美国护理协会设立老年护理专科小组,1966年改为"老年病护理分会",确立了老年护理专科委员会,1970年正式公布老年病护理职业标准,1975年开始颁发老年护理专科证书,同年《老年护理杂志》诞生,"老年病护理分会"更名为"老年护理分会",服务范围也由老年病人扩大至老年人群。1976年美国护理学会提出发展老年护理学,关注老年人对现存和潜在健康问题的反应,从护理的角度和范畴实施健康服务。至此,老年护理开始进入专业化的发展历程。美国老年护理模式有社区诊所、附属医院、健康维持教育机构和社区护理中心等,政府提倡集体照顾生活型即老年公寓型模式,政府建立或改建了一些公共设施,如老人院、老人收容所、老人护理之家等机构,为老年人生活、医疗、护理提供服务。美国老年护理发展对世界各国老年护理发展起到了积极推动作用。

 **知识链接**

日本"介护"简介

1. 介护概念 "介护"一词源于日本,是以老龄和身体障碍引起日常生活、运动有困难的个人为对象,以专业化援助为基础,确保精神上、身体上、社会上能够健康生活、成长和发育,达到对生活自立目标的满意为目的的活动。

2. 介护对象 主要是针对生活不能自理的弱势人群,包括不能完全独立生活的老年人、儿童和残障者。

3. 介护目标 帮助被介护者照料日常生活和身边琐事,提高被介护者的生活质量,最大限度地实现人生价值。实现介护的目标,可通过自助、共助、公助三个途径得到实现。

(1)自助:是指老年人通过自己的努力来维持正常的日常生活和社会活动。

(2)共助:是指由家庭成员或邻里为老年人提供照顾,辅以社区医疗保健的专业团队给予指导,确保其生活质量。

(3)公助:是指由政府统筹兼顾、寻求社会力量、为老年人提供系统的支援和照顾。

4. 介护理念 ①尊重人的尊严和基本人权;②支援自立生活;③援助自我实现;④实现正常人的生活。

5. 介护士 日本《社会福利士和介护福利士法》的定义是:掌握专门知识和技术,帮助因身体和精神障碍而难以正常起居者入浴、进食、排泄等,并对照顾人员和被照顾者进行相关专业指导的专业人员。

（二）我国老年护理的发展

我国老年护理在 20 世纪 70 年代末开始缓慢发展。20 世纪 80 年代以来,我国政府对老龄事业十分重视,在政策指引、机构发展、人力配备、国内外交流、人才培养等方面,国务院各部委及各级政府都给予极大地关心和支持,1982 年中国老龄问题全国委员会在北京成立。负责对中国老龄问题进行调查研究,综合规划,组织协调,督促检查,并参加有关老龄问题的国际性和地区性专题会议,开展多边或双边技术援助、技术合作。此外,还开展老年医学、老年心理学、老年社会学的研究,研究如何继续发挥老年人的知识、技能的作用,搞好老年人医疗保健事业,并在社会上广泛开展尊老敬老活动。建立了老年学和老年医学研究机构,促进了我国老年学的发展,老年护理也随之得到了发展。20 世纪 90 年代,随着我国人口老龄化的发展,我国老年护理教育也迅速发展,《老年护理学》陆续被全国多所护理高等院校列为必修课,各种关于老年护理的论著陆续发布在杂志上,有关老年护理的研究开始起步;2000 年,部分院校开始和国外联合开展老年护理专科护士的培训工作,目前,全国高等医药院校研究生、本科及中高职护理教育中均有开设老年护理研究方向或老年护理专业方向班,培养老年护理研究型人才和应用型人才。

我国老年护理体系的雏形是医院老年人护理，如综合性医院设老年病科，主要以系统划分病区，按专科管理病人。20 世纪 80 年代中期在一些大城市设立老年病专科医院与老年病门诊，根据病情的不同阶段进行有针对性地护理。1984 年起，北京、上海、广州等城市相继成立了老年病医院，沿海城市的一些街道还成立了老年护理中心，对管辖区域内的高龄病残、孤寡老年人提供上门医疗服务，建立家庭病床，送医上门。对重病老年人建立档案，定期巡回医疗护理，实行双向转诊制度，老年人可优先入院并接受相应的治疗、护理和临终关怀服务。

近年来，老年专科护理书籍陆续出版，如《老年骨科护理学》、《老年中医护理学》、《老年护理学》等。随着我国老龄化问题日益严重，老年护理遇到了前所未有的挑战，我国老年护理的发展还远不能满足社会需求，老年护理教育还比较滞后，老年护理研究进展缓慢，在中国还没有老年护理资格证书考试，老年护理专业人员数量严重不足、质量不高。老年护理的发展应及时适应新时期的变化，重视老年护理教育和老年护理专业人员培训，借鉴国外先进的老年护理经验，构建具有中国特色的老年护理理论与实践体系，不断推进我国老年护理事业的发展。

当前，我国已进入人口老龄化的快速发展期，老龄产业发展也遇到难得的契机。十八大提出积极应对人口老龄化、大力发展老龄服务事业和产业的要求，把老龄产业提升到与老龄事业并重的新高度。国务院及国务院相关部委和地方政府密集出台一系列促进老龄产业发展的规划政策法规，老龄产业政策环境进一步优化。据预测，2014～2050 年间，中国老年人口的消费潜力将从 4 万亿左右增长到 106 万亿左右，占 GDP 的比例将从 8% 左右增长到 33% 左右，老龄产业将逐渐进入到快速发展阶段。以养老服务、健康服务为主的老龄服务业具有形成产业集群的突出特点和优势，是老龄产业发展的优先领域，发展潜力巨大。"医养护"模式赢得市场青睐；专业连锁化机构发展迅速；智能信息化服务方兴未艾；服务培训市场应运而生；养护、医疗、康复护理服务发展迅猛。未来，以医疗康复、长期护理、健康管理为主的养老和健康服务将成为重中之重，老龄服务产业链和产业集群的形成将推动其他板块共同发展，进而促进老龄产业的整体发展。

### 三、老年护理的职业道德

老年群体是一个庞大的弱势集体，由于生理、心理、社会的特殊性，他们处于可能发生不良后果的较大危险之中，因此，老年护理是一种更具社会意义和人道主义精神的工作，对护理人员的道德修养提出了更高的要求。

1. 尊老敬老，以人为本　中华民族历来有尊老、爱老和养老的传统美德，关爱老人，不仅是一种美德，更是一种义务与责任。老吾老以及人之老，幼吾幼以及人之幼。老年人一生操劳，对社会作出了很大贡献，理应受到社会的尊重和敬爱，护理人员必须为他们争取各种利益和法律权利，在工作中要处处为老年人着想，在实际行动中体现以老年人为本的理念，从老年人的根本利益出发，满足老年人的合理需要，切实保障老年人的权益，让老年人体会到全社会对他们的尊敬和关怀，让社会发展的成果惠及全体老年人。老年人尤其是高龄老人有着特殊的需求，尤其是对日常生活照料、精神安慰和医疗保健三个基本方面的服务需求更加迫切，护理人员不管是在医院还是在社区、家庭，都应将尊老、爱老、敬老、助老的工作落到实处，为老年人分忧解难，扶病解困。

2. 服务第一，爱岗敬业　服务第一就是要把为集体、为老人工作放在首位。想老年人之所想，急老年人之所急，全心全意为老年人提供服务。护理人员要注意老年人病情和心理的变化，坚持爱心、细心、诚心、耐心的原则，设身处地体谅老年病人的痛苦、看病艰难和治疗麻烦而引起的烦躁和焦虑，始终给老年病人一种亲切、温和、热情和可信赖的感觉，尽量满足其需求，保证其安全和舒适。爱岗，就是热爱自己的工作岗位，热爱本职工作，爱护老人，把老人当亲人一样看待；敬业，就是要用一种恭敬严肃的态度对待护理老人的工作。

3. 遵章守法，自律奉献　遵章守法是要求护理人员必须按照法律、法规及有关管理制度做事。对老年人一视同仁，无论其职位高低、病情轻重、贫富差距、远近亲疏、自理能力强弱，都以诚相待，尊重人格，体现公平、公正原则。自律奉献，要求护理人员在为老年人服务中处处为老年人着想，严格要求自己，要恪守"慎独精神"，任何情况下都要以老年病人的健康利益为重，不做任何有损于老年病人健康的事。

4. 高度负责，技术求精　老年人反应能力下降，很多疾病体征容易被掩盖，加之不善于表达自己的感受，很容易延误病情。这不仅要求护理人员具有较高的专科护理知识水平，更重要的是有强烈的责任心。在工作中要做到谨慎、仔细、周密，并能提供个性化护理；对待感觉迟钝、反应不灵敏和昏迷老年病人，要尽可能减轻和避免后遗症、并发症。精湛的护理技术是护理质量的重要保证，只有刻苦钻研护理业务，不断扩展和更新知识结构，熟练掌握各项护理技术，积极进取，精益求精，不断提高护理服务水平，才能及时准确地发现和判断老年人的病情变化，才能快捷、高效地开展工作，最大限度地减轻老年病人的痛苦。

> **慧心笔录**
>
> 　　老化是人生难以避免的自然规律。通过本章学习，对我国人口老龄化快速发展的趋势、对老年护理任务的艰巨性有了清晰的认识，对老年护理的目标、原则和职业道德有了更深入地理解。今后要认真学习后面的专业知识和技术，用心去理解、尊重和帮助老年病人，为今后更好地为老年病人服务，打下坚实的基础。

（赵国琴）

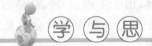

学 与 思

1. 何谓老化、人口老龄化、健康老龄化、积极老龄化、老年护理？
2. 老年护理的目标、原则和职业道德是什么？老年期的划分标准是什么？
3. 试分析我国人口老龄化带来的社会问题，并根据所学知识提出应对策略。

# 第七章 老年人的健康管理

◆◆ 学习目标 ◆◆

1. 了解养老院的环境管理、健康管理及身心管理。
2. 熟悉老年保健的基本原则、策略、重点人群及我国养老的形式。
3. 掌握老年人自我保健管理措施。
4. 学会对老年人进行健康评估及健康管理指导。
5. 与老年人进行交流的过程中态度和蔼,体现人文关怀。

进入老年期后,人体组织细胞进一步老化,各器官功能逐步衰退,导致老年人的生活自理能力下降;同时组织器官的衰退引起身体抵抗力下降,导致老年人常成为疾病的易感人群。我国是老年人口大国,完善老年生活保障制度和医疗保健制度是保证我国老年人健康老龄化的重要措施。

## 第一节 老 年 保 健

 **走入现场**

郭大爷,65 岁,有高血压病史,退休后经常与朋友在社区老年活动中心下棋、聊天。子女均在外地工作,很少回家。老伴于一年前去世后,郭大爷去社区活动中心的频率明显减少,变得不爱说话。

**请问:**

1. 郭大爷是不是老年保健的重点人群?
2. 作为社区护士,你可以采取哪些策略对郭大爷进行健康指导,维持他的身体和心理健康。

为了使老年人健康老龄化,我国正在逐步完善老年医疗卫生保健机构,制订了具有中国特色的老年保健的原则、保健策略,并确立了我国老年保健的重点人群。

### 一、老年保健的概念

WHO 老年卫生规划项目认为:老年保健是指在平等享用卫生资源的基础上,以促进和维持老年人健康为重点,充分利用现有资源,发展老年保健事业,使老年人得到基本的医疗、保健、康复、护理等服务。我国正在完善与健全老年人基本医疗保障体系,逐步建立以居家为基础、社区为依托、机构为支撑的养老服务体系,为老年人提供疾病的预防与治疗等综合性服务,从而提高老年人的生活质量。

我国老年保健的目标是:开展老年健康教育,提高老年人的健康意识和自我保健能力,延长健康期望寿命,提高生存质量,从而实现健康老龄化。

## 二、我国老年保健的基本原则

老年保健的基本原则是进行老年保健工作的法则与标准,是进行老年保健护理的依据。

1. 全面性原则　包括三层含义:一是指老年保健的对象是全体老年人,包括健康与患病的老年人;二是指老年保健重视老人身体、心理、社会、生活质量等各个方面的问题,要为老年人提供整体的保健指导;三是指老年保健应涵盖疾病的预防、治疗、康复和健康促进等各个阶段,进行全程、连续的保健服务。

2. 区域化原则　区域化原则是指以社区卫生服务为基本单位的老年保健,保证老人方便快捷地获得健康保健服务。当前社区卫生服务管理要求社区卫生服务的涵盖范围为2000m 或行走 10~15 分钟可以到达。

3. 费用分担原则　老年保健的费用采用的是"风险共担"原则,即由政府、保险公司的保险金补偿与老年人自付共同承担。

4. 功能分化原则　在老年保健的计划、组织、实施与评价等各个层面都要有明确合理的功能化服务。比如:老年人可能会存在特殊的生理、心理和社会问题,因此,老年保健实施时不但要有从事老年医学研究的医务人员,还要有心理学家和社会工作者的共同参与。

5. 防止过分依赖原则　受中国传统文化的影响,老年人在我国一直被当作是弱势群体,受到过度保护与照顾,导致老年人正常功能的减弱甚至消失,最终导致功能失用,自理能力丧失。老年保健的过程中应充分发挥老年人的自我护理能力。

6. 联合国老年人原则　1991 年 12 月 16 号联合国大会通过了《联合国老年人原则》。大会鼓励各国政府尽可能将这些原则纳入本国国家方案。原则概要为:独立、照顾、参与、自我充实、尊严。

## 三、我国老年保健策略

由于文化背景和各国社会经济条件的差异,不同国家老年保健制度和体系也不尽相同。我国老年保健总体战略部署:贯彻全国老龄工作会议精神,构建更加完善的多渠道、多层次、全方位,即包括政府、社区、家庭和个人共同参与的老年保障体系,进一步形成老年人口寿命延长、生活质量提高、代际关系和谐、社会保障有力的健康老龄化社会的老年服务保健网络。

根据老年保健目标,针对老年人的特点和权益,可将我国的老年保健策略归纳为六个"有所",即"老有所医"、"老有所养"、"老有所乐"、"老有所学"、"老有所为"和"老有所教"。

1. 老有所医　大多数老年人的健康状况随着年龄的增长而下降,健康问题和疾病逐渐增多。可以说"老有所医"关系到老年人的生活质量。要改善老年人口的医疗状况,就必须首先解决好医疗保障问题。只有深化医疗保健制度的改革,逐步实现社会化医疗保险,运用立法的手段和国家、集体、个人合理分担原则,将大多数公民纳入这一体系当中,才能改变目前支付医疗费用的被动局面,真正实现"老有所医"。

2. 老有所养　家庭养老仍然是我国目前老年人养老的主要方式,但是由于家庭养老功能的逐渐弱化,养老必然由家庭转向社会,特别是社会福利保健机构。建立完善社区老年服务设施和机构,增加养老资金的投入,确保老年人的基本生活和服务保障,将成为老年人安度幸福晚年的重要方面。

3. 老有所乐　老年人在离开劳动生产岗位之前,奉献了自己的一生。因此,有权继续享受生活的乐趣。国家、集体和社区都有责任为老年人的"所乐"提供条件,积极引导老年人正确和科学地参与社会文化活动,提高身心健康水平和文化修养。"老有所乐"的内容十分广泛,如社区内可建立老年活动站,开展琴棋书画、阅读欣赏、体育文娱活动,饲养鱼虫花草、组织观光旅游、参与社会活动等。

4. 老有所学　是指老年人可根据自己的兴趣爱好,选择学习内容,如医疗保健、摄影、绘画、烹调、缝纫等。老年大学的创立为老年人提供了一个再学习的机会,也为老年人的社会交往创造了有利的条件。1983 年,我国创立了第一所老年大学,目前全国约有 4.4 万多所老年大学,在校学员约 500 万人次,电视和网络老年大学学员约 220 多万人次。

5. 老有所为　可分为两类:①直接参与社会发展,将自己的知识和经验直接用于社会活动中,如从事各种技术咨询服务、医疗保健服务、人才培养等。②间接参与社会发展,如献计献策、社会公益活动、编史或写回忆录、参加家务劳动支持子女工作等。社会活动的参与对提高老年人在社会和家庭中的地位及进一步改善自身生活质量起到了积极的作用。

6. 老有所教　是指有组织地对老年人进行教育,教育的主要内容是法律法规、政策和科学文化知识,从而提高老年人的文化素养。

人口老龄化是我国面临的一个重要问题,要成为一个"成熟"的老龄化社会,不仅需要在医疗护理等物质领域照顾好老年人,而且需要为老年人提供充分的再教育机会,满足老年人的精神与文化需求。

## 四、老年保健重点人群

老年保健服务的对象是全体老人,其中有一部分老年人由于身体或心理疾病需要给予更多的关注,是我们老年保健服务的重点人群。

1. 高龄老人　是指年龄在 80 岁以上的老年人。由于生理性老化,高龄老人各系统器官的功能衰退,身体抵抗力差,是许多疾病的易感人群,患病率远高于其他人群。

2. 独居老人　是指年龄在 60 岁以上,因为各种原因丧偶或者独身,没有子女或者子女不在身边而导致单独生活的老年人,他们是比空巢老人更加弱势的群体。独居老人普遍存在收入低、自理能力低的状况,更易出现心理问题。

3. 丧偶老人　是指夫妻一方去世的老年人。丧偶老人心理问题的发生率远高于有配偶者,尤其是新近丧偶的老人,容易导致疾病的复发。

4. 新近出院的老人　近期出院的老人由于疾病处于康复期,需要继续治疗与护理。因此,社区医疗保健人员应做好定期的家庭访视。

5. 精神障碍的老人　主要指痴呆老人,痴呆老人生活自理能力与认知能力下降,有更多的医疗与护理需求。

### 知识链接

#### 中国老年人健康标准

1. 重要脏器的增龄性改变未导致功能异常;无重大疾病;相关高危因素控制在与其年龄相适应的达标范围内;具有一定的抗病能力。

2. 认知功能基本正常;能适应环境;处事乐观积极;自我满意或自我评价好。

3. 能恰当处理家庭和社会人际关系;积极参与家庭和社会活动。

4. 日常生活活动正常,生活能自理或基本自理。

5. 营养状况良好,体重适中,保持良好生活方式。

注:

1. 本标准适用于≥60岁人群,高龄老年人指≥80岁人群。

2. 相关高危因素指心脑血管疾病的相关危险因素,主要有高血压、糖尿病、血脂紊乱等。

## 第二节　老年人自我及家庭的健康管理

### 走入现场

李阿姨,60岁,与老伴共同生活。身体健康,生活规律,不爱运动。退休后在家操持日常家务,很少进行健康体检。今天晨起感觉头昏乏力到社区卫生服务中心就诊。

**请问:**

1. 作为社区护士,该如何为老人进行健康评估?

2. 如何为老人进行自我健康管理的指导?

随着健康观念的改变,人们越来越认识到疾病预防的重要性。老年人是疾病的易感人群,而且在疾病发生后容易出现严重的后果。社区护理人员可通过指导老年人进行自我健康管理和家庭健康管理,达到疾病预防保健的目的。

一、老年人的自我健康管理

自我健康管理是一种自发的管理活动,依靠老年人自己或家庭成员的努力,利用掌握的保健知识和学到的保健方法,通过自我观察、自我判断、自我治疗、自我护理和自我预防,达到维持健康、预防疾病、恢复健康、提高生活质量的目的。

（一）自我观察

是指通过"视、听、嗅、触"等方法观察健康状况,及时发现异常或危险信号,做到疾病的早期发现和治疗。自我观察的内容包括:

1. 与生命活动有关的重要生理指标　如:体重、生命体征、血糖、食欲和食量、大小便等。体重持续性下降或增加时警惕肿瘤和代谢性疾病；食量出现变化时应警惕内分泌系统疾病。

2. 疼痛　　观察是否出现与平时不一样的疼痛或不适，以及疼痛的部位、程度和特征。

3. 身体结构和功能的变化　　观察颈部、乳房有无异常的肿块，有无吞咽困难、声音嘶哑、头昏、耳鸣等，进行性吞咽困难应警惕食管肿瘤。

4. 药物的不良反应　　长期用药的老年人应了解所用药物的不良反应和配伍禁忌，出现不适时及时就医。

（二）自我判断

是指根据健康危险因素评估和自我观察所记录的信息，对自己的身体健康状况能作出初步的判断。老年人可根据自己掌握的医学知识对自己的症状作出初步判断，比如食用生、冷食物后出现胃区疼痛可判断自己胃病发作，但不可自我诊断，症状反复出现或不能判断时应及时就医。

（三）自我治疗

指对轻微损伤和慢性疾病的自我处理，如患有心肺疾病的老年人在家中进行氧疗；轻型糖尿病病人自己进行皮下胰岛素的注射；一些小伤口的自我包扎等。

（四）自我护理

指老年人根据自己的身体情况，运用掌握的护理知识，进行自我保健，最大限度地达到自己照顾自己。鼓励老年人勤动脑和多动手，增强生活自理能力，运用家庭护理知识进行自我照顾、自我调节、自我参与、自我保护等护理活动。

（五）自我预防

老年人的自我预防贯穿在三级预防的各个方面。一级预防主要是建立健康的生活模式，养成良好的生活、饮食、卫生习惯，调整和保持最佳的心理状态，坚持适度运动，提高免疫力。二级预防主要是定期进行体格检查，做到疾病的早发现、早诊断、早治疗。三级预防主要是针对患病人群，防止或减慢疾病的恶化。

（六）自我急救

1. 熟知急救电话。

边学边练

实训五　社区老年人的自我健康管理指导

2. 外出时随身携带急救卡（写好姓名、家属联系电话、家庭住址、血型、主要疾病、家庭住址等），以便发生意外时路人和急救人员给予相应救治。

3. 患有心绞痛的老年人应随身携带硝酸甘油或急救药盒。

4. 患有心肺疾患的老年人家中应备有氧气制品。

二、老年人的家庭健康管理

家庭是老年人休息、活动的主要场所，家居生活中存在的安全隐患都可影响老年人的健康水平。进行老年人的家庭健康保健，包括指导老年人家居安全、用药安全、膳食营养与运动等（详见第九章）。

## 第三节 老年人的社区健康管理

社区健康管理是以改善老年人健康为目标,在城市社区中开展,以老年人生理健康管理、心理健康管理、社会适应能力健康管理和综合健康管理四大方面为内容,通过检测、分析、评估等方法来对老年人健康进行全面管理的全过程。实施健康管理的办法有通过健康评估建立社区档案,针对健康问题进行护理干预。

### 一、社区老年人的健康评估

**（一）健康评估原则**

**1. 了解老年人身心变化的特点**

护理工作者必须了解老年人身心两方面的特点,认真实施健康评估,区分正常老化与现存、潜在的健康问题,采取适宜的措施。

**2. 正确解读辅助检查结果**

导致老年人辅助检查结果异常的因素有三个:疾病、正常老化、药物影响。护理人员应结合病人情况确定结果异常的原因,正确解读老年人的检查数据。

**3. 重视老年疾病临床表现的非典型性**

老年人由于器官功能的衰退,常同时并发多种疾病,发病后往往不表现出典型的临床症状,易导致误诊和漏诊。因此,要重视老年人的体格检查,尤其是对生命体征和意识的评估极为重要。

**（二）健康评估内容**

老年人健康评估的内容主要包括:躯体健康评估、心理健康评估和社会健康评估三个方面。

**1. 躯体健康评估** 主要包括健康史、身体评估、功能状态和辅助检查四个方面的内容。

（1）健康史:包括现病史、既往史、家族史。应仔细询问病人目前的健康状况、日常活动能力、有无急慢性病。疾病发作时最突出的症状体征以及过往的治疗情况。家族中有无遗传性疾病及家人死亡的原因和年龄等。

（2）身体评估:包括体温、脉搏、呼吸、血压、身高、体重、腰围、皮肤、浅表淋巴结、心脏、肺部、腹部等常规检查,并对口腔、听力、视力、运动功能等进行初步的判断。

（3）功能状态:①日常生活能力,如衣、食、住、行、个人卫生能力;②功能性日常生活能力,如购物、家庭清洁和整理、使用电话、做饭等;③高级日常生活能力,如参加社会活动、娱乐活动、职业活动等。

评估时可采用日常生活能力评估量表,如:barthel指数、功能活动问卷（FAQ）。（详见本书第十一章）

（4）辅助检查:实验室检查包括常规检查（血常规、尿常规）、生化检查（电解质、血糖、血脂）、心电图、影像学检查、内镜检查。

**2. 心理健康评估** 包括认知评估、情感评估、人格评估三方面内容。

（1）认知评估:包括思维能力、语言能力及定向力三个方面。常用测试量表有中文版简易智能精神状态量表（MMSE）和简易操作智力状态问卷（SPMSQ）。

（2）情感评估:焦虑评估（汉密尔顿焦虑量表）、抑郁评估（汉密尔顿抑郁量表、老年抑郁量表)。

（3）人格评估：常用的人格评估方法有投射法和问卷法。投射法常用的工具是洛夏克墨迹法；问卷法工具包括明尼苏达多项人格测验（MMPI）和艾森克人格问卷（EPQ）。

3. 社会健康评估　对老年人的社会健康状况和社会功能进行评定。评估的具体内容包括角色功能、家庭状态、所处环境、文化背景等。

（1）角色评估：包括评估个人的文化背景、过去职业、有无角色适应不良及冲突等。

（2）家庭状态：评估内容为了解老年人家庭对其健康的影响。包括家庭成员基本资料、家庭类型与结构、家庭成员的关系、家庭功能和家庭压力等。常用的量表有 APGAR 家庭功能评估量表。

（3）环境评估：是帮助老年人选择一个良好的独立生活环境。包括物理环境评估和社会环境评估。物理环境包括空气、水、噪音、气候、居家安全等；社会环境包括经济状况、生活方式、社会关系和社会支持。

（4）文化评估：包括价值观、信念、信仰、习俗等。老年人住院容易出现环境不适应而发生文化休克，因此，应结合观察进行重点评估。

## 二、社区老年人健康管理的内容

老年人是社区的特殊群体，社区工作人员应每年对社区内老人进行健康体检并建立健康档案，并按其生活自理能力、年龄、患病情况等方面差异，将社区内老人分为不同的类型，针对性地给予健康指导与管理。

（一）健康老人的健康管理

对于社区中健康状况良好的老年人，健康管理的目的是强化自我照顾、促进老年人健康、提高生活质量，维持其独立生活能力。

1. 健康指导

（1）规律的生活起居：可协助老年人安排每日作息时间，保证充足睡眠与休息。一般老人睡眠以 6 小时为宜，并提高睡眠质量。

（2）饮食指导：一般以低盐、低脂清淡饮食为主，限制动物脂肪，适量蛋白摄入，以优质蛋白为主，充足的水果蔬菜，戒烟酒。

（3）运动指导：根据自身情况，选择适宜的运动。一般以中等强度的运动为宜，比如：散步、慢跑、太极拳、游泳等，避免剧烈、对抗性强的运动。

（4）良好的卫生习惯：指导老年人进行皮肤、口腔、头发的清洁及义齿的护理。

（5）注意安全：指导老年人家居安全环境的设计，防止意外伤害及跌倒。

2. 提高生活质量　我国老年人目前参加社会活动的比例较低，只占老年人总数的13.38%，这在很大程度上影响着老年人的生活质量。社区可成立老年活动中心，帮助老年人培养个人兴趣爱好，为老年人提供休闲活动及交友场所；辅助健康老人再就业，协助老年人参与义务劳动、志愿者服务或有偿性服务，使老年人更好地度过"社会无角色"的老年期。

（二）慢性病老人的健康管理

慢性病老人的社区健康管理重点在于增强自我照顾能力、提高健康水平、预防疾病和损伤，减少病伤对老年人健康的伤害。社区健康管理的内容包括提供医疗保健服务，指导老年人安全用药，进行心理疏导，使其维持正性的情绪体验，协助老年人独立生活。

（三）失能老人的健康管理

失能老人是指丧失部分或全部生活自理能力的老年人。大多数失能老人生活在家庭，社区卫生服务人员为其提供健康管理有多种方式。

1. 家庭访视　实践证明，家庭访视是解决老年人健康问题经济有效的办法，理想的家庭访视内容包括护理服务、康复治疗服务、社会工作、营养咨询、医疗卫生器材的租用、搬运病人服务等。

2. 家庭照顾服务　家庭照顾服务包括送餐上门、日间或夜间照顾等形式。送餐服务大多由志愿者协会组织，售价便宜，一般老年人能够承担。日间或夜间照顾主要是家人上班或外出时，或为了减轻家属负担，由看护人员提供照顾。照看老年人可以是整个白天或晚上，也可以是白天或晚上的部分时间。

3. 老人护理院或养老机构　护理院的设施应弥补老年人的功能受限，并每日指导老年人按时服药，调整饮食，安排各种活动，包括老年人康复训练、健康知识传播等，并允许家属或志愿者经常探视。

4. 老人日间托管服务　对愿意留在家中但又无人照顾的失能老人，可接受日间托管服务。老人白天在服务机构得到照顾，晚上由家人照顾。托管服务的内容包括接送老人服务、餐饮服务、娱乐服务、康复服务、巩固治疗、社会性服务和医疗护理检查处置服务等。

# 第四节　养老院老年人的健康管理

自 2000 年进入老龄化社会以来，我国的经济发展水平与老龄化便呈现出不适应的状况。同时，由于传统的文化习俗影响，我国老年人在选择养老方式时会呈现出与其他国家不一样的特点。

## 一、我国养老服务的形式

我国目前养老模式仍以家庭养老、社会机构养老为主。家庭养老是传统的养老模式，养老院等社会机构养老是社会化的养老模式。同时随着人们养老观念的改变，越来越多的新型养老方式正逐步得到了老年人的认可。

（一）家庭养老

家庭养老是我国沿袭几千年的传统养老模式，直到今天我国大多数老年人仍然沿用这种模式养老，尤其是在农村。这种模式养老成本主要由家庭成员承担，老年人在家中度过老年期，能使老年人与家人尽享孝道和天伦之乐。但在家庭养老过程中，老年人难以得到专业细致的护理，医疗保健也无法及时满足。但随着家庭规模小型化，传统家庭养老模式越来越难以保持与发挥其社会功能与作用。

（二）社会机构养老

养老院、老年公寓等形式的养老模式是目前我国现阶段社会机构养老的主要养老模式。

1. 养老院　是指为老年人养老服务的社会福利事业组织，又称敬老院。西方国家养老院通常由地方政府或慈善机构主办，接收靠福利救济或低收入的老年人。中国的敬老院是在农村实行"五保"的基础上发展起来的，收住的主要是缺乏劳动能力、生活没有依靠的鳏、寡、孤、独者，实行保吃、保穿、保烧、保医、保葬（儿童则为保教），简称"五保"。有条件的敬老院，也接收享受退休金的自费老年人，坚持入院自愿、出院自由的原则。

2. 老年公寓 是指专供老年人集中居住,符合老年体能心态特征的公寓式老年住宅,具备餐饮、清洁卫生、文化娱乐、医疗保健服务体系,是综合管理的住宅类型。老年公寓是政府和社会为缺乏子女及亲属照顾的老年人特殊设计、专门建造居所,它的优势是:养老带医护,生活养病两不误。

（三）新型养老方式

随着社会变迁和家庭结构的改变,家庭养老和社会机构养老已经不能满足老年人日益增长的需求,新型养老方式的出现弥补了家庭养老和社会机构养老的不足。

1. 社区居家养老 是指在城市各社区建立养老护理服务中心,由社区养老服务中心的专业养老护理员为社区居家养老的老年人提供服务。包括上门做饭、照料及护理等养老家政、医疗护理及心理咨询服务,以及社区日托、短期照料护理等服务。老年人可以根据自己的经济承受能力自由灵活选择所需服务。社区居家养老是一种新兴的、家庭养老与社会养老有机结合的社会化养老模式,使老人既不需离开自己熟悉的住所与社区,又能得到专业细致的养老护理服务。

2. 以房养老 老年人将自己的产权房抵押给银行或者出租,以定期取得一定数额养老金或者接受老年公寓服务的一种养老方式。适合手头有房,无子女或者不愿意将房产留给子女的老年人。

3. 售后回租 老年人将已具有完全产权的住房先行出售,再通过售后回租的方法达到以房养老的目标。既可以获取一大笔款项用于养老生活,又能保持晚年期对住房甚至是原有住房长期乃至终生的使用权。适合于不愿意离开家,投资比较谨慎的老年人。

4. 租房／售房入院养老 老年人将具有完全产权的住房出租或出售,自己入住养老公寓、养老院,达到以房养老的目标。既保障晚年期照常有房可居,并获取持续稳定经济收入用于养老生活,又能保证在自己身故后原有住房仍能照常遗留给子女,符合国人养儿防老、遗产继承的传统习俗。

5. 基地养老 又称异地集中养老,是指在大城市周边区域建立大型养老基地,将在都市中的老年人移居,适当集中到市郊周边区域养老。老年人居住在基地养老后,还可以将原居住于城市的已闲置住房出租或出售。我国已有城市将建立养老基地纳入"十一五"经济社会发展规划。

6. 合居养老 若干志同道合的老年人居住在一起,相互照顾,分担开销,结成一个养老的生活共同体搭伴养老,同时满足了老年人经济供养、生活照顾和精神慰藉等方面的需求。

7. 旅居养老 最早是由中国老年学会秘书长程勇提出,是"候鸟式养老"和"度假式养老"的融合体。选择"旅居养老"的老年人会在不同季节,辗转不同的地方,一般会在一个地方住上十天半月甚至数月。旅居养老期间,老年人平时除了所在城市周边旅游之外,还可以根据自己的身体状况选择不同饮食、健身方式和文化娱乐进行调养。

二、养老机构环境要求及日常生活管理

社会机构养老是家庭养老的延伸,是家庭养老社会化的体现。随着家庭结构小型化,选择社会机构养老成为我国老年人养老的主要趋势。合格的养老机构应该具备良好安全的环境,并能保障入住老年人身心健康。

（一）环境要求

1. 居住环境便利 需要无障碍设施,能通过步行到达环境中各个空间场所,做到安全、无障碍,不被各种设施所阻隔。二层及以上楼层设有老年人的生活用房、医疗保健用房、公共活动用房的养老院应设无障碍电梯,且至少1台为医用电梯。养老院建筑应设计色彩与标志设计,且色彩柔和温暖,标志应字体醒目、图案清晰。

2. 居住环境舒适　老年人的居住环境空气要保持清新、自然、足够的日照,有适合各种活动锻炼的设施和场地。老年人卧室、起居室、休息室和亲情居室通风采光好,不应设置在地下、半地下,不应与电梯井道、有噪音振动的设备机房等贴邻布置。

3. 居住环境安全　养老院建筑的地面应采用耐磨、防滑、平整、不易碎裂的材料,墙面拐角处应做安全防护处理。在建筑物的出入口、停车场以及有踏步、斜坡等地势有变化的危险地段有良好照明。配置高度不等的照明灯光可形成重叠阴影,有利于减少眩目的强光,增强老年人辨别力。

（二）日常生活管理

1. 饮食管理　养老机构提供的饮食应当符合卫生要求、有利于老年人营养平衡、符合民族风俗习惯。

2. 活动管理　养老机构应当开展适合老年人的文化、体育、娱乐活动,丰富老年人的精神文化生活。养老机构开展文化、体育、娱乐活动时,应当为老年人提供必要的安全防护措施。

3. 健康状况管理　为老年人建立健康档案,组织定期体检,做好疾病预防工作。养老机构可以通过设立医疗机构或者采取与周边医疗机构合作的方式,为老年人提供医疗服务。养老机构设立医疗机构的,应当依法取得医疗机构执业许可证,按照医疗机构管理相关法律法规进行管理。在老年人突发危重疾病时,应当及时通知代理人或者经常联系人并转送医疗机构救治。

### 三、身心健康的管理

与选择居家养老的老年人相比,选择机构养老的老年人承受了更多的精神压力,更容易出现心理疾病,比如孤独、抑郁、焦虑、失落、猜疑、怀旧等。低教育水平、入院时间短、健康状况及日常生活能力差并且无任何兴趣爱好的老年人更易出现抑郁情绪。养老机构应提供各种心理服务满足老年人的心理需求。

（一）老年人常见心理问题及原因

老年人常见的心理问题有:焦虑、抑郁、孤独和自卑等,其主要原因包括:

1. 老化及各种疾病引起部分或全部生活自理能力下降。

2. 各种应激事件所致,如离退休、丧偶、经济窘迫、家庭关系不和睦等。

3. 生活环境缺少交流与关爱

（二）主要防护措施

1. 促进老人与老人之间交流互动　养老机构应当通过一定手段引导院内老年人在各种场所多交流、多沟通,创造老年人集体活动的机会,鼓励老年人在老年活动场所中互相交流,促使老年人尽快适应环境的转变,融入集体生活。

2. 促进老人和亲属朋友的交流与互动　老年人在进入养老机构生活后与家庭的联系减少,在空间上与子女、家人有了距离,会让老人产生强烈的不安全感和孤独感。养老机构可通过组织活动、入院签订定时探望协议等手段创造老年人和亲属互动的机会,定时探望有利于降低入院老人的不安全感,使他们对每天的生活充满期待。养老机构还可以协助老年人使用先进的高科技手段增进老人与亲属的交流,如协助老人使用即时通讯设备进行视频聊天、语音聊天等。

3. 促进老人和专业人士的交流互动　促进老人与专业人士的互动是养老机构提供心理、精神服务的最重要方式。养老机构应通过组织专业讲座、提供专业咨询服务、建设老年大学、提供老年课程(培训)等全方位、多方面活动提供老人和各类专业人士机构的交流互动,实现各种心理服务内容。对有心理、情绪、行为问题的老年人,养老机构应安排专业人员及时提供情绪疏导、心理咨询、危机干预等精神慰藉服务。

### 四、家庭及社会的关爱

由于家庭结构的改变,社会养老机构正逐步成为目前我国为老年人提供养老服务的主要社会组织,由于国情的限制,目前我国依然将养老事业的关注点更多地放在物质帮扶上,而忽略了老人们日益增长的精神文化需求。

**(一)家庭关爱**

即使入住了养老机构,子女、亲人等家庭成员的关心在入院老人心理需求的满足上仍然起着举足轻重的作用。子女、亲人应尽量多地探视陪伴老人,养老机构也可通过入院签订定时探望协议及各引导家庭参与机制等方式满足老人的心理需求,提出"父母在哪儿,家就在哪儿"的理念,通过组织亲子活动等手段引导子女参与到机构养老服务中去,使入院老人在养老机构中仍然可以享受到家庭亲情的关爱。

**(二)社会关爱**

传统的家庭养老方式已不能满足我国老年人养老需求,社会机构养老是解决老年人养老困境的一个主要办法。但目前,我国养老机构普遍存在资金不足,机构设施简陋,工作人员数量不足且素质偏低等问题,需要政府与社会对养老院中老年人的各种需求给予重视和支持。

1. 完善投入机制　首先要逐步建立和完善由政府主导的、有效的公共财政投入机制。政府部门要形成稳步增长的投入机制,一方面将资金投入到养老机构的硬件设施方面,比如老人通道、残疾人通道及电梯等;同时,政府要保证有充足的资金对养老机构进行扩建,让老年人有更多活动的空间和娱乐项目。

2. 鼓励民间资本参与　政府在继续增加财政投入的同时,大力倡导、鼓励社会各界参与创办养老机构,增强社会民众的慈善意识,对慈善行为应加大宣传和鼓励力度,并奉献出爱心,促进养老机构发展。

3. 发展志愿者服务　为了弥补养老机构护理人员不足、员工素质低、专业知识匮乏等缺陷,以及养老机构精神支持方面服务的不足,必须大力发展志愿者队伍,以满足老年人身心社会各方面的需求。

4. 发展老年产业　注重老年人用品的研发和购置,使老年人生活得更舒适、安全、便利,让老年人生活得更有质量。

5. 加强合作　促进养老机构与周边社区卫生服务中心的合作,将社区卫生服务中心的服务范围扩展到养老机构中去,让老年人享受更便捷、更高质量和更放心的卫生保健服务。

6. 加强监管　建立对社会组织养老服务的监管和评估机制,制订护理保险法规,保障老年人安全,明确养老机构内老人发生意外事故后各方所需承担的责任。

老年是人生的最后阶段,老年人的各项生理功能随着年龄的增长开始逐渐衰退,容易出现生理和心理上的各种问题。特别是进入养老机构的老年人,受机构空间的限制和规章制度的约束,这种情况更加突出。医疗卫生服务人员应帮助老年人正确认识自己角色的转变,鼓励老人积极参加社会活动,帮助老年人重建自信心,鼓励老年人增强自我解决问题的能力,重塑老年人积极、健康的社会形象,重建老年人群的人际关系网络。

### 慧心笔录

　　随着年龄增加,老人的身体各器官逐步出现功能衰退,患病的风险增加。加强老年保健是保证老年人健康老龄化的重要措施。作为护士,应该掌握老年保健的原则与策略,能够正确对老年人进行健康评估并为其建立健康档案;指导老年人进行自我健康管理;对老年保健的重点人群进行相应的生活护理、疾病护理和心理护理;能为机构养老的老年人提供安全舒适的生活环境,促进老人与他人尤其是家人的交流,让老人在养老机构中安度晚年。同时,能够掌握与老年人交流的技巧,在护理过程中充分体现人文关怀精神。

（杨艳霞）

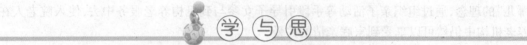
## 学 与 思

1. 张大爷,65 岁,体育教师退休在家,为了保持身体健康,一直保持运动的习惯。请问:作为社区护士,你应该从哪些方面指导李大爷进行自我保健管理?

2. 李大妈,今年 70 岁,儿女均在外地工作,上月老伴因病去世,但老人不愿去外地与子女同住,考虑选择本地养老机构度过晚年。请问:

（1）作为社区护士,你该从哪些方面对她提出建议帮助李大妈选择合适养老机构。

（2）入住一月后,发现李大妈情绪低落,有时偷偷掉眼泪,作为机构护理人员你又该采取什么样的措施?

# 第八章 老年人的心理与精神健康

老年期是人生中的一个特殊时期,步入老年之后,无论是生理上还是心理上都会发生很大的变化,如果适应不良,常可导致一些心理问题,损害老年人的健康,降低生命质量。所以,我们要有针对性地做好预防和干预工作,使老年人的心理问题发生率降到最低,促进健康老龄化。

## 第一节 老年人心理的变化

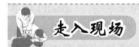 走入现场

李奶奶,74 岁,据儿女描述,平素性格开朗,爱热闹。最近一年以来好像变了个人,不爱运动,动作缓慢僵硬,少量力所能及的家务劳动需要很长时间才能完成,每天一点精神都没有,抑郁寡欢,不愿与人交往,并且面部表情变化少,有时双眼凝视,对外界动向常常无动于衷,只有在提及她故去的老伴时,她才眼含泪花。

**请问:**

1. 李奶奶目前的主要心理问题是什么?
2. 作为李奶奶的责任护士,你将给李奶奶的儿女提出哪些建议?

诸多因素都可能对老年人的心理产生影响,致使部分老年人出现一些心理问题;针对老年人常见的心理问题,需采取有的放矢的措施维护和促进老年人的心理健康。

### 一、老年人心理变化的特点

老年人的心理变化是指心理能力和心理特征的改变。大量科学研究表明,老年人的心理伴随生理功能的减退而出现老化,主要表现在认知能力、记忆、智力、思维和人格特征五个方面。

（一）认知能力低下

中老年人身体功能衰退，大脑功能发生改变，中枢神经系统递质的合成和代谢减弱，导致感觉能力降低，意识性差，反应迟钝，注意力不集中等。

主要表现在两个方面，首先是感觉迟钝，听力、视觉、嗅觉、皮肤感觉等功能减退，而致视力下降，听力减退，灵敏度下降；其次是动作灵活性差，动作不灵活，协调性差，反应迟缓，行动笨拙。

（二）记忆特点

记忆是指人脑对过去经历过事物的反映，记忆过程可分为四个阶段，即：识记、保持、再认和重现；在心理学上，又将识记阶段称为初级记忆，将保持阶段、再认阶段和重现阶段称为次级记忆。

1. 初级记忆和次级记忆　初级记忆是指对于刚听过或看过、在脑子里仍留有印象事物的记忆；次级记忆是指对已听过或看过一段时间的事物，经过编码储存在记忆仓库，以后需要加以提取的记忆。

2. 再认和重现　再认是指人们看过、听过或学过的事物再次出现在眼前时能辨认出曾经感知过；如果刺激物不再出现在眼前，而要求将此再现出来时，即为重现。

3. 机械记忆和逻辑记忆　随着年龄增长，老年人的初级记忆基本没有变化，或变化很少；而次级记忆变化明显。老年人记忆的保持能力逐渐下降，但远期记忆相对比近期记忆保持好。他们一般对很久以前的人、经历及发生的事情，保持较好的记忆；而对近期或刚刚发生的事情，记忆模糊。老年人的再认能力比回忆能力好；老年人的理解能力变化不大，但死记硬背能力减退，所以逻辑记忆比机械记忆好。

（三）智力特点

智力是个人学习和保持知识，进行判断推理以应付新环境的能力，主要包括注意、记忆、想象、思维、观察、实践操作和环境适应等方面的能力。霍恩（Horn）和卡特尔（Cattell）将智力分为两类，即液态智力和晶态智力。

1. 液态智力　指获得新观念、洞察复杂关系的能力。液态智力主要与神经系统的生理结构和功能有关，所以一般随年龄的增长而明显减退，老年人下降更为明显。

2. 晶态智力　晶态智力主要与后天的知识、文化、经验积累有关，所以并不一定随年龄增长而减退，甚至还有可能提高，直至70~80岁后，才出现缓慢减退。

健康成年人晶态智力并不随年龄增加而逐渐减退，随着后天的学习，经验的积累，有的甚至还有所提高。故就智力而言，老年人晶态智力衰退不明显，液态智力衰退较明显，学习新东西新事物的能力远不及年轻人。

（四）思维特点

思维是人的中枢神经系统对感知觉获取的信息进行加工及对客观事物间接、概括地反映过程。老年人的思维特点是常不能集中精力思考问题，思维迟钝，联想缓慢；计算能力减退，尤其是心算能力差，同时对语言的理解速度减慢，而且自身表达能力变缓、不流畅甚至词不达意。有的老年人已到垂暮之年，仍能保持较高的逻辑思维能力和分析判断能力，而有些老年人的思维能力则随着年龄增长而逐渐衰退。这种差别不仅同生理功能和健康状况的好坏有关，而且同个人的生活方式、工作态度、文化素养等因素有关。

（五）人格特点

人格是以人的性格为核心，受先天素质、教育、家庭及社会环境的影响，逐步形成气质、能力、兴趣、爱好、习惯及性格等心理特征的总和。老年人的人格一般不随年龄的增长而变化,但伴随生理功能和环境变化、社会和家庭角色改变,老年人会依照其不同的人格模式分别采用整合良好型、防御型、被动依赖型、整合不良型四种适应方式。

1. **整合良好型** 能以高度的生活满意感面对新生活,并具备良好的认知能力和自我评价能力。根据个体角色活动的特点,此型又可划分为三种亚型。

(1)重组型:此型老年人继续积极、广泛参加各种活动。

(2)中心型:此型老年人会在一定范围内选择性参与一些比较适合的社会活动。

(3)离退型:此型老年人人格整合良好,生活满意,但活动水平低,满足于逍遥自在。

2. **防御型** 特点为完全否认衰老,雄心不减当年,刻意追求目标。此型又可划分为两种亚型。

(1)坚持型:表现为继续努力工作,保持高水平活动,活到老,干到老,乐在其中。

(2)收缩型:为保持自己的外观、体型,热衷于饮食、保养、身体锻炼。

3. **被动依赖型** 此型又可划分为两种亚型。

(1)寻求援助型:需要通过外界帮助适应老年期的生活,可以成功地从他人处得到心理支持,维持自身生活的满足感。

(2)冷漠型:对生活无目标,对任何事物均不关心,几乎不与他人联系,不参加任何社会活动。

4. **整合不良型** 特点为存在明显的心理障碍,需要在家庭照顾下和社会组织帮助下才能生活。部分老年人不能很好地适应老年期的生活,属于整合不良型的人格模式,以下列两种形式常见。

(1)疑病:60岁以上老年人,有半数的人可出现疑病症状,这是由于老年人的心理特点已从对外界事物的关心转向自己的躯体所致,加上这些关心可因某些主观感觉而加强,并因顽固、执拗的个性,更易出现疑病症状,即使稍有不适,也要向周围人去诉述。有时会过分注意报刊书籍上的一些医学常识而对照自己的不适感,常为此而心神不定,惶恐不安,胡乱吃药,妄信保健品甚至多次求医就诊。

(2)猜疑和嫉妒:一般认为,人进入老年期后,对周围人不信任感和自尊心增强,常计较别人的言谈举止,严重者认为别人居心叵测,常为之猜疑重重。由于生理功能减退,性欲下降,易怀疑自己配偶行为,常因之争吵。并且由于判断力和理解力减退,常使这些想法变得更为顽固,甚至发展成为妄想。每当目睹年轻人活泼好动等性格时,常因之嫉妒和自责。

## 二、老年人心理变化的影响因素

**(一)生理因素**

最先最直接引发老年人心理变化的因素是生理功能衰退。生理衰老和死亡逼近对老年人的心理影响是巨大和持久性的。

1. **感官的老化** 迈入老年后,人的感觉器官开始老化,视力和听力逐渐减退,视力变得模糊,听觉障碍出现,其他感觉如触觉、嗅觉、味觉也在发生退行性变化,老年人对冷热感知都变得迟钝,感觉器官的退化使老年人不由自主地产生衰老感。

2. **疾病增加** 随着老年人各系统生理功能的全面衰退,老年人对环境的适应能力和自身抵抗力等均下降,容易诱发疾病。如老年人脑细胞会逐渐萎缩减少,易发生退行性脑病。同时,老年人还是冠心病、高血压、糖尿病以及各种癌症的好发群体。

3. 死亡威胁 老年人身体功能日渐衰退和疾病不断缠身使老年人与死亡特别接近。面对死亡,有些人从容,有些人接受,但大多数老年人会表现出否定、害怕、恐惧和悲伤的情绪反应。死亡恐惧症就是一种常见的老年人心理障碍。

(二) 社会因素

离退休是人进入老年期的一个职业标志,他们的生活重心回归家庭,其实质是一种社会角色的转变,随之产生一系列经济、人际关系、社会环境等诸多方面的重大改变,这些都会对老年人的心理状态产生重要影响。

1. 社会角色的转变 离退休导致了老年人长期以来形成的主导活动和社会角色转变,由此引发老年人的心理发生改变。离退休引起的老年人社会角色改变体现在以下两个方面:一是从有固定岗位的职业角色转变为无固定模式的家庭角色;二是从主导角色转为配角。

2. 家庭状况 家庭是老年人的主要活动场所和精神支柱,家庭环境的好坏及家庭氛围是否和谐对老年人的心理将产生重大影响。家庭规模小、经济拮据的老年人可能会为生计发愁,容易产生焦虑不安的情绪。特别是当老年人百病缠身又无钱治疗时,会深感自己无用,觉得自己是子女和亲友的累赘,从而形成自卑自闭。

(三) 婚姻状况

美满和谐的婚姻令人幸福、快乐,产生安全感和归属感,而紧张淡漠的夫妻关系使人悲伤痛苦。外界对个体婚姻的评价也会影响个体的心理状态。离婚、丧偶和再婚是老年人遇到的主要婚姻问题。

1. 离婚 一般来说,对于要求离婚的一方成功单身后会感到轻松和如释重负,而被迫离婚的一方则有痛苦和被抛弃的感觉,但单身后双方老人都将面临孤独和再婚的困扰。

2. 丧偶 丧偶对老年人心理的影响是严重和剧烈的,有研究表明,老年丧偶者在配偶去世后头 6 个月的死亡率比平均死亡率高 40%。丧偶后,老年人的心理变化错综复杂,悲伤感和孤独感最为典型。

3. 再婚 部分离婚和丧偶的老人会有再婚的念头,而再婚后也会遇到很多问题,例如,如何适应对方的生活习惯、如何面对双方的家庭子女等,当这些问题处理不当时,都将对老年人的心理产生困扰。

 知识链接

### 百岁老年人的心理特点

林恩·艾德勒女士是美国全国百岁老年人工程创办者,她采访几千名百岁老年人后,归纳出下述百岁老年人的 5 个特点。

1. 热爱生活,有幽默感。
2. 对任何事都具有积极而现实的态度。
3. 有精神信仰。
4. 个人的勇气。
5. 在每个人生转折点都有重新安排生活的出众能力。

（四）社会环境因素

老年人除自身和家庭因素以外，社会环境对老年人的心理状态也会产生一定程度的影响。营造一个尊老爱老的社会风气，社会养老体系健全规范，是社会不可推卸的责任，也是衡量社会文明和发达程度的重要标志。

# 第二节　老年人心理健康的维护

老李与小李是父子俩，老李 78 岁，小李 38 岁，老李丧偶独居，小李工作在外地，尚未成家。小李每周打电话回家，每年过年尚能回家探望老父亲，且每回来去匆匆。小李每回打电话回家父亲都是报喜不报忧，且父亲与小李谈得最多的便是催促其尽快找女朋友成家，但小李却不以为然。父子俩逐渐失去了话题，老李平素生活自理并不理想，经常一日只吃两餐，身体病痛也不愿与儿子多讲。

**请问：**

1. 你认为父亲老李出现了什么心理问题？
2. 如果你是小李，应该如何与父亲沟通？

随着机体衰老、神经系统的功能改变，以及社会生活方式不断变化、退休等带来的社会角色改变和一些负性事件，常导致老年人产生各种心理问题。研究表明，老年人是各类心理问题、障碍或疾病多发的人群，要提高老年人生活质量，就必须关注老年人心理问题。

## 一、老年人心理健康的标准

老年人心理健康的标准国内外尚未统一。综合国内外心理学专家对老年人心理健康标准的研究，结合我国老年人的实际情况，老年人心理健康的标准可从以下六个方面进行界定。

（一）认知正常

人正常生活最基本的心理条件是认知正常，也是心理健康的首要标准。老年人认知正常体现在感知觉正常，判断事物基本准确，不发生错觉；记忆清晰，不发生大的遗忘；思路清楚，不出现逻辑混乱；在平时生活中，有比较丰富的想象力，并善于用想象为自己设计一个愉快的奋斗目标；具有一般的生活能力。

（二）情绪健康

情绪是人对客观事物的态度体验，是人的需要得到满足与否的反映。愉快而稳定的情绪是情绪健康的重要标志。表现为情感反应适度，能适当地表达和控制自己的情绪，积极情绪多于消极情绪。做到乐观开朗，知足常乐，随遇而安。

（三）关系融洽

能与周围大多数人保持人际关系和谐。既有稳定而广泛的人际关系，又有知己朋友。乐于帮助他人，也乐于接受他人帮助。能与家人保持情感上的融洽，有充分的安全感。

（四）环境适应

老年人退休在家，有着过多空闲时间，常常产生抑郁或焦虑情绪。如能以积极处事的态度与外界环境保持接触，既可以对社会现状有较清晰正确的认识，又可以丰富自己的精神生活，并及时调整自己的行为，更好地适应环境，适应新的生活方式。

（五）人格健全

个性中的能力、兴趣、需要、性格与气质等各个心理特征必须和谐统一。充分地了解自己，能够客观分析自己的能力，并作出恰如其分的判断，有限度地发挥自己的才能与兴趣爱好，体验成功感和满足感。另外，个人的基本需要应得到一定程度的满足，当个人的需求能够得到满足时，就会产生愉快感和幸福感。

（六）行为正常

能坚持正常的生活、工作、学习、娱乐等活动，其一切行为符合自己年龄特征及在各种场合的身份和角色。

## 二、老年人心理健康维护的方法

（一）维护和促进老年人心理健康的原则

1. 适应原则　心理健康强调人与环境和谐一致。人与环境能否达到动态平衡，不仅依靠个体对环境的被动顺应、妥协，更主要的是个体能积极、主动地适应并改造环境。因此，需要指导老年人学会面对环境中不良刺激并设法减轻其对身心的影响；学会协调各种人际关系，发挥自己的潜能，以维护和促进心理健康。

2. 整体原则　人是一个身心统一的整体，身心相互影响。因此，通过积极地体育锻炼、卫生保健和培养良好的生活方式以增强体质和生理功能，将有助于促进心理健康。

3. 系统原则　人是一个开放系统，受到所处自然环境和社会环境的影响。要维护人的心理健康，应关注家庭、群体、社区、社会对机体的影响。为了促进老年人的心理健康，创建良好的家庭或群体心理卫生氛围也很重要。所以，只有从自然、社会文化、道德、人际关系等多方面、多角度、多层次考虑和解决问题，才能达到系统内外环境的协调与平衡。

4. 发展原则　人和环境都在不断变化和发展，人在不同年龄阶段、不同时期、不同身心状况和不同或变化的环境中，其心理健康状况不是静止不变的，而是动态发展的，所以，要以发展的观点动态地把握和促进心理健康。

（二）维护和促进老年人心理健康的措施

1. 正确认识和评价衰老、健康和死亡　帮助老年人树立正确的衰老观、疾病观和生死观。

2. 作好离退休的心理调节　培养对生活的新兴趣，转移离退休后孤独、忧郁、失落的情绪，是避免患离退休综合征的重要措施。

3. 鼓励老年人勤用脑　坚持适量的脑力劳动，使脑细胞不断接受信息刺激，对于延缓脑衰老和脑功能退化非常重要。研究表明，对老年人的视、听、嗅、味、触等器官进行适当刺激，可增进其感知觉功能，提高记忆力、智力等认知能力，减少老年期痴呆的发生。老年人应坚持学习，活到老，学到老，通过书报、电视、网络等不断获得新知识。

4. 妥善处理家庭关系　家庭是老年人晚年生活的主要场所。处理好与家人的关系，尤其是处理好与两代或几代人的人际关系显得十分重要。因为家庭关系和睦，家庭成员互敬互爱则有利于老年人健康长寿；相反，家庭不和，家庭成员之间关系恶劣，则对老年人的身心健康极其有害。

5. 注重日常生活中的心理保健　培养广泛的兴趣爱好、良好的生活习惯、坚持适量运动等。

6. 营造良好的社会支持系统　包括树立尊老、敬老的社会风尚、维护老年人合法权益、尽快发展老年人服务事业。

7. 心理咨询和心理治疗　常用的方法有心理疏导、暗示疗法、转移疗法、行为疗法和想象疗法等。

## 三、与老年人的沟通与交流

老年人身体虽然日渐衰老,记忆力减退,但正是他们曾经辛勤工作,才有我们今日安定的生活。由于他们当年所受的教育和所处的环境与我们当下有显著的不同,我们不可因他们学历较低或对事物的判断力与价值观与我们的看法有差距,便歧视他们,甚至对他们的观点感到厌烦,反而应该发自内心的敬重,老年人年纪大了,受着生理状况的限制,再也不能像年轻人一样来去自如,加上同辈亲友日渐凋零,社会圈子日益狭小,心理上顿感孤单无助,因此,做晚辈的应该体谅老人的苦闷,主动亲近关心陪伴在旁,建立良好的感情。

（一）与老年人沟通的态度

沟通是一个过程,可使沟通双方互相了解,透过传达和接受资料信息,给予接受对方指示,互相教导,互相学习,是一个双向的过程,沟通不局限于利用语言,还有手势、动作来表达出事实、感觉和意念,设身处地地从老年人的角度去看和感受事物,并且正确地传达自己的理解,使其觉得被了解和接受,这是给老年人最大的支持。

1. 真挚　用坦诚的态度与老年人交往,使他们感受到一种真诚的关心。

2. 接纳　老年人大部分缺乏安全感,希望得到别人的关怀及接纳,故需以爱心及体谅去接纳他们。

3. 尊重　老年人常感无用,容易产生自卑,需给予明显尊重、支持,增加其自爱和自尊心,提升其自我形象认同。

4. 耐心　老年人一般比较唠叨,一点点事可以说很久,谈话者要表现出足够的耐心,细心仔细地去倾听老年人的诉说。

（二）与老年人沟通的原则

亲切胜于亲热,态度胜于技术,多听胜于多说,了解胜于判断,同感胜于同情,理解胜于教训,启发胜于代劳。

（三）与老年人交流的技巧

1. 位置　不要让老年人抬起头或远距离跟你交流,否则易使老年人产生排斥和难以亲近感,应该近距离弯下腰与老年人交谈,老年人才觉得与你平等和被重视。

2. 用心交流　交流者要注视老年人的眼睛,不能视线游走不定,让老年人觉得不被关注。

3. 语言　与老年人交流时,语速要相对慢些,语调要适中,同时及时观察老年人的表情和反应,以判断他们的需要。

4. 真诚赞赏　人都渴望被肯定,老年人就像幼童,喜欢被表扬、夸赞,所以沟通者要真诚、慷慨地多赞美,以获取良好、轻松、愉悦的沟通氛围。

5. 应变能力　万一在交谈中话题出现不投机时,发现老年人情绪变化大,尽量不要劝说、阻止,而应该先用手轻拍对方的手或肩膀作安慰,稳定情绪,然后巧妙地引开话题。

## 第三节　老年人的常见心理问题与护理

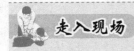

刘爷爷,81 岁,丧偶 2 年余,与儿孙一起居住,近半年来,老人精神萎靡,如遇天气阴雨连绵时,就站在窗前望着天空发呆,说是老伴在想念他,有时还经常躲在房间里不出来,严重时还把"死"挂在嘴边。只有见到孙儿时,才露出难得的笑容。

**请问:**

1. 刘爷爷出现了什么心理问题?

2. 应该如何对刘爷爷进行心理疏导?

当老年人对老年期的生理、心理、社会变化适应不良时,可能导致一系列心理健康问题。

### 一、常见心理问题及护理

**(一) 孤独**

孤独(loneliness)是一种心灵的隔膜,是一种被疏远、被抛弃和不被他人接纳的情绪体验。孤独感是老年人最常见的负面情绪体验。上海一项调查发现,60~70 岁的老年人中有孤独感的约占 1/3,80 岁以上约占 60%。

1. 原因　造成老年人孤独的主要原因有:①离退休后生活方式单一;②无子女或与子女远离而成为空巢家庭;③体弱多病,行动不能自理而不能走亲访友;④性格孤僻;⑤丧偶。

2. 表现　孤独寂寞、社会活动减少会使老年人产生伤感、抑郁情绪,常偷偷哭泣,顾影自怜。如再遇体弱多病,行动不便时,上述消极情绪会更加严重,长期孤独会给老年人带来持久的社会心理压力,有些老年人甚至选择不良的生活方式,如吸烟、酗酒、闭门不出等,进而引起人体神经内分泌功能紊乱和免疫功能下降,导致心血管病、糖尿病、癌症和其他疾病。有的老年人会因孤独而转化为抑郁症,严重者有自杀倾向。

3. 预防与护理

(1)社会予以关注和支持:对离开工作岗位而尚有工作能力和学习要求的老年人,各级政府和社会要为他们创造再就业和学习机会;社区应经常组织适合于老年人的各种文体活动,如广场交谊舞、打腰鼓、书画剪纸比赛等,鼓励老年人积极参加;对于卧病在床、行动不便的老人,社区应派专人定期上门探望,营造良好的尊老爱老的社会环境。

(2)子女注重精神赡养:子女必须从内心深处诚恳地关心父母,充分认识到空巢老人在心理上可能遭遇的危机,和父母住同一城镇的子女,与父母房子的距离最好不要太远;身在异地的子女,除了托人照顾父母外,更要注重对父母精神赡养,常回家看望老人,经常通过电话等与父母进行感情和思想交流。丧偶老年人独自生活,感到寂寞,子女应该支持老年人的求偶需求。

(3)老年人需要再社会化:老年人应参与社会,积极而适量地参加各种公益活动,在活动中扩大社会交往,做到老有所为,为有所乐,既可消除孤独与寂寞,更从心理上获得自身价值满足感,增添生活乐趣;也可以通过参加老年大学学习以消除孤独,培养广泛的兴趣爱好,挖掘潜力,增强幸福感和生存价值。

（二）抑郁

抑郁(depression)是一种常见的心理障碍,可由各种原因引起,以显著而持久的心情低落为主要临床特征,且心情低落与其处境不相称,严重者可出现自杀念头和行为。老年人在遇到健康状况不佳、退休、丧偶等问题时,容易引发抑郁症。

1. 原因　导致老年人抑郁的原因主要有:①年龄增大引起生理、心理功能退化;②慢性疾病,如高血压、冠心病、糖尿病及癌症等与躯体功能障碍和因病致残导致自理能力下降或丧失;③较多的应激事件,如离退休、丧偶、经济窘迫、家庭关系不和等;④低血压;⑤孤独;⑥消极的认知应对方式等。

2. 表现　抑郁症状主要包括情绪低落、思维迟缓和行为活动减少三个主要方面。老年人抑郁表现特点为大多数以躯体症状作为主要表现形式,心境低落表现不太明显,称为隐匿性抑郁;以疑病症状较为突出,可出现"假性痴呆"等;严重抑郁症老人的自杀行为很常见,也较坚决,如疏于防范,自杀成功率也较高。

3. 预防与护理

（1）增强自信:给老人安排一些力所能及的家务劳动,使其感到自己仍是有用的人,同时鼓励他们参加一些感兴趣的娱乐活动和适当的体育锻炼。

（2）积极沟通:善于倾听老人诉说,了解他们的心情,给予同情与关心。如果老人情绪低落、言语少,要主动与其谈心,以诱导他们倾诉内心的痛苦,减轻心理压力,树立战胜疾病的信心。

（3）严防自杀:自杀是抑郁症最危险的症状。有自杀倾向的老人一切活动应有人相伴,不宜单独居住。注意对药物的保管,服药时应认真检查,以防偷偷蓄积药物后一次性大量吞服自杀。妥善保管刀、剪、绳等物品,清晨老人情绪最低,同时他们又往往早醒,最易发生自杀,应密切观察。

（4）加强营养:饮食方面,既要注意营养成分的摄取,又要保持食物的清淡。多吃高蛋白质、富含维生素的食物,如牛奶、鸡蛋、瘦肉、豆制品、水果、蔬菜,少吃糖类、淀粉类食物。

（5）用药护理:目前临床上应用的抗抑郁药主要有:①三环类和四环类抗抑郁药:以多塞平、阿米替林、氯丙嗪、马普替林、米安色林等为常用,其应用时间较久,疗效肯定。但可出现口干、便秘、视物模糊、直立性低血压、嗜睡、心动过速、无力、头晕、心脏传导阻滞、诱发癫痫等副作用,对老年病人不作为首选药物。②选择性5-羟色胺再摄取抑制剂:主要应用的有氟西汀、帕罗西汀、氟伏沙明、舍曲林、西酞普兰及艾司西酞普兰6种。常见副作用有头痛、影响睡眠、食欲减退、恶心等,症状轻微,多发生在服药初期,之后可消失,不影响治疗进行。③单胺氧化酶抑制剂和其他新药物:因前者毒副作用大,后者临床应用时间不长,可供选用,但不作为一线药物。

抗抑郁药服药时间长,病人往往因副作用的产生而不愿治疗,出现拒药、藏药或随意增减药物的行为,护士要耐心说服病人严格遵医嘱服药,并注意饮食起居,严防自杀。对于重度抑郁者,有激越症状、威胁生命的木僵症状者及对药物无有效反应者,通常可用无抽搐电休克治疗。

（三）焦虑

焦虑(anxiety)是个体由于达不到目标或不能克服障碍的威胁,致使自尊心或自信心受挫,或失败感、内疚感增加,所形成的一种紧张不安带有恐惧性的情绪状态。老年人出现心烦意乱,坐卧不安,有时为一点小事提心吊胆,紧张恐惧。这种现象在心理学上称为焦虑,严重者称为焦虑症。

1. 原因 造成老年人焦虑的原因有:①老化改变的不适应,如躯体不适、沟通能力下降、社交障碍等;②各种应激事件,如离退休、丧偶、丧子、离婚、经济窘迫、家庭关系不和等;③疾病因素,老年期疾病困扰,如抑郁症、痴呆、甲状腺功能亢进、低血糖、直立性低血压等,老年人对病因、预后过分担忧等。④药物副作用,如抗胆碱能药物、咖啡因、皮质类固醇、麻黄碱等均可引起焦虑反应。

2. 焦虑的分类及表现

(1)急性焦虑:主要表现为急性惊恐发作。病人常突然感到内心焦灼、紧张、惊恐、激动或有一种不舒适感觉,由此而产生大汗、气促、脉搏加快、血压升高、尿频尿急等躯体症状。严重时可出现阵发性气喘、胸闷,甚至有濒死感,并产生妄想和幻觉。当急性焦虑发作时,可引起脑出血、心肌梗死、青光眼眼压骤升而发生跌倒等意外。急性焦虑发作一般可以持续几分钟或几小时,病程一般不长,经过一段时间会逐渐趋于缓解。

(2)慢性焦虑:主要表现为持续性精神紧张,经常或持续、无明确对象或固定内容的紧张不安,或对现实生活中的某些问题过分担心或烦恼。这种紧张不安、担心或烦恼与现实很不相符,使病人感到难以忍受,但又无法摆脱;常伴有自主神经功能亢进,运动紧张或过分警惕。

3. 预防与护理

(1)评估焦虑程度:可用汉密尔顿焦虑量表和焦虑状态特质问卷(见附录六)对老人的焦虑程度进行评定。

(2)针对原因处理:指导和帮助老年人及其家属认识分析焦虑的原因和表现,正确对待离退休问题,想法解决家庭经济困难,积极治疗原发疾病,尽量避免使用和慎用可引起焦虑症状的药物。

(3)指导老年人保持良好心态:学会自我疏导和自我放松,建立规律的活动与睡眠习惯。

**边学边练**

实训六 老年人的心理评估

(4)子女理解尊重:帮助老人的子女学会谦让和尊重老人,理解老人的焦虑心理,鼓励和倾听老人的内心宣泄,真正从心理和精神上去关心体贴老人。

(5)遵医嘱使用药物治疗:焦虑过于严重时,可选服一些抗焦虑的药物,如地西泮、多虑平等。

## 二、离退休综合征的护理

离退休综合征(retired veteran syndrome)是指老年人由于离退休后不能适应新的社会角色及生活环境和生活方式的变化而出现焦虑、抑郁、悲哀、恐惧等消极情绪,或因此产生偏离常态行为的一种适应性心理障碍。

(一)原因

造成离退休综合征的原因有:①离退休前缺乏足够的心理准备;②离退休前后生活境遇反差过大,如社会角色、生活内容、家庭关系等变化;③适应能力差或个性缺陷;④社会支持缺乏;⑤失去价值感。

（二）表现

1. 焦虑症状　表现为坐卧不安、心烦意乱、敏感、行为重复、小动作多、无法自控、犹豫不决，偶尔出现强迫性定向行走。

2. 抑郁症状　表现为情绪低落、郁闷、沮丧、意志消沉、萎靡不振；有强烈的失落感、孤独感和衰老无用感，对未来生活感到悲观失望；自信心下降，不愿与人交往；行为明显不同于以前，对现实不满、容易怀旧；严重时个人生活不能自理。

3. 躯体不适症状　表现为头痛、头晕、胸闷或胸痛、腹痛、乏力、全身不适等症状，现有躯体疾病无法解释这些症状。

（三）预防与护理

1. 正确看待离退休　离退休是一个自然、正常、不可避免的过程。面对现实，敢于接受既成的退休事实，重新设计安排自己的生活，尽快适应新的生活环境。

2. 积极做好心理准备　快到离退休年龄时，老年人可适当地减少工作量，多与已离退休人员交流，主动及早地寻找精神依托；退休前积极做好各种准备，如经济上的收支、生活上的安排，若能安排退休后做一次探亲访友或旅游，则有利于老年人的心理平衡。培养业余爱好，使自己退而不闲。

3. 避免消极情绪　老年人离开工作岗位，常常有"人走茶凉"的感觉，造成心理上的失落、孤独和焦虑。老年人应该勇于面对诸如此类的消极因素，同时对涉及个人利益的事，尽可能宽容。刚刚退休下来，要多与亲朋好友来往，将自己心中的郁闷、苦恼通过交谈等方式进行宣泄，及时消除和转化不良情绪，求得心理上的平衡和舒畅。

4. 建立社会支持系统　鼓励家人热情温馨地接纳老年人，尽量多地陪伴老年人；社区要经常联络、关心离退休的老年人，组织各种有益于老年人身心健康的活动，包括娱乐、学习、体育活动，或老有所为的公益活动，有计划地组织离退休人员学习、外出参观，从而减少心理问题。

三、空巢综合征的护理

"空巢家庭"是指家中无子女或子女成年后相继分离出去，只剩下老年人独自生活的家庭。空巢老人常由于人际疏远而产生被疏离、舍弃的感觉，出现孤独、空虚、寂寞、伤感、精神萎靡、情绪低落等一系列心理失调症状，称为空巢综合征（empty nest syndrome）。

（一）原因

1. 老人独居时间增多　年轻人外出打工、经商、子女出国等人口流动增多，子女无法与老年人居住在一起而感到冷清、寂寞。

2. 对子女情感依赖性强　有"养儿防老"的传统思想，到老年期正需要儿女做依靠的时候，儿女却不在身边，不由得心头涌起孤苦伶仃、自卑、自怜等消极情感。

3. 自身性格方面的缺陷　对生活兴趣索然，缺乏独立自主、振奋精神、重新设计晚年美好生活的信心和勇气。

（二）表现

1. 情感方面　老年人常感孤独，孤独感里又增添了思念、自卑和无助等复杂的情感体验，大都心情抑郁、精神空虚、情绪低落、无所事事。

2. 认知方面　多数老年人出现自责倾向，认为过去没有尽到父母的责任与义务，对子女的关心、照顾不够等。一部分老年人认为子女成人后对父母的回报、孝敬、关心不够，从而更加产生自怜的孤独感。

3. 行为方面　行为活动减少,兴趣减退,深居简出,很少与社会交往,表现出闷闷不乐、愁容不展;常伴有食欲减退、睡眠障碍等症状,严重时生活不能自理。

4. 躯体化症状　受"空巢"应激影响产生不良情绪,可导致一系列躯体症状和疾病,如失眠、早醒、睡眠质量差、头痛、食欲缺乏、心慌气短、消化不良、心律失常、高血压、冠心病、消化性溃疡等。

（三）预防与护理

1. 合理应对　随着人们寿命的延长,人口的流动性和竞争压力增加,年轻人自发地选择离开家庭来应对竞争,从前那种"父母在,不远游"的思想已经不再适用于今天的社会。做父母的要做好充分的思想准备,计划好子女离家后的生活方式,有效防止"空巢"带来的家庭情感危机。

2. 夫妻扶持　夫妻之间可通过重温恋爱时和婚后生活中的温馨时刻,感受、珍惜对方能与自己风雨同舟、一路相伴,促进夫妻恩爱;并培养一种以上共同的兴趣爱好,一同参与文娱活动或公益活动,建立新的生活规律,相互给予更多的关心、体贴和安慰,增添新的生活乐趣。

3. 自我调整　空巢综合征的老人一般与社会接触少,因此面对"空巢"时茫然无助,精神无所寄托。治疗空巢综合征的良药就是走出家门,体味生活乐趣。许多老年人通过爬山、跳舞、下棋或其他文娱活动结识了朋友,体会到老年生活的乐趣。

4. 对症治疗　较严重的空巢综合征老人,如存在严重的心境低落、失眠,有多种躯体化症状,有自杀念头和行为者,应及时寻求心理或精神科医生的帮助,接受规范的心理或药物治疗。

5. 子女关心,精神赡养　子女要了解老年人产生不良情绪的原因,常与父母进行感情和思想交流。子女与老人居住距离不要太远,最好是"一碗汤距离",即以送过去一碗汤而不会凉为标准;在异地工作的子女,除了托人照顾父母,更要"常回家看看",注重父母的精神赡养。

6. 政策扶持　政府应在全社会加强尊老爱幼、维护老年人合法权益的社会主义道德教育,深入贯彻《中华人民共和国老年人权益保障法》,提供有效权益支持,维护空巢老年人合法权益。依托社区组织开展兴趣活动,定期电话联系或上门看望空巢老人。并建立家庭扶助制度,制订针对空巢困难老年人的特殊救助制度,把帮扶救助重点放在空巢老年人中的独居、高龄、女性、农村老年人等弱势群体上。

## 四、高楼住宅综合征的护理

高楼住宅综合征是指一种因长期居住于高层闭合式住宅里,与外界很少接触,也很少到户外活动而引起一系列生理和心理的异常反应。在寒冷的冬春季节,由于老年人的活动量少,免疫能力下降,尤其多发高楼住宅综合征。

（一）原因

1. 居住环境　由于居住在高层封闭的单元住宅,限制了老人的活动范围,活动量大大减少,加上串门困难,人与人之间接触减少,使老人容易产生孤独感。

2. 信息缺乏　数字化社会难倒了不少老年人,接触社会信息量迅速减少,加速了老年人精神上的衰老,思维能力和判断能力也迅速衰退,从而产生隔离感。

3. 远离大自然　自然环境中的太阳光是一种天然消毒剂,外界环境中的花鸟虫鱼也能使人心情愉悦。长期生活在没有阳光的房间里,致病细菌大量繁殖。如果使用空调设备而不定期清洗过滤器,也经常成为微生物的滋生地,使人容易患病。再加上长期生活在空调房的恒温中,空气中负离子浓度低,老年人本身机体衰弱,这些因素常常成为损害老年人心血管系统功能的主要原因。

4. 光线因素　人工照明让墙壁和桌子表面刺眼,日光灯闪烁和发出光亮的斑点会使人疲劳、头痛和视力减退。窗大窗多太强烈的光线也会使老年人焦虑不安,头痛失眠等。

5. 缺乏运动　平时不爱运动,且上、下楼梯依赖电梯。长此以往便产生四肢无力,体质虚弱,消化不良等症状。

（二）表现

高楼住宅综合征的老年人一般表现为体质虚弱,四肢无力,面色苍白,不易适应气候变化,不爱活动,性情孤僻、急躁、难以与人相处等。它是导致老年肥胖症、糖尿病、骨质疏松症、高血压病及冠心病的常见原因,此"病"出现后极易产生老人与子女之间关系紧张。

（三）预防与护理

1. 重视室外运动　老年人要常到楼外呼吸新鲜空气、晒晒太阳,到楼下花园、树林中散步。冬季虽然天气冷,但老年人也要坚持运动,每天下楼活动 1～2 次,根据自己的健康状况和爱好,选择适宜的运动项目。

2. 参加社交活动　高楼住宅的老年人应尽量多参加社会活动,增加人际交往。要经常到左邻右舍串串门,以增加相互了解,开阔胸怀。这样有利于调整心情,消除孤寂感。

3. 保持室内空气新鲜　尽量保持一定的开窗时间,使室内空气保持新鲜洁净,改善空气质量。

4. 重视室内绿化　在阳台上和客厅内栽种绿叶植物和花卉。不仅可以美化居室环境,还能稳定老年人情绪。

5. 合理膳食,增加营养　合理膳食是预防疾病产生的有效途径。老年人冬春季要多食瘦肉、鸡蛋、鱼类、乳类、豆类及其制品等含有优质蛋白质的食品,这些食品不仅便于人体消化吸收,而且富含人体必需的氨基酸和营养素,可以增加老年人耐寒和抗病能力。

6. 多提供信息刺激　子女要多陪伴老年人聊天,行动不便者要尽可能使用轮椅带老年人下楼散步,介绍一些身边发生的新变化和新故事,尽量寻找机会促使老年人多动脑。

7. 简易穴位按摩　可给老年人适当地按摩穴位,并注意劳逸结合,不仅能使老年人精力得到恢复,健康状况也会得到有效改善。血液循环障碍的老年人,可先足浴 30 分钟,再进行全足按摩。

**慧心笔录**

　　通过本章相关知识学习,可以总结出很多疾病的发生与心理问题有关。如果忽视老年人的心理问题,任其发展就可能出现焦虑、抑郁、空巢综合征、离退休综合征等一系列心理问题。目前老龄化和高龄化的快速增长,空巢老人、独居老人不断增加,以治病先治"心"为原则,去关爱老人、了解老人、重视老人的心理健康,并及时提供相应的预防和干预,这样就能提高老年人的身心健康,以及生存能力和生活质量。所以说,老年人心理健康的维护与促进显得尤其重要。

（熊建萍）

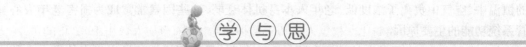

学 与 思

1. 赵局长,男,刚过六十大寿。近日老伴和女儿陪同其来医院老年人心理健康科就诊。对于这次就诊,赵局长内心非常排斥,认为自己没有病,但家人却表示受不了他近一年的状况。赵局长退休前任一国家机关干部,公务繁忙。赵局长工作也很投入,非常负责尽职,经常出差加班。现由于年龄原因,退休近一年余,赵局长觉得非常不适应,脾气性格变化很大,经常在家中发无名火,家人怎么做都不如其意。且其本人食欲差,睡眠差,精神差,整天唉声叹气,有时甚至早上要去单位上班,走到小区门口又走回来。请问:

(1)赵局长出现了什么问题?

(2)作为护士应该如何进行心理疏导?

2. 李大爷夫妇,育有三个儿女,均长年在外地生活工作,老两口不愿随儿女移居外地。某日在一贸易广场,一年轻男子向老夫妻推销各种天价保健品,刚开始老两口是拒绝的,但小伙子非常有耐心,还经常上门陪老两口聊天、散步,加上及与儿女联系少,老两口逐渐放松了警惕,一年左右的时间,老两口不仅买了许多价值不菲的各类保健品,最后还被小伙子"借"走了近十万元。知道上当后,老两口心理非常自责,整日唉声叹气。请问:

(1)试分析老两口上当时的主要心理状态。

(2)应该如何指导老两口儿女对父母的沟通及陪伴?

# 第九章 老年人日常生活护理

## 学习目标

1. 了解老年人常见睡眠障碍类型、饮食原则、营养需求、日常安全事项和活动项目。
2. 熟悉老年人排泄特点和常见的排泄问题。
3. 掌握促进老年人睡眠障碍的方法和注意事项。
4. 掌握进食困难、噎食或误吸老年人的解决措施。
5. 学会为留置导尿的老年人更换集尿袋、有肠造瘘的老年人更换粪袋。
6. 正确协助护理老年人日常生活,操作规范,关爱老年人,注重人文关怀。

随着机体进入老年期,因生理性老化、慢性疾病多发等因素影响,老年人日常生活活动能力明显下降。为帮助老年人维持和恢复基本的生活能力,提高生存质量,护理人员需重视老年人的日常生活护理,要通过正确的护理措施与指导,帮助老年人在健康状态下方便、独立地生活。

## 第一节 老年人睡眠护理

老年人相比青年人群因生理功能减退及各种因素影响,易出现睡眠时间减少、早睡、早醒、睡眠质量下降等睡眠障碍问题,这直接影响老年人的生活质量。

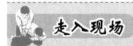

王奶奶,67 岁,小学毕业,退休工人,患冠心病、高血压。两周前,入住老人院,居住环境为三人间。近来发现,王奶奶常无精打采,白天会坐在轮椅上打瞌睡,夜晚入睡困难,睡眠浅,多梦。

**请问:**

1. 根据王奶奶的表现,请判断属于哪一类型睡眠障碍? 引发原因是什么?
2. 护理人员应如何采取措施指导王奶奶改善睡眠情况?

### 一、老年人睡眠障碍的相关知识

睡眠障碍是指睡眠量不正常以及睡眠中出现异常行为的表现,也是睡眠和觉醒正常节律性交替紊乱的表现。老年人因生理功能减退及各种因素影响易出现睡眠障碍。

（一）常见类型

睡眠障碍常包括睡眠失调和异态睡眠两大类型。睡眠失调主要是指睡眠不够、入睡困难和睡眠质量差；异态睡眠是指在睡眠时可出现生理或行为异常。

（二）主要表现

老年人常见的睡眠障碍主要表现为入睡困难（入睡时间至少超过30分钟）、睡眠维持障碍（间歇性觉醒次数≥2次或过早醒来）和睡眠质量下降（多梦、睡眠浅）。随着睡眠障碍的出现，老年人还可发生烦躁、精神萎靡、食欲减退、乏力、疲惫，甚至疾病等问题，甚至影响生活质量。

（三）原因

1. 环境 老年人睡眠环境的改变都可以影响睡眠质量，如居室环境更换、床具舒适度下降、室内光线、声音、温湿度刺激等。

2. 疾病 老年人因老化活动力减退以及疾病治疗所限，躯体常会保持一种卧位，造成肌肉疲劳而难以睡眠。

3. 疼痛 因各种疾病及治疗所致的疼痛是影响老年人睡眠质量的主要因素。

4. 心理 因老年人思考问题比较关注，遇到问题会左思右想而影响睡眠，特别是较内向的老年人。

5. 饮食习惯 睡前进食过多会增加胃肠负担，胸腹部会有饱胀感而影响入睡；睡前饮咖啡、酒、浓茶会引起神经兴奋性增加而失眠；同时，睡前饮大量水或牛奶也会造成夜尿增多而干扰睡眠质量。

二、促进睡眠的方法

1. 全面评估 通过评估，对影响老年人睡眠质量的因素进行分析和对因处理。

2. 创造有利于睡眠的环境 保持室内安静，床上用品干净、整洁，调节光线尽量暗淡，温度控制在24～28℃。

3. 帮助老年人养成良好的睡前习惯 ①为符合人体生物规律，保障白天的正常社交活动，建议养成早睡早起、适当午睡的习惯；②睡前勿进食，晚餐时间至少安排在睡前2小时，禁忌过饱，避免增加胃肠道负担，胸部受压，不仅影响消化，还影响睡眠。睡前不宜喝咖啡、浓茶及含乙醇等有兴奋性促进的饮料，饮适量的温牛奶则有利于促眠；③睡前采用热水泡脚，促使全身血流加速，降低大脑皮质的兴奋性，可起到催眠的效果，还可促进足部清洁、舒适，使全身放松，睡得安稳；④养成睡前排便、少饮水的习惯，避免夜尿增多、夜起次数增加而影响睡眠；⑤睡前尽量不看刺激的报刊、电视、书籍等，使心态平和，以利于睡眠。

4. 多与老年人沟通 及时解决其不安之处，调整情绪，使之保持轻松、愉悦的心情。

# 第二节 老年人饮食与营养

 走入现场

刘大爷，68岁，某天早饭时，刚吃完一颗水煮鸡蛋后突然不能说话，连续剧烈地咳嗽并伴痛苦表情，还一直用手按住自己的颈部，不断用手指口腔。

**请问：**
1. 根据刘大爷的表现，判断发生了什么情况？
2. 护理人员应如何采取措施协助刘大爷转危为安？
3. 护理人员应向刘大爷做哪些饮食指导？

随着老化进程发展，老年人的消化吸收功能下降，牙齿松动、脱落造成咀嚼困难，食欲减退等问题发生均会使自身机体所必需的营养素减少，对健康造成危害。因此，关注老年人的合理饮食与营养是维持、恢复、促进老年人健康的基本手段，是老年人日常生活护理中必不可少的内容。

## 一、老年人的饮食原则与营养要求

**（一）影响老年人营养的因素**

1. 生理性退化 随着年龄增长，老年人机体发生生理性退化改变。老年人味觉、嗅觉功能下降，对食物味道的敏感性下降，特别是咸味和苦味，所以老年人好味道重的饮食；伴随牙齿松动、残缺、脱落、义齿不适应、咀嚼肌肌力下降，都可造成老年人咀嚼能力下降，进一步影响摄食量；老年人肠蠕动减慢，各种消化液分泌减少，对食物的消化吸收功能均下降，食物有效成分不被利用，可造成营养丢失；老年人易便秘，而便秘又可引发腹胀、腹痛、食欲减退等，又影响到营养饮食的再摄入。

2. 疾病 疾病是影响老年人摄食的重要因素。一般患有消化性溃疡、糖尿病、高血压、冠心病、肾脏疾病、癌症等疾病的老年人，常会为了控制疾病的发展和防止恶化而有效地改善自身营养状况。

3. 心理状态 老年人的饮食摄入还与自身心理状态有关。如老年人因入住医院或养老院或无家人关心而感到不适、孤独时，往往会有饮食过少或绝食等行为。

4. 社会情况 老年人的生活环境、经济状态、文化程度、社会地位、健康价值观等都会影响其营养饮食的习惯。

**（二）饮食原则**

1. 膳食均衡 老年人保持合理的膳食结构可预防高血压、糖尿病、冠心病、骨质疏松等疾病。因此，老年人饮食应营养均衡，比例适当，保证摄入丰富的优质蛋白、低脂肪且以不饱和脂肪酸为主、低糖、低盐、高维生素、高纤维素和适量矿物质，同时适当地限制热量补充。

2. 食物易于消化吸收 老年人的咀嚼能力下降，消化道吸收功能减退，应选择细、松、软的食物，进食时宜细嚼慢咽，不仅锻炼牙齿咀嚼，还利于消化吸收。

3. 合理烹调 老年人的消化道对食物的温度较敏感，要求饮食宜温偏热，不宜过冷过热。菜肴要淡，食物搭配要丰富，不宜过精，强调粗细组合，饭菜要烂软。食物烹饪中应细松软，便于消化吸收，尽量避免油炸、腌制、烟熏等方法，同时，注意食物颜色搭配，能从视觉上刺激食欲。

4. 养成良好饮食习惯 根据老年人生理特点，应做到少吃多餐，尽量避免暴饮暴食或过饥过饱。两餐间可适当增加小零食，晚餐不宜过饱。

5. 积极参加适度的体育锻炼 老年人进行适当的体力活动是维持良好身体状况的主要方式。因此，老年人应重视合理调整摄食量和体力活动的平衡关系并控制体重在适宜范围内,适合老年人的体育锻炼有慢走、太极拳、广场舞等。

（三）营养要求

1. 热量　热量是维持身体基础代谢和活动能力的能量。老年人随着机体老化、活动量减少、基础代谢率下降,每日所需热量也相应减少,一般 65 岁以上的老年人每天总热量控制在 1900 ~ 2480kcal 以下。如果热量摄入过多,会使高血压、冠心病、糖尿病等疾病患病风险增加。

2. 碳水化合物　老年人碳水化合物供给热量应占总热量的 55% ~ 65%。在选择摄入时,应限制能直接引起血糖变化的精制单糖、双糖,如蔗糖;可通过淀粉类和膳食纤维如薯类和粮食代替,以促进机体对胰岛素的敏感性,还可降低血脂和防止便秘。

3. 蛋白质　老年人蛋白质供给热量应占总热量的 15%。蛋白质对维持老年人机体正常代谢、补充组织蛋白的消耗、提高机体抵抗力具有重要作用。老年人体内的胃胰蛋白酶分泌减少,对蛋白质的消化和吸收率较差,老年人每天蛋白质的摄入量不宜过多,应以生物价值较高的优质蛋白质为主,保持优质蛋白总量占蛋白质总量的 50% 左右,其中,以鱼、虾、豆制品等食物含量较多。

4. 脂肪　老年人对脂肪的摄入量应控制。随着老年人消化功能减退,对脂肪的消化吸收减慢,致血脂浓度升高,血液黏稠度增加,易患冠心病、脑卒中、糖尿病等。一般老年人脂肪供给热量占总热量的 17% ~ 20%。同时,考虑到食物中脂肪含量过少,必需脂肪酸的缺乏也会影响脂溶性维生素的吸收。为保持机体营养素之间的平衡,老年人应减少饱和脂肪酸和胆固醇的摄入如动物性脂肪,应改选玉米油、花生油、橄榄油等。

5. 无机盐　在各种矿物质中,对老年人非常重要的有钙、铁、锌、钾、钠等。老年人食物中钙的摄入量一般要求 800mg/d,摄入不足易发生钙代谢的负平衡,特别是绝经后妇女因内分泌功能减退,更容易发生骨质疏松。因此,老年人饮食中应多摄入奶类及奶制品、豆制品、虾皮等含钙丰富及易吸收的食物。铁缺乏往往是由于摄入不足和吸收利用不当,严重者可引起缺铁性贫血。老年人在日常生活中应选用含铁丰富的食物如动物性血及肝脏、菠菜、黑木耳、香菇等,选择富含维生素 C 的食物亦有助于机体对铁的吸收和利用。老年人缺乏锌时,会出现食欲减退、免疫功能下降、伤口难愈合等问题。饮食中应从奶制品、瘦肉、蛋类、豆制品和谷物类增加锌的摄入来源。老年人因味觉敏感性降低,好偏咸的食物,容易引起高钠低钾,高钠会增加高血压、冠心病等发病风险,一般建议老年人每天食盐摄入量为 5 ~ 6g。低钾会致身体疲倦感加重,可从香蕉、黑木耳、香菇等食物中补充。

6. 维生素　维生素对维持老年人身体健康、调节机体代谢、增强抵抗力、延缓衰老具有重要作用。应鼓励老年人多选择富含维生素的食物,其中,深色蔬菜和动物性食品如肝脏、蛋、奶及奶制品中富含维生素 A;B 族维生素能增加老年人的食欲,主要通过多吃粗粮、奶、肉食等食物补充;可通过食用新鲜水果和蔬菜保障维生素 C 的摄入;维生素 E 具有抗氧化衰老的作用,主要存在于坚果、蛋类及植物油等食物中。

7. 膳食纤维　膳食纤维主要存在于谷、薯、豆、蔬果类等食物中,对预防便秘、心血管疾病、促进胆固醇代谢、降低餐后血糖和防止热量摄入过多等方面起着重要作用。老年人膳食纤维的摄入量以每天 30g 为宜。

8. 水　老年人每日饮水量(除去食物中的水)应控制在 1500ml 左右。饮水过多会增加心、肾功能的负担;饮水过少,再加上老年人肠蠕动减慢、肠道分泌液减少,容易发生便秘,严重者还会引发电解质紊乱、脱水等。

**《中国居民膳食指南(2016)》推荐**

一、食物多样,谷类为主　　　　二、吃动平衡,健康体重

三、多吃蔬果、奶类、大豆　　　四、适量吃鱼、禽、蛋、瘦肉

五、少盐少油,控糖限酒　　　　六、杜绝浪费,兴新食尚

　　《中国居民膳食指南(2016)》针对老年人群的生理特点及营养需要,在一般人群膳食指南的基础上对其膳食选择提出特殊指导。如下:

少量多餐细软,预防营养缺乏

主动足量饮水,积极户外活动

延缓肌肉衰减,维持适宜体重

摄入充足食物,鼓励陪伴进餐

## 二、老年人的饮食护理

**(一)喂食方法**

1. **一般人群**　进餐环境要做到定时通风换气、保持室内空气清新,尽量安排老年人与他人共同进餐,以促进食欲和增加食量。对可自行进餐者,鼓励其自己进食;对不能自行完成者,可协助喂食。

2. **视力障碍者**　对于视力障碍的老年人,需通过判断其情况再采取相应措施。能自行进餐者,首先应被告知餐桌上摆放食物的种类与位置,并帮助其用手确认,注意确认时,避免因食物过烫而被烫伤,尽可能选择不用吐壳、刺、皮等直接方便吞咽的食物,确保摄食过程安全。

3. **上肢活动受限者**　对于上肢活动受限的老年人,可根据其病情采取不同进食方法。一般鼓励自行进餐并可通过选择各种辅助餐具完成,如选择手柄增粗,方便握持的勺或叉。

4. **吞咽功能障碍者**　吞咽功能障碍的老年人在进食时容易将食物误咽入气管,引发呛咳,甚至窒息。尤其是卧床的老年人,因舌控制食物的能力下降,更易引起误咽。因此,协助此类老年人进食时,体位、食物种类与量的选择尤其重要。一般采取坐位或半坐位进食比较安全,如偏瘫老年人建议采取健侧卧位。吞咽时,尽量保持呈点头状以增大喉咽部通道帮助食物进入消化道。食物选择一般以柔软、密度均一、黏度适中不宜松散,偏凉的软食为主。指导吞咽功能障碍的老年人慢慢咀嚼,每次进食量不宜超过300ml。同时,随着年龄的增加,老年人的唾液分泌相对减少,主张老年人进食前先喝水湿润口腔,特别是脑血管受损、神经失调的老年人优选此法。

**(二)噎食、误吸的处理**

1. **概念**　噎食是指食物堵塞咽喉部或卡在食管第一狭窄处,甚至误入气管,引起窒息。老年人因唾液分泌减少、咀嚼不便、消化功能减退,容易出现噎食。常表现为进食中突然不

能说话,并呈现痛苦表情,会用手按住颈部或前胸;如阻塞部分气管,还可发生严重呛咳、呼吸困难甚至窒息而死亡。误吸则是指任何物质,如唾液、食物、胃内容物或鼻腔内分泌物被吸入气道内。

2. 处理 常用的方法有拍背法、腹部手拳冲击法。

(1)拍背法:施救者站于老年人侧后位,一只手放置于老年人胸部作支撑,另一手掌根部对准老年人肩胛区脊柱,用力给予连续4～6次急促拍击。拍击时应注意老年人头部保持在胸部水平或低于胸部水平,充分通过重力作用排出异物(图9-1)。

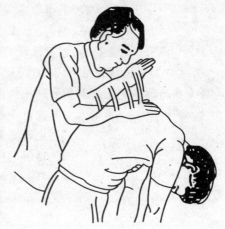

图9-1 拍背法

(2)腹部手拳冲击法:由美国学者海姆立克发明的一种简单易行、人人都能掌握的急救法,亦称海姆立克急救法。①意识尚清醒的老年人:采用立位或坐位,施救者站于老年人背后并将其双臂环抱,用一手握拳,使拇指掌关节突出点顶住老年人腹部正中线脐上部位,另一手的手掌压在拳头上,连续快速向内、向上推压冲击6～8次,注意保护肋骨;②昏迷倒地的老年人:采用仰卧位,施救者骑跨在老年人髋部,按上述方法推压冲击脐上部位。通过不断增大腹内压力,可抬高膈肌,使气道瞬间压力迅速增大,帮助阻塞气管的食物或其他异物上移并排出。此法也被称为"余气冲击法",如首次无效,可几秒间歇后,再重复操作一次,借助人为的咳嗽,将堵塞的食物冲出气道(图9-2)。

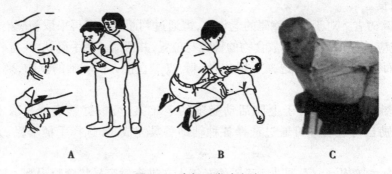

图9-2 腹部手拳冲击法

3. 注意事项

(1)救助前应严密观察老年人的情况,通过快速识别判断,采用正确的急救方法就地抢救,必要时需及时协助老年人就医。

(2)如遇老年人牙关紧闭或抽搐时,可使用筷子等从白齿处撬开口腔并取出食物,同时解开衣领。

(3)施救时,施救者动作务必用力适度,以免造成老年人肋骨骨折和内脏损伤。

(4)纠正老年人不良进食方式,如避免口中一次性进食食物过多、过大块;避免进食时边说笑或边饮水;卧床老年人进餐时,应抬高床头避免食物反流等。

## 第三节 老年人排泄护理

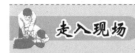

曹奶奶,72岁,小学毕业,退休工人,患冠心病、高血压。三天前,因血压升高住院观察。入院以来,曹奶奶主诉只解了一次大便并且排便困难,粪便硬结呈圆粒状,数量也少。

**请问:**

1. 根据曹奶奶的情况,请判断发生了什么问题?
2. 护理人员应如何采取措施协助曹奶奶解决此情况?

随着年龄不断增长,老年人的排泄功能也在不断退化,常见的问题主要有便秘、尿频、尿急、尿潴留和大小便失禁等,这些问题均会影响老年人身心健康。因此,及时发现老年人异常排泄情况并给予正确处理也是护理人员实施老年日常生活护理的重要内容。

### 一、老年人排泄功能的特点

随着年龄增长,老年人的肾浓缩、稀释功能下降,易导致水、电解质紊乱,发生脱水或酸中毒等。老年人还易出现生理性肾小球硬化,肾动脉粥样硬化,肾血流量明显减少,致使肾小球滤过率、肾小管重吸收功能发生增龄性下降,同时,内生肌酐清除率也逐年下降。随着输尿管肌层变薄,张力减弱,尿液进入膀胱流速减慢,老年人易产生反流而引起逆行感染。另外,伴随膀胱肌萎缩,老年人常发生不自主收缩,易出现夜尿增多、尿频甚至尿失禁等问题。老年女性还可因盆底肌松弛,更易发生压力性尿失禁。此外,老年男性前列腺大多有不同程度的增生,易引起尿路梗阻而影响膀胱排空,进一步造成尿路感染。

老年人因机体功能减退,肛门括约肌松弛,容易发生大便失禁。同时,随着消化能力下降、饮食摄入量减少、活动锻炼缺乏等,便秘也成为老年人常见的症状。

### 二、老年人常见排泄问题及护理方法

（一）便秘

便秘是指排便次数减少或排便困难,粪便干结,且便后无排畅感。老年人便秘是常见问题,一般5%~30%的老年人会发生便秘,而便秘程度亦随年龄增长而加重,同时久卧床的老年人便秘发生率更高,可达80%。便秘时不仅伴有腹痛、腹胀、恶心、烦躁等症状,还会引发肠梗阻、直肠脱垂、痔疮等并发症,这都严重影响着老年人的生活质量。

1. 原因 造成老年人便秘的主要原因有:

（1）生理因素:老年人随着机体老化,摄食量与活动量都逐渐减少,胃肠道消化液分泌减少,胃肠蠕动减弱,腹腔、盆底肌肌力下降,肛门内外括约肌肌力减弱,这都容易导致食物在肠腔内久置,水分回吸收过多而引发便秘;

（2）不良饮食习惯:老年人日常生活中如膳食纤维、谷物摄入减少,饮水量不足,可造成肠蠕动减慢,排便干结而引发便秘;而饮酒、喜辛辣刺激性食物、偏食、暴饮暴食等不良饮食

习惯也会影响便秘发生;

（3）不良生活方式:长期缺乏身体锻炼如久坐久站久卧的老年人容易发生便秘,因为活动可提高肠壁间神经丛的兴奋性,可刺激肠道蠕动,有助于维持正常的排便功能。同时,晚睡、晚起、生活无规律、没有养成定时排便习惯等也会加重便秘的发生;

（4）心理因素:一般过多紧张、焦虑、抑郁等心理状态都可导致肠壁交感神经作用加强,而肠蠕动减弱,从而引起便秘;

（5）疾病因素:肠道本身的疾病如结肠、直肠阻塞性疾病,以及身体其他系统疾病如神经性疾病、内分泌疾病等也都可影响正常排便;

（6）药物因素:常见的麻醉剂、止痛药等都可使肠蠕动减慢而导致便秘。

2. 便秘的判断　老年人便秘属于慢性便秘,慢性便秘常使用罗马Ⅱ标准来判断。如在不用泻剂的情况下,过去 12 个月中至少 12 周连续或间断出现以下 2 个或 2 个以上症状即为便秘。

（1）大于 1/4 的时间排便费力;

（2）大于 1/4 的时间粪便是团块或硬结;

（3）大于 1/4 的时间有排便不尽感;

（4）大于 1/4 的时间有排便时肛门阻塞感或肛门梗阻;

（5）大于 1/4 的时间排便需要用手协助;

（6）大于 1/4 的时间每周排便小于 3 次。

3. 便秘的伴随症状　便秘可伴有肛门胀堵、腹胀、腹痛、恶心、口渴、会阴胀痛及烦躁等伴随症状。

4. 便秘的并发症

（1）粪便嵌塞:粪便持久滞留于直肠内,坚硬不外排;

（2）肠石:粪便长期滞留在结肠内形成坚硬的粪块并钙化所致;

（3）粪性溃疡:又称"宿便性溃疡",是指粪块长久滞留可刺激肠黏膜而形成溃疡,常发生于直肠、乙状结肠以及横结肠;

（4）大便失禁:上段肠管内久置的粪便被微生物液化形成的粪水通过阻塞的粪块留到直肠末端,因肛门内、外括约肌的收缩功能下降,致使粪水可从肛门口流出,造成大便失禁;

（5）直肠脱垂:便秘时,想通过不断施加腹压和盆底肌肌力帮助排便,但因粪便坚固不易排出,最终造成直肠脱垂。情况轻者,仅发生在排便时,排便后可自行回纳;重者还可导致直肠黏膜出血、溃烂、黏液渗出,肛门功能失调。

5. 辅助检查　为排除结、直肠疾病病变和肛门狭窄等情况,可行结、直肠镜检查,钡餐灌肠,直肠肛门压力测定、球囊排出试验等辅助检查。

6. 便秘的护理与预防

（1）排便护理:①指导老年人养成良好的排便习惯:选择良好隐蔽的排便环境,保持便器干净、清洁;应做到定时排便,一般选择在早餐后排出宿便,特别是有便意时应立即排便;排便体位最好采用蹲位,可通过增加腹压促进肠蠕动帮助排便;行动不便的老年人可通过坐便椅或马桶采用坐位排便,但禁忌用力过猛;排便时应专心致志,做到不阅读、不玩手机,避免排便时间过久;对于长期卧床的患病老年人可利用便器进行床上解便,但应采取坐位或适当将床头抬高,以增加腹内压利于排便。②人工取便:对于严重便秘造成粪便嵌顿无法自行排出的老年人,可采取人工取便法。操作前,需向老年人解释操作目的和注意事项。取得配合后,协助老年人取左侧卧位,由操作者戴上手套,利用示指涂抹肥皂液后伸入肛门,慢慢将粪便掏出至全部清除。

（2）用药护理:一般治疗便秘的药物,其用法根据患病人群情况可分口服、外用及灌肠。口服用药常见液状石蜡、麻仁丸,因作用温和,腹泻不剧烈,常用于老年人和患高血压、冠心病、痔疮等体弱的病人;而番泻叶、大黄、果导等药物,因作用较强并极易引起腹泻,只有在遵循医嘱时方可入口服用,并要及时观察服用效果和反应,因长期使用或滥用缓泻剂会引起药物依赖性而出现慢性便秘;常见的外用通便剂主要有开塞露、肥皂栓和甘油栓,使用时只需将通便剂从肛门插入以软化粪便,帮助顺利通便,因操作简单、方便,适合病人自行及家属辅助完成;对于便秘严重甚至需要灌肠的老年人,可遵照医嘱选用蓖麻油、肥皂水或"1、2、3"溶液实施小量不保留灌肠法。

（3）腹部按摩:指导老年人进行腹部按摩以促进肠蠕动,帮助排便。按摩前,先嘱排空尿液,用手掌自右下腹开始沿顺时针呈环形按摩,按摩至左下腹时应增加力度,每天进行 2～3 次,每次 10～15 下。

（4）收腹与肛提肌训练:为提高排便辅助肌的收缩力度以增强排便能力,建议老年人每日练习腹部与肛门括约肌收缩运动,每次收缩坚持 10 秒后放松,每天进行 2～3 次,每次 10～15 下。

（5）预防:①改善饮食结构:鼓励老年人多饮水,除疾病限制外,应保证每日饮水量至少在 2000～2500ml;饮食方面应增加富含纤维素和维生素的食物摄入,如芹菜、韭菜、玉米粉、香蕉和苹果等;禁忌生冷、辛辣、煎炸和腌制等刺激性食物。②合理参与活动锻炼:建议老年人根据身体情况选择合适的活动项目,如散步、慢跑、太极拳等,保证每天至少活动 30 分钟;对于行动不便的老年人可借助助行器辅助行走,而卧床老年人可进行床上主动关节活动或他人协助下进行被动运动。

（6）心理干预:关注老年人关于便秘的感受,向其讲解便秘的治疗方法以增强应对信心;护理操作以尊重老年人隐私为前提;多与老年人家属沟通,以取得家人的支持和配合。

（二）尿失禁

尿失禁是指由于膀胱括约肌损伤或神经功能障碍等原因导致膀胱内的尿液不自主地外流出尿道口的状态。尿失禁是老年人最常见的健康问题,它会造成老年人身体异味、尿路感染及皮肤糜烂等,易增加老年人及家庭在经济和精神上的负担。一般老年女性尿失禁的发病率高于男性。

1. 原因

（1）疾病:患有脑卒中、脊髓损伤、颅脑损伤、糖尿病、心力衰竭、泌尿系统感染、高血糖症、阴道炎等疾病可出现尿失禁;

（2）有尿道手术史及外伤史等,可导致尿路梗阻或逼尿肌或括约肌功能失调而造成尿失禁;

（3）药物作用:如服用利尿剂、抗抑郁、镇静安眠、抗胆碱能等药物;

（4）雌激素水平下降:老年女性发病率明显高于老年男性。

2. 尿失禁情况

（1）老年人排尿时可伴发尿频（日间排尿超过 7 次）、尿急、夜尿、突然出现排尿急迫感等情况;

（2）老年人因咳嗽、打喷嚏等原因,即可诱发尿失禁。

（3）老年人会因尿失禁造成身体异味、反复尿路感染及皮肤糜烂等,易出现孤僻、抑郁、烦躁等心理问题,甚至还会因担心他人排斥,拒绝帮助,出现社交障碍等情况。

3. 尿失禁分类

（1）压力性尿失禁：与老年人发生退行性改变、肥胖、手术等因素有关；

（2）急迫性尿失禁：与老年人发生退行性改变、患有尿路感染、短时间摄入大量液体等因素有关；

（3）反射性尿失禁：与脊髓损伤、肿瘤、老年人发生退行性改变等因素引起对反射弧水平以上的冲动传输障碍有关。

4. 辅助检查

（1）尿液分析和生化检查；

（2）尿垫实验：在会阴处放置一块已称重的卫生垫后锻炼，锻炼后再次称重卫生垫，以了解漏尿程度；

（3）尿道压力测试：确定压力性尿失禁的诊断方法。可在老年人膀胱内充满尿液时，取站立位时咳嗽或举重物，观察在膀胱加压时是否出现漏尿；

（4）排尿期膀胱尿道造影、站立膀胱造影；

（5）女性外生殖器检查：老年女性还应检查外生殖器，以了解有无子宫脱垂、阴道前后壁膨出、萎缩性阴道炎等问题；

（6）直肠指诊：了解肛门括约肌肌张力、前列腺大小和质地、有无粪便嵌顿等。

5. 尿失禁的治疗与护理　老年人尿失禁的发生是由多种因素共同作用所致。因此，治疗与护理尿失禁的老年人时，需遵循个体化原则，采取不同措施。

（1）行为治疗：包括生活行为方式干预、骨盆底肌肉训练、膀胱训练、间歇性导尿。①生活行为方式干预：劝诫老年人积极向健康的生活行为方式改善，如控制体重、戒烟限酒、规律运动、膳食平衡等。一般保证每日液体摄入量为 2000～2500ml，为减少夜起次数，睡前应限制饮水，同时避免浓茶、咖啡、啤酒类等利尿的饮料摄入；平衡膳食是指尽量选择富含足够热量、蛋白、纤维素及维生素的食物。②骨盆底肌肉训练：适用于患有压力性尿失禁和急迫性尿失禁但意识清楚的老年人。训练方法为每日进行 3 次盆底肛提肌收缩运动，每次收缩尽量保持 10 秒钟，然后放松 10 秒钟，重复收缩与放松 15 次。③膀胱训练：适用于认知功能良好，但患有压力性尿失禁的老年人。可适当延长排尿间隔时间，增加膀胱容量，通过重建大脑对膀胱功能的控制，应对急迫性排尿感。④间歇性导尿：适用于残余尿量过多或无法自行解出小便者。间隔时间最长为 4 小时 1 次，以免引起尿道感染。

（2）指导合理选择尿失禁护理用具：①纸尿裤、护理垫是最简单、安全、普遍适用的尿失禁护理用具，既不影响老年人翻身和外出，也不会造成尿道及膀胱损害，保障膀胱的生理活动，但每次更换时一定要清洗会阴部和臀周皮肤，避免湿疹和压疮的发生；②高级透气接尿器：主要适用于长期卧床、自理能力较差的老年人，可以避免会阴部皮肤长期受潮，出现溃烂、湿疹等问题；③老年男性尿失禁病人一般建议选择避孕套式接尿袋引流尿液，其优点主要是不影响老年人翻身和外出；④保鲜膜袋接尿也使用于老年男性尿失禁病人，保鲜膜袋透气性好，价格低廉，不易引起泌尿系统感染和皮肤受损；⑤一次性导尿管和密闭引流袋：适用于躁动、尿潴留的病人，优点是不易脱落，但护理不当时易发生泌尿系统感染，而长期使用还会影响膀胱自动反射性排尿功能。

（3）药物治疗：一般治疗尿失禁的药物有曲司氯胺、托特罗定和索利那新等。护士应指导老年人遵循医嘱正确用药，并告知药物的作用及注意事项，禁忌过于依赖药物而要配合功能锻炼的重要性。

（4）手术治疗：各种非手术治疗失败，或伴有盆腔脏器脱垂、尿失禁严重影响生活质量的老年人可采用手术治疗。常见的手术治疗方法有经阴道前壁韧带筋膜吊带术、射频治疗尿失禁、人工尿道括约肌术等。

（5）心理干预：关注老年人关于尿失禁的感受，向其讲解尿失禁的治疗方法以增强应对信心；护理操作要以尊重老年人隐私为前提；应多与老年人家属沟通，以取得家人的支持和配合。

（6）健康指导：①为保持老年人会阴部皮肤清洁干燥，预防压疮等问题发生，应指导老年人及照顾者认识并学会及时更换尿失禁护理用具，如尿垫、纸尿裤，并做好每日温水擦洗、翻身及变换体位等；②还可为老年人提供良好的如厕环境，如尽量让老年人卧室靠近厕所，提供夜间照明设施；③建议老年人选择均衡饮食，保证足量的热量和蛋白质供给，摄取足够的纤维素，必要时可用药物或灌肠等方法保持大便通畅；④鼓励老年人坚持做膀胱训练、盆底肌肉训练、慢走等活动，减缓肌肉松弛，促进尿失禁康复。

（三）大便失禁

大便失禁是指肛门括约肌失去对粪便及气体排出的控制能力。老年人因机体老化，各系统功能逐渐衰退，其中肛门括约肌松弛易导致大便失禁发生。大便失禁多见于 65 岁以上的老年人，老年女性发病率较男性高。大便失禁会使患病老年人因自尊受损常处于尴尬、焦虑状态，其身心健康严重受损。

1. 原因

（1）生理因素：老年人因机体退行性改变，盆底肌收缩乏力和肛门内、外括约肌松弛造成排便不受控制；

（2）手术或外伤造成：曾接受手术或外伤史可导致肛管直肠环和括约肌损伤而影响排便；

（3）疾病因素：因神经肌肉系统病变导致老年人患有脑血管意外、脊髓损伤、老年性痴呆、精神障碍等疾病时可出现。

2. 表现 出现大便失禁的老年人表现为不同程度的排便和排气失控。轻者对排气和液态粪便控制能力丧失，偶见内裤弄脏；重者对固态粪便也没有控制能力，表现为肛门频繁地排出粪便；情况严重者还可造成肛门口周围皮肤溃烂，出现湿疹、黏膜脱出、肛门扩张等。

3. 辅助检查

（1）直肠镜检查：观察直肠黏膜颜色、有无溃疡、炎症、出血、肿瘤、狭窄和肛瘘等。

（2）肛管直肠测压：主要测量肛门内括约肌控制的静息压、肛门外括约肌随意收缩时最大压力和舒张时刺激的知觉阈值；一般当大便失禁时肛门静息压和最大压力均下降；

（3）肌电图、排粪造影、生理盐水灌肠试验等。

4. 大便失禁的护理与指导

（1）皮肤护理：护理人员应指导老年人及照顾者在每次排便后使用柔软的纸巾擦拭，用温开水清洗肛门周围皮肤并保持干燥，可涂抹含凡士林、维生素 E、甘油等成分的润肤油予以保护；要及时更换并整理被粪便污染的床单、衣物；要多注意观察骶尾部皮肤情况改变，定时按摩受压皮肤，预防压疮发生。

（2）饮食护理：指导患病老年人尽量避免大量饮食，每日进食量达到平日的 4/5 即可，同时避免摄入粗糙、刺激性强、有导泄作用的食物，如辣椒、青豆、红薯等。

（3）养成良好的排便习惯：护理人员应帮助患病老年人养成定时排便的良好习惯，如大多数人群习惯在进食后排便，就应在饭后及时给予便器使用；对排便无规律者，应酌情定时给予便器,以试行排便,逐步帮助他们建立排便反射;对固态粪便失禁的老年人应每天饭后按时进行甘油灌肠,并鼓励加强适量活动;发生粪便嵌顿时,可采用手工抠出的方法。

(4)盆底肌锻炼指导:护理人员可指导患病老年人进行盆底肌锻炼以改善大便失禁现象,方法为:做收缩肛门运动,每次收、缩各10秒,每次锻炼15~30分钟,每日练习3~5次,坚持4~6周。

(5)心理护理:发生大便失禁的老年人因自尊受损和需要更多的帮扶,常有意志消沉、孤僻、害怕等心理表现,如不及时防治,会进一步加重心理负担。护理人员应多与老年人沟通,了解他们的心理需求,进行有针对性的心理疏导,指导他们正确对待和处理问题,重获最佳心理状态。同时,还应对其家属进行心理指导,建议他们能更多关爱、理解和支持患病老年人,如社会支持越多,患病老年人心理障碍的症状就会越少。

(6)其他治疗:必要时护理人员还需指导患病老年人遵医嘱应用止泻剂、针灸、生物反馈等治疗方法。

### 三、集尿袋和肠造瘘粪袋的更换方法

(一)集尿袋的更换

1. 目的 对于不能自行排尿而又无其他治疗方法的老年人,需长期留置导尿,而引流出来的尿液一般是利用集尿袋收集,集尿袋需及时更换,更换时也应避免污染,以防尿液逆流造成感染。

2. 集尿袋的组成 集尿袋由连接尿管端口、引流导管、引流袋和放尿端口组成,规格一般为1000ml(图9-3)。

3. 更换方法

(1)护理人员首先要评估老年人年龄、病情、自理能力、心理状态、了解集尿袋更换,要向老年人及其家属解释集尿袋更换方法及注意事项。其次,要评估留置导尿管有无脱出,保持管道通畅;护理人员要做好自身和用物准备(图9-4)。

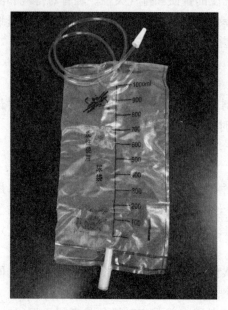 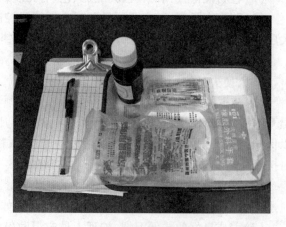

图9-3 集尿袋　　　　　　　图9-4 集尿袋更换的用物准备

（2）更换尿袋时，首先打开尿袋放尿端口（图9-5），排空尿袋内余尿，再关闭放尿端口，夹闭尿袋引流管上的开关；准备好新的集尿袋，带好手套，用止血钳夹住留置导尿管开口上端3～5cm，再分离留置导尿管与尿袋；取下尿袋后，将连接尿管口端置于尿袋上卷起放置一旁。

（3）连接新集尿袋前，先检查并旋紧新集尿袋放尿端口，用碘伏棉签消毒留置导尿管端口及外周（图9-6），然后摘掉新集尿袋引流管端口的盖帽，并插入至留置导尿管内（图9-7）；将新集尿袋挂置于床旁（图9-8），松开止血钳，观察排尿情况，如引流通畅，可关闭新集尿袋引流管上的开关，每2小时放一次尿。

（4）整理更换下来的集尿袋及可能被尿液污染的用物，按医用垃圾处理。护理人员手消

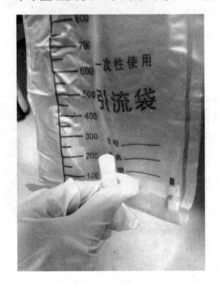

图9-5　放尿端口

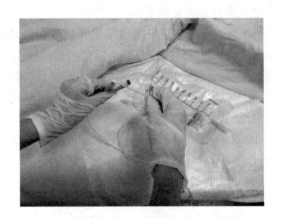

图9-6　消毒留置导尿管端口及外周

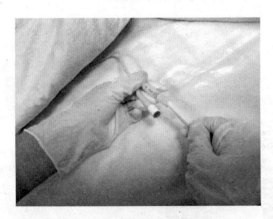

图9-7　集尿袋引流管连接留置导尿管

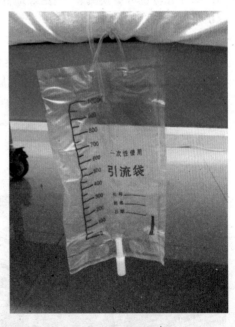

图9-8　固定集尿袋

毒后,协助老年人整理床铺并采取舒适卧位。

4. 更换要求

(1)集尿袋要定期更换,护理人员可根据不同类型尿袋选择更换周期;更换集尿袋前,护理人员还应注意观察尿液的性状、颜色和尿量。

(2)安置留置导尿管时,要保持留置导尿管通畅,避免受压、反折、扭曲导致引流不畅。

(3)固定集尿袋时,引流管末端放置高度要始终低于老年人尿道口平面,避免尿液反流造成逆行感染。

(4)更换集尿袋前后,都需注意观察与留置导尿管接触的会阴部位皮肤情况,如出现红肿、破损等情况应及时处理。

(二)肠造瘘粪袋的更换

1. 概念　肠造瘘是指通过手术将病变的肠段切除,将一段肠腔拉出,翻转后缝在腹壁上以协助粪便排出。肠造瘘口一般为圆形,红色,与口腔黏膜一样光滑柔软(图9-9)。

2. 对象　一般各种结直肠癌一期不能吻合的病人都需要进行肠造瘘,造瘘手术后需要一段时间或终身在病人腹壁上另造一人工肛门,将粪便由此排出,而排出来的粪便利用肠造瘘粪袋收集(图9-10)。

3. 肠造瘘粪袋　肠造瘘粪袋与造瘘口末端连接。根据

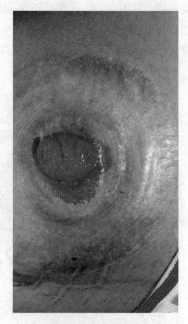

图9-9　肠造瘘口

粪袋的设计可分为一件式(图9-11)和两件式(图9-12)。一件式粪袋通常为一次性用物,有剪定的开口,使用简单方便;二件式粪袋的袋子和底盘可分开,不用撕开底盘也可更换粪袋,能更好地保护造口周围皮肤,同时,因透明还带除臭功能,便于观察护理,临床较广泛推广使用。

4. 更换方法

(1)护理人员首先要评估需要更换粪袋的老年人年龄、病情、自理能力、心理状态、对造瘘粪袋更换的了解,要向老年人及其家属解释粪袋更换的方法及注意事项。其次,要评估肠造瘘口有无回缩、出血及坏死等情况;护理人员还要做好自身和用物准备。

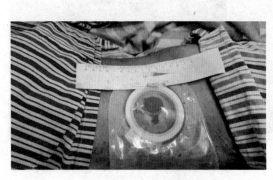

图9-10　肠造瘘粪袋与造瘘口连接

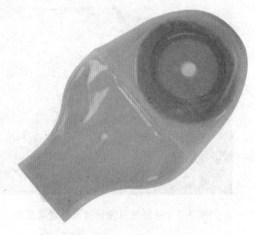

图9-11　一件式粪袋

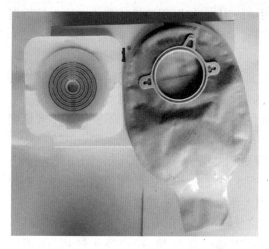
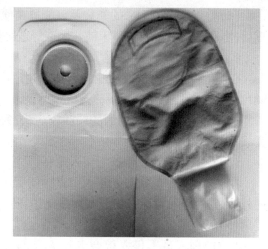

图 9-12　两件式粪袋与粪袋底盘(正、反面)

（2）更换粪袋前,护理人员应先协助老年人暴露造瘘口部位,将纸巾垫于人工肛门处身下;打开粪袋与造瘘口连接处的底盘扣环,取下粪袋放于便盆中,再观察造口周围的皮肤,如无异常可用卫生纸擦拭干净,再用温热毛巾洗净周围皮肤并擦干。

（3）根据造瘘口直径大小选择适合的底盘,除去底盘贴纸后,将底盘沿着造瘘口周围皮肤紧密地贴合。

（4）连接清洁粪袋与腹部造瘘口底盘的扣环,扣紧后用手向下牵拉粪袋以确定是否固定紧密,然后将粪袋下口封闭(图 9-13)。

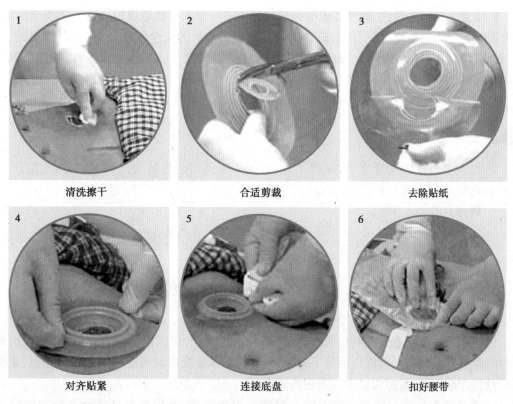

| 1 清洗擦干 | 2 合适剪裁 | 3 去除贴纸 |
| 4 对齐贴紧 | 5 连接底盘 | 6 扣好腰带 |

图 9-13　粪袋与造瘘口连接步骤

（5）整理被更换下来的粪袋及可能被粪便污染的用物,按医用垃圾处理。护理人员手消毒后,协助患病老年人整理床铺并采取舒适卧位。

5. 更换要求

（1）粪袋内容物是否超过1/3,如已超过应立即更换粪袋。要注意观察粪袋内排泄物的颜色、性状和量,避免产生异味及继发感染。

（2）餐后2~3小时内因肠蠕动较活跃,为避免更换时发生排便情况,不宜为老年人更换粪袋。

（3）更换中要注意保护老年人隐私,并注意保暖。

（4）护理人员应指导老年人每日排便后用温开水清洗造瘘口皮肤,用柔软的温纱布由内向外清洁并擦干,可涂抹护肤油加以保护,防止因大便浸渍污染出现皮炎。

（5）可根据老年人造瘘口情况、个人喜好、经济状况推荐使用不同类型的肠造瘘粪袋。

（6）护理人员不仅要教会老年人及其照顾者安装造瘘粪袋,还应动作轻巧,因不恰当安装会造成造瘘口周围皮肤破损,同时外溢的粪便还会污染衣裤,产生异味。

（7）指导老年人养成定时排便的习惯。

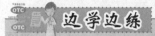

实训七　集尿袋的更换

实训八　肠造瘘粪袋的更换

## 第四节　老年人安全防护

机体老化所致生理性、病理性改变和居住环境中安全隐患所造成的一系列不安全因素,均可影响老年人的健康,甚至严重威胁生命。老年人常见的安全问题包括:不正确用药、坠床、摔倒、用电用煤气安全等。因此,护理人员应关注保障老年人的安全重要性,积极采取有效措施,确保老年人的安全。

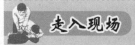

段大爷,68岁,中学毕业,退休工人,因间断胸闷、气短、活动乏力半年,到医院就诊。诊断结果为冠心病,需采取口服药物治疗。

**请问:**

根据段大爷的治疗要求,护理人员应如何为其进行用药指导?

### 一、老年人安全用药原则与护理

（一）安全用药原则

老年人容易同时患多种疾病,常需服用多种药物治疗,但因机体耐受性随年龄降低,对药物的应激反应和安全幅度也明显下降,易发生药物不良反应。为减少用药安全隐患,老年人要做到合理用药,需遵循以下五大用药原则。

1. 受益原则　受益原则是指老年人用药要权衡利弊,需根据自身病情和药物性能选择药物品种与给药方法。如明确只有治疗好处＞风险的情况下才可用药,即用药受益/风险比值＞1;当有适应证而用药受益/风险比值＜1时,则不能用药,或选择疗效明确且副作用小的药物。同时老年人用药时,还要考虑既往疾病和现状情况,以确保用药对自身有益。

2. 谨慎多药联用原则　多种药物联合使用,易出现药物间相互作用,如增加药物效应的协同作用,或因拮抗反应而减弱药物的效应,甚至还会发生毒副作用。因此,对患有多种疾病的老年人,不宜盲目选用多种药物,用药种类应简单,一种药物最好,如需联合用药,最好不超过2~3种,最多不超过5种。

3. 小剂量原则　老年人用药量一般为成人量的3/4。老年人用药要遵循从小剂量开始逐渐达到适宜个体的最佳剂量,一般可以从1/2量开始,然后根据疗效和不良反应进行调整,直到达到成人剂量的2/3或3/4。同时,老年人用药剂量的确定,还要根据老年人年龄、健康状况、治疗反应等个体差异性进行综合考虑,切不可用药过程中随意自行调整。

4. 择时原则　老年人用药要选择最合适的用药时间进行治疗,以提高疗效和减少毒副作用。正确择时治疗还要根据老年人疾病的发作、药代动力学和药效学的昼夜节律变化。

5. 暂停用药原则　老年人用药期间应密切观察用药反应,如出现新症状,要考虑是否为药物不良反应还是病情进展,若为药物不良反应,应立即停药,病情进展需遵医嘱用药,告诫老年人切勿感觉不适才服药,稍有好转就停药,药物治疗断断续续,造成病情反复,不能有效控制。一般停药受益多于加药受益。

（二）安全用药的护理

1. 评估老年人用药情况　护理人员首先应详细评估老年人用药情况,包括既往和现今用药记录、药物过敏史、引发副作用的药物以及老年人对药物的认识和了解;护理人员要掌握老年人机体各系统各器官的老化程度,如肝、肾功能的排泄情况,听说读写等与自主用药的能力;护理人员还应了解老年人的饮食习惯、文化程度、家庭经济与支持情况以及是否对药物有依赖等心理和社会情况。

2. 指导老年人安全用药

（1）用药前:护理人员应指导老年人服药前要先检查药物的有效期;对有理解能力的老年人还应告知所服药物的作用和可能出现的不良反应;及时了解老年人的服药效果,一旦出现异常表现应叮嘱其立即停药,并及时就诊;叮嘱老年人用药要从小剂量开始,一般从成年人剂量的1/4开始,再逐渐增加至3/4;选药时,对于有吞咽功能障碍的老年人应指导宜选用冲剂、口服液、注射液或鼻饲给药等液体剂型,避免胶囊、片剂;使用外用药物时,应仔细向老年人及其家属解释外用药物的名称、用法和用药时间,最好在药物外包装上鲜明标志为外用药不可口服。

（2）用药时间:护理人员应指导老年人尽量避开食物与药物同时服用,因两者相互作用可影响药物吸收,必须遵医嘱选择正确时间服药,既要考虑老年人的作息习惯,还要保证有效的血药浓度。为保证准时用药,避免漏服或重复服用,可提醒使用闹钟或相关器材提醒老年人按时用药。

（3）常见不良反应和副作用观察:老年人用药后易出现药物不良反应和副作用。因此,用药后要密切观察,一旦出现需立即停药、保留剩余药物并及时就诊,再根据医嘱服药。老年人用药常见的不良反应有,如硝苯地平治疗心绞痛时,不仅加重疼痛,还可诱发心律失常。常见的副作用有吗啡、盐酸哌替啶在止痛时可抑制呼吸中枢。

(4)药物保管:护理人员应指导老年人将常用药物放在醒目、方便的位置;为确保能准确拿取,应尽量用颜色标志清楚的药盒依次存放,如红色标志的药盒存放早晨服用的药物,黄色标志的药盒存放午间用药,绿色则为晚间用药。如果药物过期会降低药效,甚至对机体造成损伤,应立即丢弃。

(5)常用药物的注意事项:①使用降压药物时,要保障降压速度以收缩压下降 10 ~ 30mmHg,舒张压下降 10 ~ 20mmHg 为宜,可监测 24 小时动态血压以确定最佳服药剂量和时间;服用降压药的时间一般为每日早 7 点,下午 3 点,晚上 7 点;睡前不宜服用降压药,以免诱发脑卒中;②使用胰岛素时,因机体肝功能代谢减退,对胰岛素的灭活能力降低,使胰岛素作用时间延长,老年人容易出现低血糖反应。因此,老年人应根据血糖、尿糖变化及时调整胰岛素用量;③服用解热镇痛药时,应采用小剂量,并注意密切监测身体反应,避免诱发消化道出血;④使用镇静催眠药时,需遵医嘱采用小剂量服用,并叮嘱老年人不宜突然停药;⑤老年人在服用抗生素时,应注意剂量和疗程,避免引起肠道菌群失调、机体耐药、肾毒性等问题。

3. 加强安全用药的健康指导 指导老年人尽量不要首选用药来缓解症状,特别是便秘、失眠、活动不便等,应鼓励先采取非药物性措施解决,以降低药物毒性反应的发生率;要加强老年人照顾者有关安全用药教育,帮助他们能正确督促和协助老年人用药,避免意外发生,同时帮助老年人建立恢复健康的自信,以提高老年人自我管理能力和用药依从性;对于市面上广泛流行的滋补药、保健药、维生素等,一般不主张健康老年人服用,建议平日里保持均衡膳食、科学安排生活与休息,心态平衡,可适当维持健康状态。而对于体质虚弱的老年人,不提倡随意购买及服用保健品或滋补药,只有在遵医嘱的情况下,才可适当服用。

## 二、老年人生活环境的安全保护

老年人因生理功能退化,视力、听力、运动平衡及协调等能力均减退,而这些原因极易造成老年人在生活环境中发生绊倒、磕碰等意外。因此,护士要尽量去除或调整老年人生活环境中会妨碍其生活行为的因素,创造安全的生活环境,帮助老年人提高生活功能。

### (一)室内环境

要保障老年人在居住环境中感到安全与舒适,防止跌倒、误吸、烫伤、坠床等安全问题,就要从室内温度、湿度、采光、通风等方面改善。

1. 温度、湿度 老年人因体温调节能力下降,室内温度一般控制在 22 ~ 24℃。室温过高时,机体散热受阻,老年人容易感到烦躁,呼吸、消化功能均受干扰。室温过低时,老年人易着凉,同时受冷刺激会使肌肉紧张。合适的室内湿度为 50% ~ 60%。湿度过高时,机体蒸发减弱,出汗受阻,老年人会感觉闷热、排尿亦增多,增加肾脏负担。湿度过低时,室内空气干燥,可致口干舌燥、咽痛等。

2. 采光 老年人因视力下降,尤其是暗适应减退,因此室内采光要适当,光线分布要均匀,夜间照明要保持光线强弱适中。为保障老年人夜起安全,可安装地灯,但安装位置要不妨碍睡眠,避免直射眼睛。

3. 通风 室内经常通风可加速空气流通保证居室空气清新,特别是因活动能力受限只能在室内排便时,易导致房内有异味,要注意及时清理,并开门窗通风。但冬季通风时,要注意保暖,避免对流风。

（二）室内设备

为避免老年人在家中活动时发生磕碰、绊倒等意外,家庭日常生活用品及家具摆放与陈设应尽量保持无障碍观念。基本要求为:室内物品要简洁,一般有床、柜、桌椅即可,所有家具转角处均保持弧形或安装防撞角;保持地面水平,最好拆除室内台阶和门槛,地砖铺设要做好防滑处理,地毯要铺放平整,避免有接缝、有重叠;过道无障碍物,条件允许时可安装扶手。

针对可离床活动的老年人,一般床的高度以从床褥面距地面50cm为宜,这样的高度可使老年人坐在床沿时双脚完全着地并且膝关节保持垂直,能方便老年人上、下床活动,同时老年人的座椅高度也按此标准。床头处可设置床头灯和呼叫器,为防止坠床,可在床两侧增加可活动的床档。对于使用轮椅的老年人还可根据其个体需要对其生活环境进行适当地改造。

为营造舒适的室内环境,可根据条件增加冷暖设备,但各种设备的使用一定要以安全为前提。如取暖器不能使室内全部升温,老年人会依赖性取暖而不愿活动;热水袋的使用,如不注意控制水温易烫伤;电热毯长时间使用也会导致脱水、便秘;对嗅觉减退的老年人使用煤油炉或煤炭灶取暖,还可发生煤气中毒危险。因此,一般建议老年人室内采用空调或暖气取暖,但易造成室内空气干燥,可选择加湿器或放置水培植物来改善,并且注意常通风换气,建议上午和傍晚开窗通风,每次30分钟,以保持室内空气清新。夏天制冷设备选择可采用风扇或空调,但都须避免冷风直吹身体裸露部位,亦不可将温度调至过低。

（三）厨房、卫生间

老年人常出入而又易发生意外的地方主要是厨房与卫生间,因此要特别对其进行安全设计。厨房地面应做防滑处理,橱柜操作台面高度要适合老年人身高,有条件者可选用自动遥控式;厨房内不要随意堆积、摆放杂物,应及时清理,保持室内干净整洁,避免磕碰、滑倒。卫生间选位应紧挨卧室,两者之间保持无障碍通道,可适当增加墙边扶手和夜起照明装置;浴室内、马桶边也应增加扶手、防护垫以防滑倒,对不能站立的老年人推荐使用淋浴椅、坐便椅;建议浴室内安装排气通风设备以便将蒸汽排出,避免湿度过高影响老年人呼吸。

# 第五节　老年人的活动

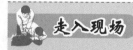

张奶奶,60岁,退休教师,肥胖,一直想通过日常锻炼控制体重,提高健康水平。之前一个月内,在每日保持摄入量恒定的情况下,于晚饭后跳健身操30分钟,但效果不明显,并且跳后老感觉腹部不适、气喘、乏力。

**请问:**

1. 护理人员应如何指导张奶奶选择适合自己的活动项目?

2. 护理人员应如何教会张奶奶进行活动强度的自我监测?

活动可以促进机体新陈代谢,使机体在生理、心理及社会各方面受益良多。老年人坚持活动锻炼可改善和增强体质,是延缓衰老、益寿延年的必要条件。护理人员应指导老年人在遵循老年人活动原则的基础上采取适当的活动方式。

## 一、老年人的活动原则

### (一)正确选择

老年人要根据自身年龄、身体状况、场地条件、兴趣选择合适的活动,如年老体弱、平时体质较差伴心慌、乏力、胸闷、慢性病多发者,应遵循医嘱进行活动,以免发生意外。

### (二)循序渐进、贵在坚持

老年人活动要循序渐进、逐步适应。活动项目要从简单到复杂,活动量、时间、频率也应逐渐增加。通过活动锻炼可增强体质、防治疾病,但这是一个逐步积累的过程,即使取得疗效后,还需继续锻炼以巩固和加强效果。所以,活动一定要持之以恒。

### (三)活动锻炼时间

老年人的活动锻炼时间一般最好每天1~2次,每次半小时左右,一天运动总时间不超过2小时。建议天亮后1~2小时开始活动,而最佳运动时间选择以傍晚黄昏时,更有益于健康。不提倡饭后立即运动,会影响消化吸收。

### (四)活动强度的自我监测

老年人选择合适的活动项目要保障有足够而又安全的活动强度,而活动强度一定要根据自身年龄、身体状况、现病史、个人能力等因素来调整。现今计算简单而又能科学反映活动强度的常用衡量指标为活动后的最宜心率,活动后的最宜心率(次/分)=170-年龄,如身体健康者可用180作被减数。计算活动后的心率一般不计满1分钟,而是采用计10秒乘以6的方法。

指导老年人自我监测活动强度是否合适的方法有:活动后心率是否达到最宜心率;活动结束后在3分钟内心率立即恢复到活动前水平,说明活动强度较小,需加大活动量;在3~5分钟心率内恢复到活动前水平,说明活动强度适宜;而如果超过5~10分钟以上心率才能恢复,说明活动强度太大,应减少活动量;与此同时,还要结合老年人自我感觉综合判断,如活动后轻松、心情愉悦,食欲、睡眠情况改善说明运动强度适度,而运动时或运动后感觉胸闷、劳累、睡眠不足甚至心绞痛、心律失常,应立即停止,并给予治疗。

### (五)活动场地的选择

适合老年人活动的场地一般可选择空气清新、环境清静、安全的公园、操场、湖畔等地,但要注意气候变化,户外活动时夏季要防中暑,冬季要防滑倒和伤风感冒。

## 二、老年人的活动项目

老年人的活动种类可根据自身的活动能力、身体状况及喜好来选择。一般比较适合老年人的活动项目有慢走、慢跑、跳舞、游泳、医疗体育、球类运动、太极拳、气功等。各种老年活动项目的选择,都应遵循科学化、个体化的活动强度和时间,只有合适的活动锻炼,才能提高健康水平。

## 三、患病老年人的活动指导

老年人患病常会影响躯体活动障碍,特别是长期卧床不起者更容易发生压疮、深静脉栓塞、失用性萎缩等并发症。为维持和提高患病老年人日常生活自理能力,护理人员应帮助他们进行针对性地活动指导。

（一）因治疗需制动的老年人

接受石膏固定、牵引术、引流等治疗的患病老年人常需保持制动状态,但制动容易造成肌力下降、肌肉萎缩等并发症。因此,护理人员应帮助老年人在不影响自身治疗时,尽可能地做肢体被动运动或按摩,尽早解除制动状态。

（二）拒绝活动的老年人

部分患病老年人往往担心活动会加重病情而拒绝任何活动。对于这类老年人,护理人员要向他们解释活动锻炼的重要性和活动对疾病治疗的影响,并邀请一起参与个性化活动计划制订,尽量提高参与活动锻炼的意愿和兴趣。

（三）瘫痪老年人

目前市面上已有不同类型的辅助器具可供瘫痪老年人选用。手杖主要适用于偏瘫或单侧下肢瘫痪的病人,截瘫者可选用前臂杖和腋杖,步行器因支撑面大、稳定性强适合平衡感缺失的老年人作为活动锻炼或代步的器材。其中,腋窝支持型步行器适合两上肢肌力差、不能抗体重者;四角带轮型步行器适用于上肢肌力较差,不能提起步行器者;交互型步行器适合上肢肌力正常,下肢平衡缺失者使用。

（四）患老年痴呆症者

照顾者为保障痴呆老年人的活动安全,常会限制他们的活动范围,这样反而会降低其生活质量。护理人员要帮助照顾者认识到要延缓病情发展,必须给予痴呆老年人适当的活动机会,特别是增加与社会的对外接触,外出活动一定要有人陪伴。

> **慧心笔录**
>
> 　　老年人随着机体老化,身体各个系统和器官都逐渐出现退行性改变,患各种慢性病的比例亦增高,这严重影响老年人健康水平和生活质量。因此,护理人员应重视老年人的日常生活护理,要帮助老年人维持和恢复基本的生活自理能力以适应日常生活。同时,为提高老年人生活质量,护理人员还可在饮食、排泄、活动与休息、促进安全等方面做正确指导,协助老年人维持健康的生活方式。

**（李　青）**

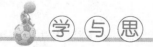

学与思

1. 林女士,64 岁。确诊高血压 10 年,降压药断断续续服用,血压波动在 130～150/85～95mmHg。平时常有失眠现象,会自行服用地西泮等镇静药处理,还爱服用复合维生素、西洋参等非处方滋补药。请问:

（1）根据林女士的用药情况,可能会出现哪些药物不良反应?

（2）护理人员应如何指导林女士安全用药?

2. 何大爷,65 岁,直肠癌已进行肠造瘘的病人。请问:

（1）护理人员应如何为其更换粪袋?

（2）更换的过程中应注意什么?

# 第十章 社区康复护理概述

随着社会的发展，人民生活水平的提高，以及医学进步和卫生保健事业的发展，使人类社会老龄化严重，慢性病增多，心理精神障碍增多，病死率降低，致残率增高。如何提高老人和伤残者的生存质量，使之重返社会是当今社会医学面临的重要课题。

## 第一节 康复与康复医学

1948 年 WHO 在《世界卫生组织章程》中提出健康的定义为"健康不仅是疾病或虚弱的消除，而是身体、精神和社会生活的完美状态"。这个定义与现代医学的"生物-心理-社会"医学模式互相呼应。这一健康新观念也改变了医疗卫生的方向和内涵，使医疗卫生从"治病-救命"的二维思维发展到"治病-救命-功能"的三维思维，强调功能恢复。

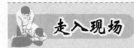

**走入现场**

李大爷，76 岁，因脑出血入住当地乡镇医院，医生要求绝对卧床，施以各种治疗措施，出院后复查，重点看病灶吸收了没有。如果吸收了，不仅医生高兴，病人家属也高兴，而功能方面考虑甚少。

**请问：**

1. 作为护理工作者，"抢救生命，维护健康，不再给病人造成新的损害和新的意外"是不是就已足够？
2. 如何提高残疾者的生存质量，使之重返社会？

## 一、康　复

（一）概念

1969 年 WHO 的医疗康复专家委员会将"康复"一词定义为"综合和协同地将医学、社会、教育和职业措施应用于残疾者,对他们进行训练和再训练,以恢复其功能至最高可能的水平"。1981 年更新定义为"应用所有措施,旨在减轻残疾和残障状况,并使他们有可能不受歧视地成为社会的整体"。20 世纪 90 年代,定义再次修改为"康复是指综合协调地应用各种措施,最大限度地恢复和发展病、伤、残者身体、心理、社会、职业、娱乐、教育与周围环境相适应方面的潜能"。综上所述,康复是综合和协调地应用各种措施,以减轻病、伤、残者的功能障碍程度,提高其活动能力和生活质量,使之重返社会。

（二）康复工作的领域

康复工作的领域也是康复工作的范围,包括 4 个方面。

1. 医学康复　又称医疗康复,是指通过医学的方法和手段来预防和治疗残疾,尽可能地改善和恢复病、伤、残者的功能。目的在于改善功能,或为以后的功能康复创造条件。医学康复在康复领域中占有重要地位,是康复的基础和出发点,也是实现康复目标的根本保证。

2. 教育康复　是指通过教育与训练手段提高病、伤、残者的素质和各方面能力。主要对象是残疾儿童和青少年,主要内容有两个方面:一是对有肢体功能障碍的病、伤、残者所进行的普通教育;二是对盲、聋、哑、精神障碍等类型残疾人进行的特殊教育。

3. 职业康复　是指为病、伤、残者恢复职业和就业所进行的系列工作,包括就业咨询、就业能力评定、就业前职业心理教育和职业适应性训练、就业安置和就业后随访等,旨在帮助他们妥善选择并适应能够充分发挥其潜能的职业。

4. 社会康复　是协助病、伤、残者解决经过医学康复、教育康复、职业康复后重返社会时遇到的各种问题。社会康复涉及面广,主要内容包括四个方面:①建立无障碍环境;②改善经济环境;③改善法律环境;④改善社会精神环境。

（三）康复的服务方式

WHO 提出康复服务的方式有三种。

1. 康复机构的康复（institution-based rehabilitation,IBR）　包括综合医院中康复医学科（部）、康复门诊、专科康复门诊,康复医院（中心）、专科康复医院（中心）以及特殊康复机构等。有较完善的康复设备,有经过正规训练的各类专业人员,工种齐全,有较高专业技术水平,能解决病、伤、残各种康复问题。康复服务水平高,但病、伤、残者必须来机构,方能接受康复服务。

2. 上门康复服务（out-reaching rehabilitation service,ORS）　具有一定水平的康复人员,走出康复机构到病、伤、残者家庭或社区进行康复服务。服务数量和内容均有一定限制。

3. 社基（区）康复（community-based rehabilitation,CBR）　又称基层康复,是依靠社区资源（人、财、物、技术）为本社区病、伤、残者就地服务。强调发动社区、家庭和病人参与,以医疗、教育、社会、职业等全面康复为目标,但应建有固定的转诊（送）系统,解决当地无法解决的各类康复问题。

上述三种服务是相辅相成的关系,并不互相排斥。如康复机构为社区康复提供良好的康复技术支撑;社区康复,是康复机构康复的延续,有助于实现"所有残疾人人人享有康复服务"的目标。

## 二、康复医学

（一）概念

康复医学（rehabilitation medicine）是一门新兴的学科，欧美等国称为"物理医学与康复（physical medicine & rehabilitation）"，我国台湾使用"复健医学"，香港使用"复康医学"。是主要研究有关功能障碍的预防、评定和治疗，促进病、伤、残者康复的综合性医学学科。

康复医学是医学的一个重要分支，根据 WHO 的医学分类，医学分为四类，即保健医学、预防医学、治疗医学、康复医学，因此康复医学是全面医学不可缺少的部分。

（二）康复医学的对象

康复医学的对象主要是残疾者，包括所有暂时性和永久性躯体残疾及功能障碍者，具体是由于损伤以及急、慢性疾病和老龄带来的功能障碍者及先天发育障碍者。包括 4 类人群。

1. 残疾人　指生理、心理、人体结构、组织功能丧失或不正常（包括智力、心理、语音、视力、听力、内脏、骨骼等病损及畸形等）使部分或全部失去从事正常个人或社会生活能力的人。包括永久性残疾和暂时性残疾。

2. 老年人　按照自然规律，随年龄增长身心功能逐渐衰退，老年人因此会不同程度地出现思维能力、判断能力、生活能力和对刺激承受能力等的功能障碍。

3. 各种慢性病病人　各种慢性病及并发症会造成器官功能减退或功能障碍。如冠心病致心功能减退、慢性阻塞性肺病（chronic obstructive pulmonary diseases，COPD）致有效呼吸功能减退等。

4. 急性期和恢复早期的病人　急性伤病后及手术后病人，包括医院内外所有存在功能障碍的人。

（三）康复医学内容

康复医学的工作内容主要包括康复预防、康复评定和康复治疗。

1. 康复预防　康复预防是指在病、伤、残发生前后采取一系列措施，以预防和控制残疾的发生和发展。通常分三个层次。

（1）一级预防：又称病因预防或初级预防，主要是针对致病因子（或危险因子）采取的措施，也是预防疾病发生和消灭疾病的根本措施。

（2）二级预防：又称临床前期预防或"三早"预防，即早发现、早诊断、早治疗，它是发病期所进行的阻止病程进展、防止蔓延或减缓发展的主要措施。

（3）三级预防：又称临床期预防，即通过积极康复，防止残疾向残障转变。对智残则是尽力使其不发展成重度或极重度智残。

2. 康复评定　康复评定是康复治疗的基础，是客观、准确地评定病、伤、残者的功能障碍的性质、部位、范围、程度、发展趋势、预后和转归，为康复治疗和护理计划提供依据。评定至少应该在治疗前、中、后期各进行一次，即初期评定（入院初期）、中期评定（康复治疗中期）、后期评定（康复治疗结束）三个不同时期进行，根据评定的结果提出今后康复治疗、预防复发的意见。主要包括运动功能评定、神经-肌肉功能评定、心肺功能及体能测定、心理评定、言语功能评定、职业评定、社会生活能力测定等。

3. 康复治疗　康复治疗是康复医学的重要内容，根据康复评定的结果制定和设计，是病、伤、残者功能恢复的重要手段。常用的治疗方法有以下几种。

（1）物理疗法（PT）：包括理疗、体育疗法、运动疗法。

（2）作业疗法（OT）：包括功能训练、心理治疗、职业训练及日常生活训练方面的作业疗法。

（3）语言治疗（ST）：对失语、构音障碍及听觉障碍的病人进行训练。

（4）心理治疗：对心理、精神、情绪和行为有异常病人进行个别或集体心理调整或治疗。

（5）康复护理：如体位安置、心理支持、膀胱护理、肠道护理、辅助器械的使用指导等，促进病人康复、预防继发性残疾。

（6）康复工程：利用矫形器、假肢及辅助器械等以补偿生活能力和感官的缺陷。

（7）职业疗法：就业前职业咨询，职业前训练。

（8）传统康复疗法：利用传统中医针灸、按摩、推拿等疗法，促进康复。

其中物理疗法、作业疗法、语言治疗、心理治疗和康复工程称为康复治疗的五大支柱。

## 第二节 康复护理与社区康复护理

为了适应康复治疗的需要，从基础护理中发展起来的一门专科护理技术——康复护理。

### 一、康 复 护 理

（一）概念

康复护理（rehabilitation nursing）是康复医学的重要组成部分，是为了适应康复治疗的需要，从基础护理中发展起来的一门专科护理技术。是康复护理工作者配合康复医师、康复治疗师以及其他康复专业人员，对病、伤、残者及慢性病和老年病造成的功能障碍所进行的除基础护理以外的功能促进护理。

（二）康复护理的原则

康复医学的基本原则是"功能锻炼、全面康复、重返社会"，作为适应康复治疗的需要，从基础护理中发展起来的康复护理，同样遵循这三个原则。具体体现在：

1. 防比护先，尽早介入 功能障碍未发生前预防远比功能障碍发生后康复重要，因此预防各种继发性功能障碍和并发症是康复护理的重点工作内容之一，一般在急性期康复护理就应介入。如颅脑损伤后急性期采取头高足低位减轻脑水肿、肢体置于功能位防止关节畸形等。

2. 注重功能，主动参与 康复不等于疾病后恢复。疾病后恢复是健康水平的恢复，而康复注重的是功能上恢复，尽管健康水平复原不到原先水平。功能锻炼是取得康复的关键，只有康复对象主动参与康复训练，才能取得好的康复效果。同时很多功能的恢复不可能一蹴而就，需要康复对象长期坚持，尤其应主动减少对"替代护理"的依赖，逐步过渡到"促进护理"和"自我护理"，变被动为主动。

3. 结合实际，整体全面 病、伤、残者的功能障碍类型千差万别，而即使障碍类型相同程度也可以不同，康复护理目标的制定应结合病、伤、残者实际情况，要切实可行；对病、伤、残者不仅需要进行功能训练，而且要在生理上、心理上、职业上和社会生活上进行全面的整体康复，最终重返社会。

## 二、社区康复护理

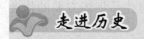

### 社区康复的起源与发展

社区康复最先由 WHO 根据 1978 年初级医疗保健国际大会《阿拉木图宣言》(Declaration of Alma - Ata)提出,主要是针对专业医疗康复机构的局限性,作为一种新的、有效的、经济的康复服务途径提出来的。WHO 建议各个成员国,特别是发展中国家要积极开展社区康复。其重点在于向社区中的社工、残疾人及其亲友传授基本的康复和训练技术,强调对残疾人损伤的"社区治疗"模式。我国是残疾人数量大、分布广、经济条件有限的发展中国家,绝大多数残疾人生活在卫生服务匮乏的农村,机构康复以及延伸服务,远远不能满足其要求,因此大多数有康复需求的残疾人尚未得到任何形式的康复服务。社区康复是国际社会提倡的残疾人发展战略,是一种有效的康复服务途径,它使康复服务从医院走向社会,走向家庭,开展社区康复将能为我国所有残疾人提供全方位、多层次、高效率康复服务,是实现我国政府提出的到 2015 年残疾人"人人享有康复服务"战略目标的基本途径。

（一）概念

社区康复护理是将现代整体护理融入社区康复,通过在社区层次上康复医师的指导,以家庭为单位,以健康为中心,以人的生命为全过程,由社区护士依靠社区内各种力量,即残疾者家属、义务工作者和所在社区的卫生教育劳动就业和社会服务等部门合作,对社区伤残者进行的护理。

（二）社区康复护理的对象

1. 残疾人　残疾人是指存在心理、生理、人体结构上以及某种组织功能异常或丧失,使得部分或全部失去以正常方式从事个人和社会生活能力的人。我国政府提出到 2015 年残疾人"人人享有康复服务"的战略目标,广泛开展社区康复治疗和护理是实现这一目标的有效途径。

2. 慢性病病人　慢性病病人病程长,不易根治,且易反复发作,致使相应的脏器或器官出现功能障碍,进一步加重原发病病情,形成恶性循环,需要长期的医疗指导。对这类病人采取各种社区康复治疗和护理手段,可帮助他们进行功能恢复等锻炼,同时也可防止原发病恶化和并发症发生。

3. 老年人　老年人随着年龄增长机体各器官和组织出现不同程度的退行性病变,功能也逐渐衰退,如出现耳目失聪和行动不便,康复治疗和护理有利于延缓衰老的过程,提高老年人的生活质量。

（三）社区康复护理的内容

1. 社区康复护理评估　康复护理评估是客观、准确地评定病、伤、残者功能障碍的性质、部位、范围、程度、发展趋势、预后和转归,从而确定其所存在的康复护理问题,为康复护理计划提供依据的过程。包括躯体方面(如关节活动度、肌力、协调与平衡、感觉与知觉等)、精神方面(如智力、性格、情绪、神经心理测验等)、言语方面、社会方面功能的评估。

**2. 预防残疾和并发症** 落实预防残疾的措施,如给儿童服用预防脊髓灰质炎糖丸;偏瘫病人易发生关节挛缩畸形和肌肉萎缩,所以在护理时要矫正病人的姿势并强化肌力,指导预防压疮、呼吸道和泌尿系感染、关节畸形及肌肉萎缩等并发症和畸形的发生。

**3. 提供舒适的环境** 为康复对象提供良好的康复环境,尤其是老年人、视力残疾者和肢体残疾者。因行动不便,需使用各种助行工具,这就要求为残疾者的居住环境进行无障碍设计,便于康复对象起居,有利于康复目标实现。

**4. 康复训练** 指导病人进行功能训练和日常生活活动训练,康复人员可借助辅助器具(如假肢、矫形器、自助器和步行器等)对功能障碍者进行护理,并指导他们学习和掌握各种功能训练技术和方法,同时指导病人独自或在必要的帮助下洗脸、梳头、更衣、进食、干力所能及的家务劳动,提高生活自理能力,重新建立生活信心,为早日回归社会创造必要的条件。

**5. 心理支持** 残疾者面对功能障碍的躯体易出现悲观、气馁甚至绝望的情绪,康复护理人员应分析和掌握康复对象的心理状态,对已发生或可能发生的心理障碍和异常行为,进行耐心细致地心理护理,要帮助病人认识到治疗的长期性,树立足够信心进行长期训练。只有病人正视疾病,调整心态,才能配合各种功能训练和治疗,使康复措施有效。

**6. 建立社区管理档案** 社区范围内,进行社区人群康复需求调查和社区康复资源的调查,了解社区中残疾人、老年人、慢性病人的分布情况,做好记录,以便进一步统计分析,为制订康复计划提供依据。

**7. 康复咨询和服务** 护理人员要协助社区内残疾人组织起"独立生活互助中心"等康复组织,为其提供经济、法律和权益维护等方面的咨询和服务,以及有关残疾人用品购置和维修服务等。根据病人不同的康复需求,提供有针对性的转介服务,将需要转诊的疑难杂症病人送到上级医院或康复中心进行诊断和康复治疗。参与教育康复、职业康复和社会康复工作,帮助残疾儿童解决上学问题,如在社区内开办特殊教育学习班,组织伤、病、残疾者开展文娱、体育和社会活动;帮助残疾者解决医疗、住房、交通、婚姻、社交等方面的困难和问题;对社区内还有一定独立劳动能力、就业潜力的青壮年残疾者,鼓励其自强自立,并提供就业指导和就业前强化训练。

**8. 健康教育** 健康教育主要是通过语言、文字、音像等多种形式,根据康复对象不同,进行个别指导和群体教育,使服务对象获得相关的康复知识和技能,从而达到消除或减轻影响健康的危险因素,预防疾病和残疾,促进健康和提高生活质量的目的。

## 第三节 残 疾

2011 年 WHO 与世界银行集团联合发布的《世界残疾报告》中指出"全球人口残疾率估数已由上世纪 70 年代以来的 10% 升高至如今的 15%,全球超过 10 亿人或 15% 的人口带有某种形式的残疾而生存"。

### 一、概 述

(一)概念

**1. 残疾(disability)** 是指由于各种躯体、精神心理疾病或损伤以及先天性异常所致的人体解剖结构、生理功能异常和(或)丧失,造成不能正常生活、工作和学习的身体上和(或)精神上功能缺陷的一种状态。

2. 残疾人(disabled person)　是指生理功能、心理和精神状态异常或丧失,部分或全部失去以正常方式从事正常范围活动的能力,在社会生活的某些领域中不利于发挥正常作用的人。

3. 残疾学　是以残疾人及残疾状态为主要研究对象,专门研究残疾的病因、流行规律、表现特点、发展规律、结局以及评定、康复与预防,以医学为基础,涉及社会学、教育学、管理学和政策法令等诸学科的交叉性学科,是自然科学与社会科学结合的学科。

**(二)致残原因**

残疾不分地域、种族、性别和年龄,也不论农村、城市、山区或平原,不管是发展中国家还是发达国家,都有残疾人。致残有许多原因,可分为先天性和后天性两种。

1. 先天性致残原因　包括遗传因素和孕产因素。如多基因遗传病马蹄内翻足、近亲结婚生出痴呆儿、孕妇维生素和叶酸缺乏导致胎儿神经管畸形等。

2. 后天性致残原因　包括意外伤害、感染与疾病、营养性因素、致残性理化因素和社会、心理、行为因素等。如老年痴呆症、"沙立度胺"造成的新生儿短肢畸形(又称海豹肢)等。

## 二、残 疾 分 类

**(一)国际残疾分类**

1. 《国际残损、残疾和残障分类》 (International Classification of Impair-ment, Disability and Handicap, ICIDH-1)　此分类于1980年由WHO出版,根据个体的功能障碍情况将残疾分成了三个独立的类别,即残损、残疾和残障。

(1)残损(impairment),又称病损,是指由于各种原因所致的人生理、心理和解剖结构部位受到了损害。属器官水平的障碍。这是残疾发生、发展过程中的第一步。它可以进一步发展为失能,也可以直接导致残障。它可以是永久的,也可以是暂时的。

(2)残疾(disability),又称失能,是指由于病损或某些疾病所造成的人体某些功能降低以致不能以正常的方式从事正常范围的个人日常生活活动。属个体或整体水平的障碍。这是残疾发生、发展的第二步,它可以进一步发展为残障;但若是得到积极的治疗与康复,这个阶段的残疾也具有双向性,既可进一步发展,也可康复。

(3)残障(handicap),是指由于病损或失能而导致个人参与正常社会生活活动的障碍,甚至影响社会功能的正常发挥,属社会水平的障碍,是残疾发展的不良结局。此时社会、家庭和环境对残障的影响很大,良好的社会一家庭支持、系统合理的康复治疗将可以减轻残障的程度。

ICIDH为残疾预防和康复提供了一个指导性框架,恰当的残疾预防与康复工作将可以促使残疾向好的方向转化(图10-1)。

2. 《国际功能、残疾和健康分类》 (International Classification of Function, Disability and Health, ICF/ICIDH-2)　2001年世界卫生大会通过,中文简称为《国际功能分类》。ICF对于健康和健康相关状态以及功能和残疾状态的描述,采用了一种新的模式(图10-2)。这个模式把健康情况、功能和残疾情况以及背景因素表述为一种可以双向互动的统一体系。

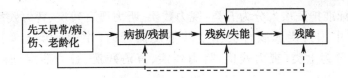

注：虚线箭头表示可能性较小。

图 10-1 ICIDH 转化示意图

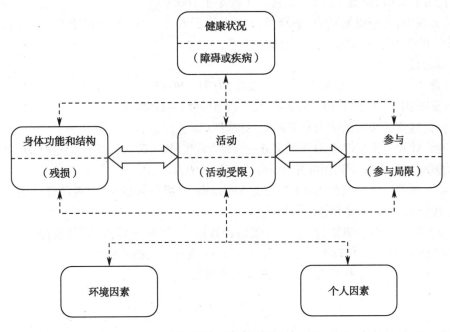

图 10-2 ICF 模式图

(1) 身体功能(body functions):是身体各系统的生理功能(包括心理功能)。

(2) 身体结构(body structures):是身体的解剖部位,如器官、肢体及其组成部分。

(3) 活动限制(activity limitations):是个体完成遇到的困难,这里指的是个体整体水平的功能障碍(如学习和应用知识能力、完成一般任务和要求的能力、交流能力、个体活动能力、生活自理能力等)。

(4) 参与局限性(participation restrictions):是个体投入到社会情景中可能经历到的问题,这里指的是病人的社会功能障碍(如家族生活人际交往和联系)、接受教育和工作就业等主要生活领域、参与社会、社区和公民生活的能力等。

(5) 环境因素(environmental factors):包括某些产品、工具和辅助技术;其他人的支持和帮助;社会、经济和政策的支持力度;不同社会文化。有障碍或缺乏有利因素的环境将限制个体的活动表现;有促进作用的环境则可以提高其活动表现。

(6) 个人因素(personal factors):包括性别、种族、年龄、健康情况、生活方式、习惯、教养、应对方式、社会背景、教育、职业、过去的和现在的经验、总的行为方式、个体的心理优势和其他特征等。

(二) 我国残疾分类

我国参照国际分类方法制定了残疾人的分类标准,该标准在 1986 年经国务院批准正式颁布实施,该标准把残疾人分为五类:视力残疾、听力语言残疾、智力残疾、肢体残疾、精神残疾;1995 年中国残疾人联合会制定并下发执行的《中国残疾人实用评定标准(试用)》,把残疾人分为七类:视力残疾、听力残疾、言语残疾、智力残疾、肢体残疾、精神残疾、综合性残疾。

1. 视力残疾

(1)盲:①一级盲:最佳矫正视力低于 0.02;或视野半径小于 50。②二级盲:最佳矫正视力等于或优于 0.02,而低于 0.05;或视野半径小于 100。

(2)低视力:①一级低视力:最佳矫正视力等于或优于 0.05,而低于 0.1。②二级低视力:最佳矫正视力等于或优于 0.1,而低于 0.3。

2. 听力残疾

(1)聋:①一级聋:高于 90dB。②二级聋:为 71～90dB。

(2)重听:①一级重听:61～70db。②二级重听:51～60dB。

3. 言语残疾　按言语能力分级测验,分成四级。

4. 智力残疾　根据智商 IQ 不同又分一级智力残疾(IQ<20)、二级智力残疾(20<IQ<34)、三级智力残疾(35<IQ<49)、四级智力残疾(50<IQ<69)。

5. 肢体残疾　分一级肢体残疾、二级肢体残疾、三级肢体残疾、四级肢体残疾。按 ADL 评定,将其分为重度、中度和轻度肢体残疾。

6. 精神残疾　分一级精神残疾、二级精神残疾、三级精神残疾、四级精神残疾。按《精神残疾分级的操作性评估标准》,将其分为重度、中度和轻度精神残疾。

7. 综合性残疾　是指具有上述两种以上的残疾。

## 三、残 疾 预 防

从预防的角度来说,残疾并不是注定要发生的。1996 年 WHO 就指出,利用现有的技术可以控制或延迟 50% 残疾的发生。残疾预防是指在了解致残原因的基础上,利用现有的卫生医疗技术,积极采取各种有效措施、途径,防止、控制或延迟残疾的发生。残疾预防分三级。

1. 一级预防　指预防致残性伤害和残疾发生。包括预防接种,预防某些致残性疾病发生;预防性咨询及指导,预防非感染性疾病指导;预防性保健,预防先天性残疾;避免引发伤病的危险因素或危险源,预防多种非感染性伤害和疾病;实行健康的生活方式,预防心脑血管病和糖尿病等;提倡合理行为及精神卫生,预防身心障碍性疾病;建立安全防护措施,预防意外伤害等。

2. 二级预防　指防止伤害后出现残疾。包括残疾早期筛查,做到三早(早发现、早诊断、早治疗);定期健康检查,尽早发现某些疾病并及时治疗;控制危险因素,以控制心血管疾病、代谢性疾病的发展;改变不良生活方式,实行合理饮食,适当运动,控制脑血管疾病的发展等;早期医疗干预,促进伤病痊愈或好转,预防并发症;早期康复治疗,促进身心功能恢复,防止功能受限,预防残疾等。

3. 三级预防　指功能障碍出现后采取的措施,预防残疾。包括康复功能训练,以改善功能,预防或减轻残疾;假肢、矫形器及辅助功能用品用具的使用,以预防畸形,改善功能和日常活动能力;康复咨询,提高自我康复能力,预防进一步恶化;支持性医疗、护理,改善机体情况,减轻残疾;开展必要的矫形、替代性和补偿性手术等。

**慧心笔录**

　　康复的意义在于恢复残疾人做人的基本权利,社区康复护理能够帮助残疾人和老年人恢复健康。21世纪,欧美康复医学界已经开始意识到康复医学必须回应社会上对扩大康复范围的需求,未来的康复医疗服务范围应当扩大到精神卫生、心理咨询等方面。至于艾滋病病人的康复,器官移植病人的康复、职业性康复医学、儿科康复等都将是21世纪康复医学与护理的新领域。迎接挑战,跟上国际康复护理发展的趋势,是我国广大护理工作者神圣而又艰巨的任务。

（吴淑娥）

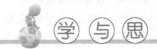

　　1. 长久以来,医疗价值都以治愈为标志,以挽救生命、去除病因、逆转病理和病理生理为主要目标。但如今,医疗价值的基本理念已不断升华,多数疾病的转归已经不可能简单地以治愈为结局。请问:

　　(1)康复医疗的价值是什么?

　　(2)康复医学与临床医学有什么关系?

　　2. 康复护理主动减少对“替代护理”的依赖,逐步过渡到“促进护理”和“自我护理”。

　　(1)何为“替代护理”和“自我护理”? 两者有什么不同? 在伤病的不同阶段分别发挥着怎样的作用?

　　(2)康复护理与临床护理有什么异同?

# 第十一章　社区康复护理评估

## 学习目标

1. 了解失语症常用评估方法、日常生活活动能力评估方法、生活质量评估常用量表。
2. 熟悉运动功能评估、言语与吞咽功能评估、日常生活活动能力和生活质量评估的主要内容。
3. 掌握肌力分级标准、肌张力评估标准、关节活动度的基本评估、协调功能评估方法、步态评估观察要点、吞咽功能评估方法及相应的注意事项。
4. 学会肌力、肌张力的评估方法，及学会运用通用量角器，正确测量各主要关节的正常关节活动度。
5. 操作规范，关心体贴病人，护患双方配合、协调，正确完成相应评估内容。

社区康复护理评估(community based rehabilitation nursing assessment)是指社区康复护士收集、量化、分析社区康复护理对象(个人、家庭、社区)的有关资料，并与正常标准进行对照，找出护理问题，为社区康复护理措施的制定提供参考依据的过程。社区康复护理评估贯穿于康复护理的始终，至少应在护理初期、中期、末期各进行一次。

## 第一节　运动功能评估

运动功能评估可明确病人患肢的运动功能丧失了多少，保留了多少，其中有多少是正确或异常的，据此才能知道病人运动障碍的程度，从而制定具有针对性的康复护理方案，以及作为观察疗效、分析预后的基础。

**走入现场**

一天，康复医院来了一位特殊 00 后女孩，女孩的脖子右边肿得很高，整个头朝前倾斜，看上去很不自然。据其妈妈介绍，从昨天起孩子一直喊脖子疼，可自己没当回事，今天发现严重了所以才重视起来。经询问病史，发现女孩是因为游泳教练要求课后进行憋气训练，女孩回家后不停歇地低头憋气，练习了三天成了这样。经关节活动度评估，女孩颈椎后伸功能全无，前屈仅不到 10°。

**请问：**
1. 该女孩颈部异常的主要原因是什么？
2. 颈椎关节活动度正常范围是多少？

## 一、肌 力 评 估

肌力(muscle strength)特指病人主动运动时骨骼肌最大随意收缩产生的力量,肌肉痉挛和电刺激引起的肌肉收缩不能称为肌力。

评估方法根据途径不同可分为徒手肌力评估和器械肌力评估;根据肌肉收缩形式不同分为等张肌力评估、等长肌力评估和等速肌力评估。其中,徒手肌力评估应用最广泛,也很可靠。

(一) 徒手肌力评估

1. 分级标准

徒手肌力评估(manual muscle test,MMT)是根据受检肌肉肌群的功能,让病人处于特定的受检体位,嘱病人在减重、抗重力或抗阻力状态下做一定的动作,并使动作达到最大的活动范围(图 11-1、图 11-2)。目前,国际上普遍应用的 MMT 最先由美国哈佛大学矫形外科教授 Robert Lovett 于 1916 年提出,并由 Wright 进一步完善和作出具体描述。Lovett 分级结合 medical research council 分级(MRC 分级)及各级肌力占正常肌力的百分比(Kendall 分级)构成 MMT 肌力分级标准(表 11-1)。

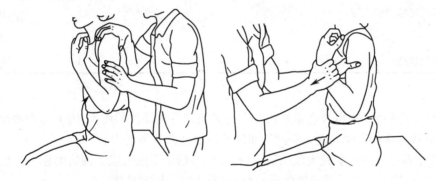

图 11-1 肘关节屈曲肌肌力评估

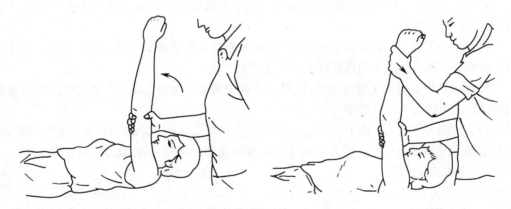

图 11-2 肘关节伸展肌肌力评估

表 11-1 MMT 肌力分级标准

| 评估结果 | Lovett 分级 | MRC 分级 | Kendall 分级 |
| --- | --- | --- | --- |
| 能抗重力及正常阻力运动至测试姿势或维持此姿势 | 正常 | 5 | 100 |
| | 正常⁻ | 5 | 95 |

续表

| 评估结果 | Lovett 分级 | MRC 分级 | Kendall 分级 |
|---|---|---|---|
| 能抗重力及正常阻力运动至测试姿位或维持此姿位,但仅能抗中等阻力 | 良+ | 4 | 90 |
|  | 良 | 4 | 80 |
| 能抗重力及正常阻力运动至测试姿位或维持此姿位,但仅能抗小阻力 | 良- | 4 | 70 |
|  | 好+ | 3 | 60 |
| 能抗肢体重力运动至测试姿位或维持此姿位 | 好 | 3 | 50 |
| 能抗肢体重力运动至接近测试姿位,消除重力时运动至测试姿位 | 好- | 3 | 40 |
| 在消除重力姿位做中等幅度运动 | 差+ | 2 | 30 |
| 在消除重力姿位做小幅度运动 | 差 | 2 | 20 |
| 无关节活动,可扪到肌收缩 | 差- | 2 | 10 |
|  | 微 | 1 | 5 |
| 无可测知的肌收缩 | 零 | 0 | 0 |

2. 注意事项

(1)此法不适用于中枢神经系统损伤后还未出现分离动作的病人,因上运动神经元损伤导致肌痉挛或异常运动模式而无法测试肌肉肌群的随意收缩能力。

(2)评估前必须做关节最大范围活动,排除关节活动受限对肌力评估的影响。如果由于关节挛缩、畸形造成关节活动范围障碍时,记录肌力时应同时注明。

(3)单肢病变,应先评估健侧,以便对比。注意多次重复评估以保证准确性,但每次评估应间隔2分钟为宜。

(4)评估时为避免代偿运动,应将受检肌肉或肌群摆放在正确位置,操作者固定方法要得当,触摸受检肌肉以确保动作精确完成且无代偿运动。

(5)尽可能稳定地固定近端关节,以避免非测试关节肌肉的代偿。但固定时不能压迫肌肉和肌腱,以免妨碍其正常活动。

(6)施加阻力不能用于两个关节以上,阻力的方向应与肌肉或肌群牵拉方向相反,阻力的施加点应在肌肉附着点远端。肌力4级以上时,所做抗阻须连续施加,且与运动方向相反。

(二)器械肌力评估

1. 等长肌力评估

等长肌力评估(isometric muscle test,IMMT)是在标准姿势下用特制测力器测定一块或一组肌肉等长收缩所能产生的最大张力。由于肌肉收缩产生张力但不产生关节的明显屈伸运动,故称肌肉的等长收缩。可获得较精确定量结果,适于3级以上肌力的评估。

(1)握力评估:反映屈指肌肌力,采用握力计评估手握力大小。评估时,将把手调至适当宽度,立位或坐位,上肢置于体侧自然下垂,屈肘90°,前臂和腕处于中立位,用力握2~3次,取最大值。握力大小用握力指数衡量,握力指数 = 手握力(kg)/体重(kg)×100%,正常值大于50%。

（2）捏力评估：反映拇指对掌肌及四指屈肌的肌力，采用捏力计评估拇指与其他手指间的捏力大小。评估时调整好捏力计，用拇指分别与其他手指相对捏压 2～3 次，取最大值。正常值约为握力的 30% 左右。

（3）背肌力评估：采用拉力计评估背肌肌力的大小，用拉力指数衡量。评估时两膝伸直，将拉力计把手调至膝关节高度，双手抓住把手，然后腰部伸展用力上提把手（图 11-3）。拉力指数 = 拉力（kg）/体重（kg）× 100%，一般男性正常值为体重的 1.5～2 倍，女性为体重的 1～1.5 倍。该项评估腰椎应力大幅度增加，易引发腰痛，不适于腰痛病人和老年人。

（4）腹、背肌等长耐力评估

俯卧位：双手抱头后，脐以上身体在桌缘外，固定双下肢，伸直脊柱使上身凌空或水平位，若能维持此姿势时间超过 60 秒，腰背肌肌力正常。

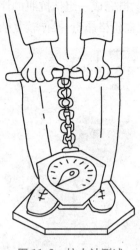

图 11-3　拉力计测试

仰卧位：双下肢伸直并拢，抬高 45°，若能维持此姿势时间超过 60 秒，腹肌肌力正常（图 11-4）。

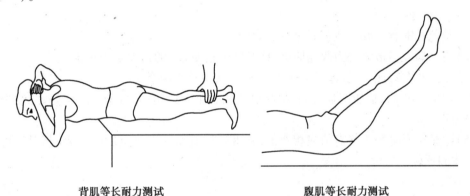

背肌等长耐力测试　　　　　　　　　腹肌等长耐力测试

图 11-4　腹背等长耐力测试

2. 等张肌力评估

等张肌力评估（isotonic muscle test，ITMT）是评估肌肉克服阻力而收缩做功的能力。适用于评估 3 级以上的肌力，可借助哑铃、沙袋或可定量的负荷练习器进行。评估时，被测肌肉收缩，牵动相应关节作全活动范围内的运动，所克服的阻力值不变。测出 1 次全关节活动度运动中所抵抗的最大阻力值称为该关节运动的最大负荷量（1 repeatic maximum，1RM），完成 10 次规范的全关节活动范围运动所能抵抗的最大阻力值称 10RM。评估前应对适宜负荷及每次评估的负荷增加量有适当地估计，避免反复多次测试引起肌肉疲劳而影响评估结果。

3. 等速肌力评估

肌肉收缩做功除对抗某种可变阻力外，牵动相应关节作等角速度圆弧运动，即是肌肉等速运动。肌肉等速运动产生的肌力称为等速肌力。等速肌力对抗的阻力是可变的，关节有圆弧运动，所以它不同于等张和等长肌力。借助特殊的等速测试仪测出有关数据的方法即为等速肌力评估（isokinetic muscle test，IKMT），是公认的肌肉功能评估及肌肉力学特性研究的最佳方法。其优点是能提供肌力、肌肉做功量和功率输出、肌肉爆发力和耐力等多种数据,既完成一组拮抗肌的评估,也可分别评估向心收缩、离心收缩及等长收缩等数据;其缺点是仪器价格昂贵,操作较复杂,不同型号仪器所测出的结果有显著差异,无可比性(图11-5)。

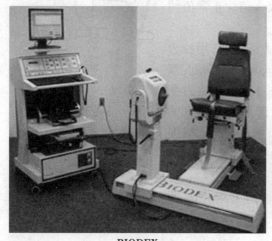

**BIODEX**

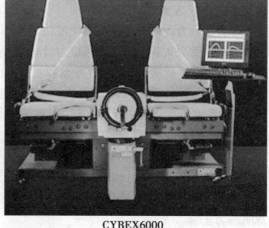

**CYBEX6000**

图11-5 等速测力仪

4. 注意事项

(1)避免在饱餐、训练、疲劳时进行肌力评估。

(2)鼓励病人尽最大努力收缩肌肉,IMMT要注意关节的角度是否正确。

(3)注意左右对比,一般差异大于10%时可认为有临床意义。

(4)IMMT可导致血压明显升高,故高血压或老年人慎用;骨折未愈合良好、急性炎症时避免IKMT。

(5)记录结果可采用绝对值或相对值,后者指绝对值除以体重后的结果,相对值可用于不同个体间比较。

## 二、肌张力评估

### (一) 定义

肌张力是指肌肉组织在松弛状态下的紧张度,是维持身体各种姿势以及正常活动的基础。根据身体所处的不同状态,可分为以下几种形式。

1. 静止性肌张力 指肌肉处于非活动状态下具有的紧张度。评估时在安静状态下观察肌肉外观、触摸肌肉硬度、被动过伸运动时活动受限程度及其阻力来判断。

2. 姿势性肌张力 指人体维持一定姿势(如站立或坐)时,躯体前后肌肉所具有的紧张度。

3. 运动性肌张力 指肌肉在运动过程中具有的紧张度。评估时让病人完成某一动作,检查相应关节的被动运动阻抗。肌痉挛是张力增高的一种类型。

### (二) 异常肌张力

1. 肌张力增高 指肌张力高于正常静息水平。呈现形态有痉挛和强直。痉挛多见于锥体束病变,表现为速度依赖性的牵张反射亢进,操作者在被动活动病人肢体时,起始阻力较大,但在活动过程中会突然感觉阻力减小,此现象可称折刀现象(clasp-knife phenomenon)。强直多见于锥体外系病变,表现为在肢体被动活动过程中,主动肌和拮抗肌同时收缩,各方向阻力均匀一致,与弯曲铅管时的感觉类似,故称铅管样强直(lead-pipe rigidity),若同时伴有震颤,出现规律、断续的阻力降低或消失,称齿轮现象(cogwheel phenomenon)。

肌痉挛特征:①被动运动时诱发伸张反射;②对被动运动产生抵抗;③主动肌和拮抗肌张力平衡破坏;④可动范围减少,主动运动减弱或消失。

2. 肌张力减低　指肌张力低于正常静息水平。表现为对关节进行被动活动时感觉阻力降低或消失,关节活动范围增加。多见于下运动神经元病变、小脑病变、脑卒中软瘫期、脊髓损伤的休克期等。

肌肉低张力特征:①主动肌和拮抗肌同时收缩减弱或消失;②抗肢体重力能力减弱或消失;③肌力降低或消失。

3. 肌张力障碍　是一种因持续肌肉收缩导致扭曲和重复运动及异常姿势的神经性运动障碍,根据受累部位可分为全身性、局灶性及节段性,常见类型有扭转痉挛、痉挛性斜颈及手足徐动症等。遗传(原发性、特发性)、外伤、感染、中毒及代谢异常等因素均可导致。

(三)评估方法及判断标准

1. 手法评估　根据关节进行被动运动时所感受的阻力来进行分级评估。常用方法有神经科分级和 Ashworth 分级,其他还有按自发性痉挛发作频度的 Penn 分级和按踝阵挛持续时间的 Clonus 分级(表 11-2)。

表 11-2　肌张力分级评估标准

| 分级 | 神经科分级 | Ashworth 分级 | Penn 分级 | Clonus 分级 |
|---|---|---|---|---|
| 0 | 肌张力降低 | 无肌张力增高 | 无肌张力增高 | 无踝阵挛 |
| 1 | 肌张力正常 | 轻度增高,被动活动有一过性停顿 | 肢体受刺激时出现轻度肌张力增高 | 踝阵挛持续 1~4s |
| 2 | 稍高,肢体活动未受限 | 增高较明显,活动未受限 | 偶有肌痉挛,<1 次/小时 | 持续 5~9s |
| 3 | 增高,肢体活动受限 | 增高明显,被动活动困难 | 经常痉挛,>1 次/小时 | 持续 10~14s |
| 4 | 肌肉僵硬,被动活动困难或不能 | 肢体僵硬,被动活动不能 | 频繁痉挛,>10 次/小时 | 持续 >15s |

改良 Ashworth 分级法临床应用最多,具体方法是根据关节别动运动阻力来分级肌张力,要求在 1 秒内完成关节活动(表 11-3)。

表 11-3　改良 Ashworth 痉挛评估量表

| 等级 | 评估标准 |
|---|---|
| 0 级 | 无肌张力增加,被动活动患侧肢体在整个运动范围(ROM)内均无阻力 |
| 1 级 | 肌张力稍增加,被动活动患侧肢体到终末端时有轻微的阻力 |
| 1 + 级 | 肌张力稍增加,被动活动患侧肢体时在前 1/2ROM 中有轻微"卡住"感觉,后 1/2ROM 中有轻微阻力 |
| 2 级 | 肌张力轻度增加,被动活动患侧肢体在大部分 ROM 内均有阻力,但仍可活动 |
| 3 级 | 肌张力中度增加,被动活动患侧肢体在整个 ROM 内均有阻力,活动较困难 |
| 4 级 | 肌张力高度增加,患侧肢体僵硬,阻力很大,被动活动十分困难 |

2. 摆动和屈曲维持试验 摆动试验用于下肢肌痉挛评估。病人取仰卧位,尽量放松肌肉,患侧小腿下垂于床外,当小腿自伸直位自由落下时,通过电子量角器记录摆动情况。屈曲维持试验用于上肢肌痉挛评估。病人取坐位,患肩屈 20°~30°,外展 60°~70°,肘关节置于支架上,前臂旋前固定,用一被动活动装置使肘关节在水平面活动,用电位计、转速计记录肘关节位置角度和速度,用力矩计记录力矩。

3. 电生理技术 以低电压(10~20V)刺激胫神经,30~40ms 后可在腓肠肌上记录到一个肌肉动作电位,称 H 反射。在松弛的肌肉上出现 H 反射表明有上运动神经元病变。较强的刺激可兴奋 α 传出纤维,诱发沿运动纤维正常传导方向放电,这种直接肌反应的潜伏期短于 H 反射,称 M 反应。H/M 比值可作为 α 运动神经元兴奋性的定量评价标准,肌痉挛时该比值明显增高(图 11-6)。

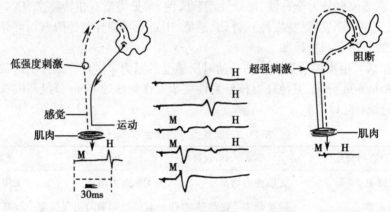

图 11-6 H 反射测定

(四) 注意事项

1. 被动牵张速度不同,痉挛肌肉发生反应的角度也会不同,所以在比较痉挛评估结果时,需确保被动运动的速度相同。

2. 痉挛量化评估结果的可信度受多方面因素的影响,如病人努力的程度、环境温度、并存问题(如尿路结石、感染、膀胱充盈、便秘、压疮、静脉血栓、疼痛、局部肢体受压等可使肌张力增高)、病人的整体健康水平(如发热、代谢紊乱、电解质失衡对肌张力有影响)、药物、病人体位等。因此,评估时必须使评估程序严格标准化。

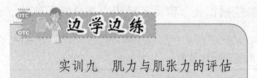

边学边练

实训九 肌力与肌张力的评估

3. 再次评估时,应注意尽量选择相同的时间段和其他评估条件。

## 三、关节活动度评估

(一) 定义

关节活动度(range of motion,ROM)指关节活动时可达到的最大弧度,是评估关节运动功能损害范围与程度的指标,常以度数来表示。根据关节运动的动力来源,分为主动关节活动度和被动关节活动度。

主动关节活动度(active range of motion,AROM)是人体自身主动随意运动而产生的运动弧,其本质是评估受检者肌肉收缩力量对 ROM 的影响。

被动关节活动度(passive range of motion,PROM)是指病人肌肉完全松弛的情况下,由外力使关节运动时所通过的运动弧。由于被动运动至终末时会产生一种关节囊内、不受随意运动控制的活动,因此,PROM略大于AROM。

（二）评估方法

评估工具临床上最常采用量角器进行评估。皮尺一般用于特殊部位的评估,如脊柱活动度、手指活动度等。必要时也可用X线片或摄像机拍摄进行ROM的测量分析。

1. 量角器的组成　量角器可由金属或塑料制成,其规格不一。

（1）通用量角器:是临床应用最普遍的一种,主要用于评估四肢关节。其结构由一个带有半圆形或圆形角度计的固定臂(有刻度)和一个普通长度尺(称为移动臂,有指针)组成,两臂交点用铆钉固定,为量角器的中心(图11-7)。其缺点是中心及两臂位置不易精确定位,可能顾此失彼,不易固定,而产生误差。

（2）方盘量角器:其结构为一正方形、中央有圆形分角刻度的木盘,刻度自0点向左右各180°,中心加一可旋转的指针,后方加一把手(图11-8)。指针由于重心而始终指向正上方,使用时使待测关节的一端肢体处于水平位或垂直位,另一端肢体在垂直于地面的平面上做待测方向的运动至最大幅度,以方盘量角器一条边紧贴运动端肢体,同时使"0"点对向规定方向,即可在刻度盘上读得关节所处的角度。

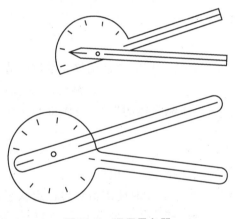

图11-7　通用量角器

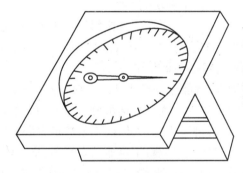

图11-8　方盘量角器

2. 评估方法　①让病人处于舒适放松、方便操作的适当体位;②向病人做必要的解释和示范,取得其配合;③暴露要评估的关节,了解该关节的一般情况,粗略感知其活动范围,确定触诊骨性标志;④在起始位置将量角器的轴心准确放置到代表关节旋转中心的骨性标志点上并加以固定,将固定臂放在近端固定的骨骼上,移动臂放在远端或运动的骨骼上,记录起始位置的度数。缓慢、充分地将移动臂转至关节活动终末位置,记录终末位置度数(图11-9)。

（三）注意事项

1. 评估前要对病人详细解释,取得配合,防止出现错误姿势和代偿运动。

2. 被评估关节在运动时,若其他关节参与则会出现代偿动作,产生较大ROM。为避免代偿动作发生,应在构成关节的远端骨运动时,充分固定近端骨。固定可借助体重、体位、操作者所施加的外力。

3. 被动关节活动时,手法要柔和,速度要缓慢、均匀,尤其对伴疼痛和痉挛的病人不能做快速运动。若病人存在关节脱位、骨折未愈或刚刚经历肌腱、韧带、肌肉手术,则禁做关节

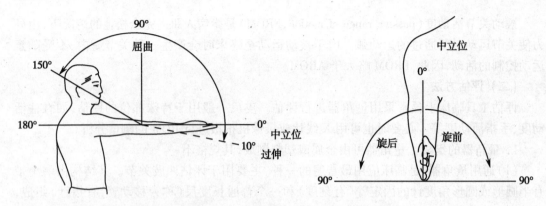

图 11-9　肘关节屈曲、伸展及前臂旋前、旋后的 ROM 测量

活动度评估。

4. 评估时,通常先测 AROM,后测 PROM。二者结果不一致,提示运动系统存在肌肉瘫痪、肌腱粘连等情况,应分别记录。评估关节本身 ROM 时应以 PROM 为准。

5. 避免在按摩、运动及其他康复治疗措施后立即进行评估。

6. ROM 存在一定的个体差异,因此应作健侧与患侧对比评估。

## 四、平衡与协调能力评估

### (一) 平衡功能评估

1. 定义　平衡指身体保持一种姿势,及在运动或受外力作用时自动调整并维持姿势的能力。支撑面(support tope)指人体在各种体位下(卧、坐、站等)所依靠的接触面。站立时支撑面为包括两足底在内的两足之间的面积。支撑面大小影响身体的平衡,身体重心落在支撑面内,就能保持平衡,反之,则失去平衡。

2. 分类　人体平衡可分为以下两大类。

(1)静态平衡:人体处于某种特定姿势(如坐或站)时保持稳定的状态。

(2)动态平衡:①自动动态平衡:指人体在进行各种自主运动时能重新获得稳定状态的能力,如由坐到站或由站到坐的姿势转换;②他动动态平衡:指人体对外界干扰(如推、拉等)产生反应,恢复稳定状态的能力。

3. 平衡功能的维持

正常的平衡功能需要有健全的骨骼系统、协调的肌力以及正常的姿势反射系统,包括小脑、前庭系统、本体感受系统、肌张力、视觉和大脑皮质综合能力。保持平衡需要感觉输入、中枢整合、运动控制三个环节参与。当平衡发生变化时,人体通过踝调节、髋调节、跨步调节3 种调节机制来应变。

4. 评估方法　包括主观评估(以观察和量表为主)和客观评估(采用平衡测试仪)两个方面。

(1)观察法:静态平衡功能观察包括能否完成有靠斜坐、有靠直坐、低靠直坐、无靠直坐、扶墙站立、双腿站立和单腿站立;动态平衡功能观察包括:①测单腿站立位时另一足尖可触及的范围,范围越大,动态平衡能力越大;②测坐位或站位时双手触及的范围,范围越大,动态平衡能力越大;③嘱病人沿一直线行走,视其踩线或远离直线的情况;④沿一直线每隔 1m 插上一面小旗,嘱病人顺次绕行小旗 6 ~ 8 面,观察碰倒小旗的次数;⑤测坐位或站位时抵抗来自外界各个方向的推力,若病人抵抗的推力增大,说明他动动态平衡能力有进步。

(2)量表法:虽属主观评估,但由于不需要专门设备,评分简单、应用方便,故临床普遍使用。信度和效度较好的量表主要有:①Berg平衡量表(Berg balance scale,BBS),满分56分,低于40分则有摔倒危险;②Tinnetti活动能力量表(Tinnetti's performance-oriented assessment of mobility),满分44分,低于24分则有摔倒危险;③"站立-走"计时测试(the timed "Up & Go"test),评估病人从座椅站起,向前走3米,折返回来的时间以及在行走中的动态平衡。

(3)平衡测试仪:其原理是当病人坐或站在测试平板上,尽力保持平衡时,利用板下压敏电阻灵敏反应输出,通过计算机分析,将信息变化转换为数字显示。观察主要指标包括重心在左右前后的摆动幅度、摆动频率、从不稳到稳定的时间、重心移动轨迹占据的总面积等。

(二)协调功能评估

1. 定义　协调功能是人体自我调节,完成平滑、准确且有控制的随意动作的一种能力。协调是完成精细运动技能动作的必要条件,其以小脑、基底节、脊髓后索为生理基础参与协调控制。协调功能障碍又称共济失调(dystaxia),分为小脑性共济失调、基底节共济失调和脊髓后索共济失调。

2. 评估方法　观察病人在完成以下指定动作的过程中有无异常。

(1)指鼻试验:病人用自己的示指反复伸直、屈曲肘关节以指自己鼻尖。正常者能准确完成,评估时注意观察有无动作迟缓或手指震颤。

(2)对指试验:病人伸出两手示指,由远及近使指尖相碰。先睁眼、后闭眼进行。正常时对指准确,共济失调时对指不准且左右摇摆。

(3)轮替试验:病人双手张开,一手向上,一手向下,交替转动;也可一侧手在对侧手背上交替转动。

(4)鼻-指-鼻试验:病人睁眼,先将示指指尖触及自己鼻尖,然后再触及操作者伸出的指尖,如此反复进行。操作者不断改变其手指的位置,要求病人跟踪指准。

(5)拇指对指试验:病人拇指依次与其他四指相对,速度可由慢渐快。

(6)握拳试验　病人双手握拳、伸开。可以同时进行或交替进行(一手握拳,一手伸开),速度可逐渐加快。

(7)拍膝试验:病人一侧用手掌拍膝,对侧握拳拍膝;或一侧手掌在同侧膝盖上做前后运动,对侧握拳在膝盖上做上下运动。

(8)跟-膝-胫试验:病人仰卧,抬起一侧下肢,先将足跟放在对侧下肢膝盖上,再沿着胫骨前缘向下推移。

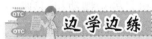

实训十　关节活动度与协同功能的评估

(9)旋转试验:病人上肢在身体一侧屈肘90°,前臂交替旋前、旋后。

(10)拍地试验:病人足跟触地,足尖抬起做拍地动作,可双足同时做或分别做。

## 五、步态分析

(一)定义

1. 步态　步态是人类步行的行为特征。步态涉及人的行为习惯,受职业、教育、年龄、性别等因素影响,也受各种疾病的影响,而其异常也有可能被代偿或掩盖。

2. 步态分析 步态分析(gait analysis)是研究步行规律的评估方法,旨在通过生物力学、运动学和肌肉电生理学等手段,揭示步态异常的关键环节和影响因素,从而指导康复评估和治疗,也有助于临床诊断、疗效评估、机制研究等。

(二)步态周期

步态周期(gait cycle)指一侧下肢完成从足落地到再次落地的时间过程,根据下肢在步行时的空间位置分支撑相和摆动相(图 11-10)。

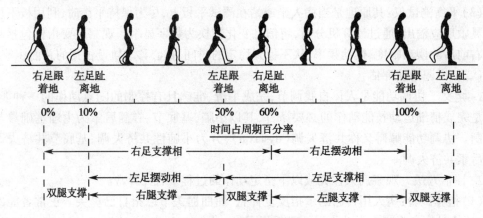

图 11-10 步态周期示意图

1. 支撑相 指下肢接触地面和承受重力的时间,占步行周期的 60%。支撑相大部分时间是单足支撑,称单支撑相,其与对侧下肢的摆动相时间相等。单支撑相缩短将会导致对侧摆动相时间缩短,从而步长缩短;反之,一侧摆动相缩短,导致对侧单支撑相缩短。步行中双足落地的时间称双支撑相,相当于支撑足首次触地及承重反应期,也相当于对侧足的减重反应和足离地时期。双支撑相的时间和步行速度成反比。步行与跑步的关键差别在于步行有双支撑相。步行障碍时往往首选表现为双支撑相时间延长,以增加步行稳定性。

(1)支撑相早期:指支撑相开始阶段,包括首次触地和承重反应,占步行周期的 10% ~ 12%。①首次触地:指足跟接触地面的瞬间,下肢前向运动减速,落实足进入支撑相的位置,是支撑相异常的最常见时期。②承重反应:指首次触地之后重心由足跟向全足转移的过程。③地面反作用力(ground reacting force,GRF):是体重和加速度的综合,正常步速时为体重的 120% ~ 140%,步速越快,GRF 越高。下肢承重能力降低时可以通过减慢步速,减少 GRF 对活动的影响。

(2)支撑相中期:指支撑相中间阶段,此时支撑足全部着地,对侧足处于摆动相,是唯一单足支撑全部重力的时相,正常步速时约为步行周期的 38% ~ 40%。主要功能是保持膝关节稳定,控制胫骨向前惯性运动,为下肢向前推进做准备。参与的肌肉主要为腓肠肌和比目鱼肌。下肢承重力小于体重或身体不稳定时,此期缩短,表现为将重心迅速转移到另一足,保持身体平衡。

(3)支撑相末期:指下肢主动加速蹬离的阶段,开始于足跟抬起,结束于足离地,约为步行周期的 10% ~ 12%。此阶段身体重心向对侧下肢转移,又称摆动前期。在缓慢步行时可以没有蹬离,而只是足趾离开地面,踝关节保持跖屈,髋关节主动屈曲。

2. 摆动相 指足离开地面向前迈步到再次落地之间的阶段,占步行周期的 40%。

(1)摆动相早期:指足刚离开地面的阶段,主要的动作为足廓清地面和屈髋带动屈膝,加速肢体向前摆动,占步行周期的 13%～15%。此期屈髋是由屈髋肌主动收缩的结果,屈膝过程是屈髋导致膝关节惯性活动,而不是腘绳肌收缩的结果。

(2)摆动相中期:指迈步的中间阶段,足廓清仍然是主要任务,占步行周期的 10%。参与肌肉包括屈髋肌、股四头肌和胫前肌。

(3)摆动相末期:指迈步即将结束,足在落地之前的阶段,主要动作是下肢前向运动减速,准备足着地的姿势,占步行周期的 15%。此期肌肉控制最为复杂,包括髂腰肌、臀大肌、腘绳肌、股四头肌、胫前肌的共同参与。

(三) 步行周期中的肌肉活动

肌肉活动是步行的动力基础。步态异常与肌肉活动异常密切相关(表 11-4),动态肌电图对问题的鉴别起关键作用。

表 11-4　正常步行周期中主要肌肉的作用

| 肌肉 | 步行周期 |
| --- | --- |
| 腓肠肌和比目鱼肌 | 支撑相中期至蹬离,首次触地 |
| 臀大肌 | 摆动相末期,首次触地至支撑相中期 |
| 腘绳肌 | 摆动相中期和末期,首次触地至承重反应结束 |
| 髂腰肌和股内收肌 | 足离地至摆动相早期 |
| 股四头肌 | 摆动相末期,首次触地至支撑相中期 |
|  | 足离地至摆动相早期 |
| 胫前肌 | 首次触地至承重反应结束 |
|  | 摆动相全程(足离地至再次触地) |

(四) 步态分析评估

1. 步态观察　一般采用自然步态进行观察(表 11-5)。在此基础上,可以要求病人加快步速,减少足接触面(踮足或足跟步行)或步宽(两足沿中线步行),以突显异常;也可通过增大接触面或给予支撑(足矫形垫或矫形器),以改善异常,从而补充评估。

表 11-5　步态评估观察要点

| 观察内容 | 观察要点 | | |
| --- | --- | --- | --- |
| 步行周期 | 时相是否合理 | 左右是否对称 | 行进是否稳定和流畅 |
| 步行节律 | 节奏是否匀称 | 速率是否合理 | 时相是否流畅 |
| 疼痛 | 是否干扰步行 | 部位、性质、程度与步行障碍的关系 | 发作时间与步行障碍的关系 |
| 肩、臂 | 塌陷或抬高 | 前后退缩 | 肩活动过度或不足 |
| 躯干 | 前屈或侧屈 | 扭转 | 摆动过度或不足 |
| 骨盆 | 前后倾斜 | 左右抬高 | 旋转或扭转 |
| 膝关节 | 摆动相是否可屈曲 | 支撑相是否可伸直 | 关节是否稳定 |
| 踝关节 | 摆动相是否可背屈和跖屈 | 是否有足下垂、内翻或外翻 | 关节是否稳定 |
| 足 | 是否为足跟着地 | 是否足趾离地 | 是否稳定 |
| 足接触面 | 足是否全部着地 | 两足间距是否合理 | 是否稳定 |

2. 诊断性阻滞　指对靶肌肉诊断性注射局部麻醉剂,以鉴别动态畸形和静态畸形。动态畸形指肌肉痉挛或张力过高导致肌肉控制失衡,使关节活动受限,诊断性治疗可明显改善。静态畸形指骨骼或关节畸形及肌肉挛缩导致关节活动受限,诊断性治疗无效。

(五) 常见的异常步态

1. 周围神经损伤导致的异常步态

(1)臀大肌步态:臀大肌是主要的伸髋及脊柱稳定肌。在足触地时控制重心前移,肌力下降时其作用由韧带支持及棘旁肌代偿,导致在支撑相早期臀部突然后退,中期腰部前凸,以保持重力线在髋关节后。腘绳肌可部分代偿臀大肌,但在周围神经损伤时,腘绳肌与臀大肌的神经支配往往同时受损。臀大肌步态表现为支撑相躯干前后摆动显著增加,类似鹅性姿态,又称鹅步。

(2)臀中肌步态:在支撑相早期和中期,病人骨盆向患侧下移超过5°,髋关节向患侧凸,肩和腰出现代偿性侧弯,以增加骨盆稳定度。臀中肌步态必须为支撑相躯干左右摆动显著增加,类似鸭行姿态,又称鸭步。

(3)屈髋肌无力步态:屈髋肌是摆动相主要的加速肌,肌力降低造成肢体行进缺乏动力,只有通过躯干在支撑相末期向后摆动、摆动相早期突然向前摆动来进行代偿,患侧步长明显缩短。

(4)股四头肌无力步态:股四头肌无力使支撑相早期膝关节处于过伸位,用臀大肌维持股骨近端位置,用比目鱼肌维持股骨远端位置,从而保持膝关节稳定。膝关节过伸导致躯干前屈,产生额外的膝关节后相力矩。长期处于此状态将极大增加膝关节韧带和关节囊负荷,导致膝关节损伤和疼痛。

(5)踝背伸肌无力步态:足触地后,由于踝关节不能控制跖屈,故支撑相早期缩短,迅速进入支撑相中期。严重时病人在摆动相出现足下垂,导致下肢功能性过长,往往以过分屈髋屈膝代偿(跨槛步态),同时支撑相早期由全脚掌或前脚掌先接触地面。

(6)腓肠肌(比目鱼肌)无力步态:表现为支撑相中期踝关节背屈控制障碍,支撑相末期延长和下肢推进力降低,患侧膝关节屈曲力矩增加,导致支撑相中期膝关节屈曲和膝塌陷,然后伸膝肌激活进行代偿。同时还伴有非受累侧骨盆向前运动延迟、步长缩短。

2. 中枢神经损伤导致的异常步态

(1)偏瘫步态:偏瘫病人常因股四头肌痉挛导致膝关节屈曲困难、小腿三头肌痉挛导致足下垂、胫后肌痉挛导致足内翻,多数病人摆动相时骨盆代偿性抬高,髋关节外展外旋,患侧下肢向外侧划弧迈步,称划圈步态。在支撑相,由于痉挛性足下垂限制胫骨前向运动,往往采用膝过伸的姿态代偿,同时由于患肢支撑力降低,病人一般通过缩短患肢支撑时间来代偿。部分病人还会出现侧身、健腿在前、患腿在后、患足在地面拖行步态。

(2)截瘫步态:截瘫病人如果损伤平面在L₃以下,有可能独立步行,但由于小腿三头肌和胫前肌瘫痪,表现为跨槛步态。足落地时缺乏踝关节控制,故膝关节和踝关节稳定性降低,病人通常采用膝过伸的姿态以增加膝关节和踝关节的稳定性。L₃以上平面损伤的步态变化很大,与损伤程度有关。

(3)脑瘫步态:①痉挛型病人常见小腿三头肌和胫后肌痉挛导致足下垂和足内翻,股内收肌痉挛导致摆动相足偏向内侧,表现为跖足剪刀步态。严重的内收肌痉挛和腘绳肌痉挛可代偿性表现为髋屈曲、膝屈曲和外翻、足外翻特征的蹲伏步态。②共济失调型病人由于肌张力不稳定,步行时常通过增加足间距来增加支撑相的稳定性,通过增加步频来控制躯干的前后稳定性,通过上身和上肢摆动的协助,来保持步行时的平衡,因此在整体上表现为快速而不稳定的步态,类似醉酒时行走姿态。

(4)帕金森步态:帕金森病以广泛的肌张力异常增高为特征,表现为步行时启动困难、下肢摆动幅度减小、髋膝关节轻度屈曲、重心前移、步频加快的慌张步态。

 **知识链接**

### 实验室步态分析

现代实验室采用数字化三维分析或电子步态分析系统,研究步行时肢体运动在时间和空间变化的规律。主要内容包括人体重心分析、廓清机制、步行时间-空间测定、肢体节段性运动测定。主要参数有:

步长(step length):指一足着地至对侧足着地的平均距离;

步长时间(step time):指一足着地至对侧足着地的平均时间;

步幅(stride length):指一足着地至同足再次着地的距离,即跨步长;

平均步幅时间(stride time):相当于支撑相与摆动相之和;

步频(cadence):指分钟平均步数,步频=60(s)/步长平均时间;

步速(velocity):指步行平均速度,步速=步幅/步行周期;

## 第二节　言语与吞咽功能评估

### 一、言语功能评估

**(一) 定义**

1. 语言与言语　语言(language)与言语(speech)是两个既有关联又有区别的概念。

语言是以语音为物质外壳,由词汇和语法两部分组成,并能表达人类思想的符号系统。语言是区别于其他动物的人类独有的复杂认知心理活动,其表现形式包括口语、书面语、姿势语(如手势、表情及手语)。

言语是人们掌握和使用语言的活动,具有交流、符号、概况功能,是音声语言(口语)形成的机械过程。

2. 语言障碍　指在口语和非口语的过程中,词语的应用出现障碍。代表性的语言障碍为失语症(aphasia),多是正常获得语言能力后,由于脑损伤导致后天性语言功能障碍,表现为听、说、读、写和手势表达等能力的减弱或丧失。脑卒中是最常见病因,其他还有颅脑损伤、脑部肿瘤、颅内炎症、阿尔茨海默病等。

3. 言语障碍　指口语形成障碍,包括发音困难或不清,嗓音产生困难,气流中断或言语韵律异常等导致的交流障碍。代表性的言语障碍为构音障碍,脑血管疾病是最常见病因,其他如急性感染性多发性神经根炎,舌咽神经、迷走神经、舌下神经损害,重症肌无力等。

**(二) 评估方法**

对失语症病人主要通过与病人交谈、让病人阅读和书写、采用通用量表来评估。对构音障碍病人,除了要观察病人发音器官功能是否正常外,还可通过仪器对构音器官进行检查。

（三）失语症及其评估

1. 评估内容

失语症根据脑损害的部位和程度,分为运动性和感觉性两类,分别涉及言语生成和言语理解两方面。失语症不包括由于意识障碍和智力减退造成的语言症状,也不包括听觉、视觉、书写、发音等感觉和运动器官损害引起的语言、阅读和书写障碍。因先天或幼年疾病导致学习困难、语言功能缺陷也不属于失语症范畴。

（1）听理解:指给病人口头指令,看其能否理解并执行。听理解障碍有以下几种表现形式:①语音辨识障碍,表现为病人虽有正常的听力,但对所听到的语音不能辨认;②语义理解障碍,病人能正确辨识语音,但不明语义,是由音-意联系中断造成,往往造成词义混淆或不能理解;③听语记忆广度障碍,病人对听觉痕迹的保持能力减弱,表现为对多个连续问题理解困难。

（2）自发语言:通过谈话了解病人说话时的语量情况,是否费力,语调和语音情况及有无错语等。一般可将失语症病人的自发语言分为流畅型和非流畅型(表11-6)。

表11-6 流畅性与非流畅性言语的鉴别

| 项目 | 流畅性 | 非流畅性 |
| --- | --- | --- |
| 说话量 | 减少, <50 词/分 | 正常或多 |
| 费力程度 | 费力 | 不费力,正常 |
| 语句长度 | 短,电报式 | 可说长句子 |
| 韵律 | 异常 | 正常 |
| 信息量 | 多:仅有实词,突出名词 | 少:空洞、缺乏实词、虚词多 |

（3）阅读:让病人阅读文字,观察其能否理解并执行指令。因大脑病变致阅读能力受损称失读症,包括朗读障碍和阅读理解障碍,二者可出现分离现象,即病人不能朗读但能理解文字意思,或能够正确朗读但不能理解文字意思,或二者都不能。

（4）书写:检查病人自发性书写、描述书写、听写和抄写等情况。因大脑病变导致书写能力受损或丧失称失写症。常见:①书写不能:表现为完全性书写障碍,构不成字型。②书写障碍:表现为写字笔画增添或减少,或写出字的笔画全错。③镜像书写:书写的字左右颠倒,像照在镜子里一样。④书写过多:类似口语表达中的言语过多,书写中混杂一些无关的字、词或句。⑤惰性书写:写出一字词后,让病人写其他词时,仍不停地写前面的字词,与口语中的言语持续现象相似。⑥错误语法:书写句子出现语法错误,常与口语中的语法障碍相同。

（5）复述:要求病人重复操作者所说的字、词和句子,有复述障碍者不能准确重复操作者所说的内容。

（6）命名:要求病人说出图片或实物的名称。命名障碍包括以下3种类型:①表达性命名障碍,以构音启动障碍为特征,病人接受语音提示后可正确命名;②选词性命名障碍,病人不能正确命名,但可通过描述物品形状、颜色或用途等来说明物品,不接受语音提示,能从操作者列举的名称中选择正确名称;③词义性命名障碍,是由于不能在同一范畴的词中进行区分而造成的命名障碍,既不接受语音提示,又不能从操作者列举的名称中选择正确的名称。

2. 分类　目前认为,大脑某一部位损害,会造成一组完全或不完全的语言症状较高频率的出现。如果损害较局限,多表现为典型的失语症状;如果损害范围较广,会呈现非典型的失语症状。我国以 Benson 失语症分类为基础,根据失语症的临床特点及病灶部分(表11-7),制定了汉语的失语症分类标准。

表 11-7　各型失语症的临床特征及病灶部位

| 失语症类型 | 病变部位 | 流畅性 | 听理解 | 复述 | 命名 | 阅读 | | 书写 |
| --- | --- | --- | --- | --- | --- | --- | --- | --- |
|  |  |  |  |  |  | 朗读 | 理解 |  |
| Broca 失语 | 左额下回后部 | 非流畅性 | +～++ | +++ | +++ | +++ | +～++ | +++ |
| Wernicke 失语 | 左颞上回后部 | 流畅性 | +++ | +++ | +++ | +++ | +++ | +++ |
| 传导性失语 | 左弓状束及缘上回 | 流畅性 | + | ++～+++ | ++ | ++ |  | ++ |
| 完全性失语 | 左额颞顶叶 | 非流畅性 | +++ | +++ | +++ |  |  |  |
| 经皮质运动性失语 | 左 Broca 区前上部 | 非流畅性或中间性 | + | -～+ | + | + | -～+ | +++ |
| 经皮质感觉性失语 | 左颞顶分水岭区 | 流畅性 | ++ | + | ++ | +～++ | +～++ | +～+++ |
| 经皮质混合性失语 | 左颞顶分水岭区 | 非流畅性 | +++ |  | +++ | +++ | +++ | +++ |
| 命名性失语 | 左额顶枕结合区 | 流畅性 | + | + | ++～+++ | -～++ | -～++ | + |
| 皮质下失语 | 丘脑或基底节内囊 | 中间性 | +～++ | + | ++ | + | + | ++ |

注: - 为正常, + 为轻度障碍, + + 为中度障碍, + + + 为重度障碍

3. 评估方法　国际与国内常用的失语症评估方法如下。

(1)波士顿诊断性失语症评估(Boston diagnostic aphasia examination,BDAE):是目前英语国家普遍应用的标准失语症评估。此评估由 27 个分测验组成,分 5 个大项目:①会话和自发性言语;②听觉理解;③口语表达;④书面语言理解;书写。该测验能详细、全面地测出各种语言模式能力,但评估需要的时间较长。

(2)西方失语症成套测验(western aphasia battery,WAB):WAB 是一个定量失语症评估法,除可测试大脑语言功能外,还可测试大脑的非语言功能。其克服了 BDAE 冗长的缺点,可在 1 小时内完成,比较实用,而且可单独评估口语部分,并根据结果进行分类。WAB 除评估失语外,还包含运用、视空间功能、非言语性智能、结构能力、计算能力等内容的评估,因此可作出失语症以外的神经心理学方面的评价。

(3)日本标准失语症评估(standard language test of aphasia,SLTA):该评估包括听、说、读、写、计算 5 个大项目,共包含 26 个分测验,按 6 阶段评分。其易于操作,且对训练有明显

指导作用。

（4）汉语标准失语症评估：是中国康复研究中心听力语言科以 SLTA 为基础，借鉴国外有影响力的失语评估量表的优点，按照汉语的语言特点和中国人的文化习惯所编制，亦称中国康复研究中心失语症评估法（CRRCAE），只适合成人病人。使用此评估前要掌握正确的评估方法，应由受过培训或熟悉评估内容的操作者来进行。

4. 严重程度分级　目前，国际上多采用 BADE 中的分级标准（表 11-8）。

表 11-8　失语症严重程度分级标准

| 等级 | 标准 |
| --- | --- |
| 0 级 | 无有意义的言语或听觉理解能力 |
| 1 级 | 言语交流中有不连续的言语表达，但大部分需要听者去推测、询问和猜测；可交流的信息范围有限，听者在言语交流中感到困难 |
| 2 级 | 在听者帮助下，可进行熟悉话题的交谈；但对陌生话题常常不能表达出自己的思想，使病人与听者都感到进行言语交流有困难 |
| 3 级 | 仅需少量帮助或无帮助下，病人可以讨论几乎所有的日常问题；但由于言语和（或）理解能力减弱，使某些谈话出现困难或不大可能 |
| 4 级 | 言语流利，虽可观察到有理解障碍，但思想和言语表达尚无明显限制 |
| 5 级 | 有极少的可分辨出的言语障碍，病人主观上可能感到有点困难，但听着不一定能明显觉察到 |

（四）构音障碍及评估

1. 特征　构音指将已经组成的词转变成声音的过程，构音障碍指由于发音构音器官结构异常、神经肌肉器质性病变或功能性病变而造成发声、发音、构音、共鸣、韵律等言语运动控制障碍。病人通常听理解正常并能正确地选择词汇以及按语法排列词句，但不能很好地控制重音、音量和音调。

2. 分类　常见以下几种类型。

（1）运动性构音障碍：由于参与构音的组织和器官（肺、声带、软腭、舌、下颌、口唇）的神经、肌肉系统疾病导致运动功能障碍，即言语肌肉麻痹、收缩力减弱和运动不协调所致的言语障碍。表现为听理解正常并能正确选词和按语法排列，但有发声困难、发音不准、咬字不清和声响、音调、节律及速度异常和鼻音过重等特征性改变。一般分迟缓性、痉挛性、运动失调性、运动过少性、运动过多性、混合性 6 种类型。

（2）器质性构音障碍：由于构音器官形态异常导致功能异常而出现构音障碍。典型原因是腭裂，其他如先天性面裂、巨舌症等。

（3）功能性构音障碍：错误构音呈固定状态，但找不到其原因，即构音器官无形态异常和运动功能异常，听力在正常水平，语言发育已达 4 岁以上水平，即构音固定化。该类型构音障碍的原因尚不清楚，可能与语音的听觉接受、辨别、认知、构音动作技能的运动因素等有关，大多病例通过构音训练可完全治愈。

3. 评估方法　包括构音器官功能检查和仪器检查。

（1）构音器官功能检查：主要通过①听病人说话时声音特征；②观察病人的面部运动，如唇、舌、颌、腭、喉在安静及说话时的运动情况，及呼吸状态；③让病人做各种言语肌肉的随意运动以确定有无异常。

（2）仪器检查：包括鼻流量计检查、喉空气动力学检查、纤维喉镜检查、电声门图检查、肌电图检查、电脑嗓音分析系统，依靠这些仪器设备检查，对病人说话时喉、口腔、咽腔和鼻腔进行直接观察，对各种声学参数进行实时分析，并进行疗效评价。

## 二、吞咽功能评估

（一）概述

吞咽困难指由于下颌、唇、舌、软腭、咽喉、食管括约肌或食管功能受损，不能安全有效地把食物由口送到胃内的进食困难。

吞咽困难主要表现有饮水呛咳，进食速度慢，吞咽费力，液体或固体食物滞留口腔；体征为口臭、流涎、吸入性肺炎、营养不良等。

（二）评估内容及方法

1. 相关病史 包括病人相关的既往史、高级脑功能和意识状态、认知功能，主观上吞咽异常的详细描述，是否存在器官插管、鼻饲管或胃造瘘，病人目前的进食方式、食物类型和营养状态。

2. 与吞咽有关的口颜面功能评估

（1）直接观察：观察口腔分泌物的状况，了解唇、颊、舌、硬腭、软腭等结构的完整性，观察腭弓形状及是否存在舌肌萎缩。

（2）量表评估：常采用 Frenchay 构音障碍量表中吞咽部分项目进行评估，包括下颌位置、唇运动、舌运动、软腭运动、喉运动，每项最低 1 分，最高 5 分。

3. 吞咽功能评估 包括以下几种方法。

（1）触摸吞咽动作：操作者将手放于病人下颌下方，手指张开，食指轻放于下颌骨下方的前部，中指放于舌骨处，环指放于甲状软骨下缘，嘱病人吞咽，以甲状软骨上缘能否接触到中指来判断喉上抬的能力。正常人吞咽时，甲状软骨能触及中指（2cm）。

（2）反复唾液吞咽试验：是评估由吞咽反射诱发吞咽功能的方法。病人取坐位，操作者将手指放在病人的喉结及舌骨处，观察在 30 秒内病人吞咽的次数和活动度。

（3）洼田饮水试验：日本学者洼田俊夫提出的，分级明确清楚，操作简单。病人取端坐位，像平常一样喝下 30ml 的温水，操作者观察并记录饮水时间、有无呛咳、饮水状况等，进行分级与判断（表 11-9）。Ⅰ级为正常，Ⅰ级 5 秒以上完成和Ⅱ级为可疑，Ⅲ、Ⅳ、Ⅴ级则确定有吞咽障碍。

表 11-9 饮水试验的分级与判断标准

| 分级 | 判断标准 |
| --- | --- |
| Ⅰ级（优） | 5 秒之内，一饮而尽，无呛咳 |
| Ⅱ级（良） | 5 秒以上，分两次以上喝完，无呛咳 |
| Ⅲ级（中） | 能一次喝完，但有呛咳 |
| Ⅳ级（可） | 分两次以上喝完，且有呛咳 |
| Ⅴ级（差） | 常常噎呛，不能全部喝完 |

（4）吞咽障碍的程度评分（VGF）：重症为 0 分，正常为 10 分（表 11-10）。

表 11-10 吞咽障碍的程度评分

| 项目 | 评分内容和标准 |
|---|---|
| 口腔期 | 不能把口腔内的食物送入咽喉,从口唇流出,或者仅重力作用送入咽喉——0 分 |
| | 不能形成食块流入咽喉,只能把食物原状流入咽喉——1 分 |
| | 不能一次就把食物完全送入咽喉,一次吞咽动作后,有部分食物残留在口腔内——2 分 |
| | 一次吞咽就可完成把食物送入咽喉——3 分 |
| 咽喉期 | 不能引起咽喉上举,会厌的闭锁及软腭弓闭合,吞咽反射不充分——0 分 |
| | 在咽喉凹及梨状窝存有大量的残食——1 分 |
| | 少量潴留残食,且反复几次吞咽可把残食全部吞咽入咽喉下——2 分 |
| | 一次吞咽就可完成把食物送入食管——3 分 |
| 误咽程度 | 大部分误咽,但无呛咳——0 分 |
| | 大部分误咽,但有呛咳——1 分 |
| | 少部分误咽,无呛咳——2 分 |
| | 少量误咽,有呛咳——3 分 |
| | 无误咽——4 分 |

4. 特殊检查 需要专门的设备和技术人员,在一定程度上限制了其在临床上的应用。

(1)吞咽造影检查:是目前公认的最全面、可靠、有价值的吞咽功能检查方法。在 X 线透视下,针对口、咽、喉、食管的吞咽运动,进行特殊的造影检查,为选择治疗措施(进食姿态和姿态治疗)和疗效评价提供依据。该检查可明确病人是否存在吞咽障碍,发现其病因、部位、程度、所属分期和代偿情况,判断有无误吸(尤导致肺炎的高危隐性误吸)。另外,可观察何种食物性状(如黏稠度)、姿势代偿更适合病人。

(2)内镜吞咽功能检查:使用喉镜经过咽腔或鼻腔直接观察会厌、杓状软骨、声带等的解剖结构和功能状态,如梨状隐窝的唾液潴留情况、唾液流入喉部的情况、声门闭锁功能、食管入口处的状态等。还可让病人吞咽液体、浓汤、饼干等不同黏稠度的食物,观察吞咽启动的速度、吞咽后咽腔的残留情况,以及有无食物进入气道等,由此评估吞咽功能及误吸风险。

(3)测压检查:是目前唯一能定量分析咽部和食管力量的评估手段。吞咽时,使用带有环周压力感应器的固体测压管进行检查,传感器将感受到的信息传导到计算机进行整合分析,得到咽收缩峰值压及时间、食管上段括约肌静息压、松弛率及松弛时间。根据数据,分析有无异常的括约肌开放、括约肌阻力和咽推进力。

# 第三节 日常生活活动能力和生活质量的评估

## 一、日常生活活动能力评估

日常生活活动(activities of daily living,ADL)反映了人们在家庭(或医疗机构)内和在社区中的最基本能力。

### (一)ADL 定义

ADL 指人们在每日生活中,为了照料自己的衣食住行,保持个人卫生和独立社区活动所必需的一系列基本活动。是人们为了维持生存及适应生存环境而必须每天反复进行的、最基本的、最具有共性的活动。

（二）ADL 分类

1. 基本的日常生活活动能力　基本的 ADL（basic ADL，BADL）包括活动（床上活动、转移、行走、上下楼梯灯）、自我照顾（穿衣、吃饭、如厕、修饰、洗澡等）。

2. 复杂性日常生活活动能力　复杂性 ADL（instrumental ADL，IADL）包括家务（做饭、使用厨具、洗衣、打扫等）、社会生活技巧（购物、使用公共交通工具）、个人健康保健（就医、服药）、安全意识（认知环境中的危险因素、报警）、工具使用（冰箱、电视等）。

BADL 和 IADL 的对比分析见表 11-11。

表 11-11　BADL 和 IADL 的对比分析

| 项目 | BADL | IADL |
|---|---|---|
| 反映运动功能 | 粗大的运动功能 | 精细的运动功能 |
| 内容 | 以躯体功能为主 | 含躯体功能、言语、认知功能 |
| 适用对象 | 较重的残疾病人 | 较轻的残疾病人 |
| 应用范围 | 主要在医疗机构 | 主要在社区和老年人 |
| 敏感性 | 低 | 高 |

（三）ADL 评估方法

ADL 有多种评估方法，常用的标准化 PADL 评估为 Barthel 指数，常用的 IADL 评估为功能活动问卷（the functional activities questionary，FAQ）。

1. Barthel 指数　该指数评估简单、可信度高、灵敏度高，由美国 Mahoney 和 Barthel 于 1965 年设计并应用于临床，有 10 个评估项目，是国际康复医疗机构常用的方法（表 11-12）。

表 11-12　Barthel 指数项目和评分标准

| ADL 项目 | 评分标准 | | | |
|---|---|---|---|---|
| | 自理 | 稍依赖 | 较大依赖 | 完全依赖 |
| 进食 | 10 | 5 | 0 | 0 |
| 洗澡 | 5 | 0 | 0 | 0 |
| 修饰（洗脸、梳头、刷牙、刮脸） | 5 | 0 | 0 | 0 |
| 穿衣（包括系鞋带） | 10 | 5 | 0 | 0 |
| 控制大便 | 10 | 5 | 0 | 0 |
| 控制小便 | 10 | 5 | 0 | 0 |
| 如厕 | 10 | 5 | 0 | 0 |
| 床椅转移 | 15 | 10 | 5 | 0 |
| 行走（平地 45m） | 15 | 10 | 5 | 0 |
| 上下楼梯 | 10 | 5 | 0 | 0 |

Barthel 指数满分 100 分,60 分以上为良,生活基本自理;40～60 分为中度残疾,有功能障碍,生活需要帮助;20～40 分为重度残疾,生活依赖明显;20 分以下为完全残疾,生活完全依赖。经康复治疗后,40 分以上者获得效益最大。

2. 功能活动问卷(FAQ) FAQ 是 Pfeiffer 于 1982 年提出的,于 1984 年进行了修订(表 11-13)。

表 11-13 功能活动问卷(FAQ)

| 项目 | 正常或从未做过,但能做(0 分) | 困难,但可独立完成或从未做过(1 分) | 需要帮助(2 分) | 完全依赖他人(3 分) |
|---|---|---|---|---|
| 1. 每月平衡收支的能力,算账的能力 | | | | |
| 2. 病人的工作能力 | | | | |
| 3. 能否到商店买衣服、杂货和家庭用品? | | | | |
| 4. 有无爱好? 会不会下棋和打扑克? | | | | |
| 5. 会否做简单的事情,如点炉子、泡茶等? | | | | |
| 6. 会不会准备饭菜? | | | | |
| 7. 能否了解最近发生的事情(时事)? | | | | |
| 8. 能否参加讨论和了解电视、书等的内容? | | | | |
| 9. 能否记住约会时间、家庭节日和吃药? | | | | |
| 10. 能否拜访邻居、自己乘公交车? | | | | |

FAQ 评分 <5 分为正常,≥5 分为异常,评分越高表明障碍程度越重

(四) ADL 评估的实施和注意事项

1. 直接观察 向病人详尽解释评测相关内容,争取其配合。在治疗室、病房或实际生活环境中进行,评估其完成指定活动的情况,根据完成活动的程度和时间予以评分。

2. 间接评估 对某些需要特定情况下才能取得结果的项目,可由病人自述或从家属或陪护人员述说中获得,如穿脱衣服、大小便处理等,但要仔细询问以明确可靠性。

3. 注意事项 评估前准备好评估中涉及的必需品,如杯、筷、食物、椅、如厕设备及交流用品等,并对病人的基本情况有所了解,如肌力、关节活动范围、平衡能力等,还应考虑到病人的生活环境、反应性、依赖性等;重复评估应尽量在同一条件或环境下进行;分析评估结果时应考虑到病人当时的心理状态和合作程度、生活习惯、文化素养、职业等相关因素。

## 二、生活质量评估

(一) 定义

生活质量(quality of life,QOL)也称生存质量、生命质量、生命质素等。WHO 将其定义为"不同文化和价值体系中的个体对于其生活目标、期望、标准以及所关心的事情有关的生存状况的体验"。在医学领域中,侧重指个体生活的水平和体验,该水平和体验反映了病、伤、残病人在不同程度伤残情况下,维持自身躯体、精神及社会活动处于一种良好状态的能

力和素质,即与健康相关的生活质量。

（二）评估方法

1. 访谈法 通过当面访谈或电话访谈,了解病人的心理特点、行为方式、健康状况、生活水平等,进而对其生活质量进行评估。

2. 自我报告 由病人根据自己的健康状况和对生活质量的理解,写出对生活质量评估的报告,自行在量表上评分。

3. 观察法 由操作者在一定时间范围内观察某个体的心理行为或活动、疾病的症状等,从而判断其生活质量。

4. 量表评估 是目前广泛采用的方法,即使用有较好信度、效度、敏感度标准化量表对病人生活质量进行多维地综合评估。

（三）常用量表简介

1. WHO 生活质量评估量表（WHOQOL-100 量表） 此量表是 WHO 在近 15 个不同文化背景下经多年协作研制而成,内容涉及身体功能、心理状态、独立能力、社会关系、生活环境、宗教信仰与精神寄托 6 个领域,每个领域各自包括 4 个条目,分别从强度、频度、能力和评价 4 个方面反映同一特征,共 100 个问题。得分越高,生活质量越好。此外,WHO 还研制了生活质量测定量表简表（WHOQOL-BREF）,只有 26 个条目,中文版已通过国内专家鉴定,被确定为我国医药卫生行业标准。

2. SF-36 简明健康状况量表（medical outcomes study 36-item short-form health survey scale，SF-36 量表） 是美国医学结果研究组开发的一个普适性测定量表,由 36 个条目组成,内容包括躯体功能、躯体角色、躯体疼痛、总体健康状况、活力、社会功能、情绪角色和心理卫生 8 个领域。

**慧心笔录**

  "用进废退"这句话让人联想到达尔文的进化论。生活中我们懂得一项技能,并且每天都在应用的时候,我们会越做越熟练;但当我们很久都没有应用,就会慢慢的遗忘。康复也遵循这一原理,我们要在运动学和神经学的基础上对病人的功能障碍进行准确地评估,通过一些康复护理技术对病人进行有针对性地训练,才有希望使其相应的功能恢复。

（陈　刚）

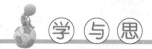

1. 王先生,72 岁,退休职工,因左侧肢体活动不便半月余入院。王先生于半个月前做午饭时突感左上肢无力,意识言语尚清。午饭后在散步时再次出现左侧肢体无力、摇曳,但言语清。在晚饭时出现饮食呛咳,言语不清,不能独站及独行,家属立即将其送入本医院,查 CT 示脑梗死。现老人左侧肢体不能运动,坐位平衡不能保持,吞咽差,ADL 大部分依赖,为进一步康复入我科。请问:

（1）护士在接待老人入病区后该做哪些方面的康复护理评估工作?

（2）康复护理的远期目标是回归家庭,针对王先生的近期目标有哪些?

（3）王先生的 PT(物理康复)、OT(作业康复)、ST(言语康复)内容有哪些?

2. 张先生,47 岁,公务员,因右下肢活动不便 3 月余入院。入院评估结果:右膝肿痛,活动严重受限,浮髌试验阳性。右膝关节主动伸 0°,屈 20°,右踝关节僵硬于屈 5°,右股四头肌Ⅱ级,腘绳肌Ⅲ肌。请问:

（1）通过入院评估,张先生存在哪些问题?

（2）通过关节松动术、关节牵引术,张先生在拄拐下行走无障碍,膝关节主动伸 0°,屈70°,被动活动伸 0°,屈 100°。请问哪些方面较入院有改善?

3. 宋先生,62 岁,脑出血后经 Barthel 指数评分为 49 分。请问属于哪种程度地残疾? 近期应制定哪些方面的康复目标?

# 第十二章　社区康复治疗技术

　　康复治疗技术主要包括物理因子治疗、运动治疗、作业治疗、言语治疗、传统康复治疗、康复工程、心理治疗、职业康复等。其治疗目的是综合协调地应用各种措施,最大限度地恢复或改善病、伤、残者的功能障碍,最大限度地发挥其潜能,提高生活质量,最终回归社会。

## 第一节　物理治疗

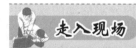

**走入现场**

　　李先生,男,50岁,一周前因情绪激动后出现一侧肢体无法活动,诊断"脑出血",查体:病人神志清楚,左侧偏身感觉减退,站立位能伸手够物并保持平衡,但在外力推动下不能站稳,肌力检查,下肢伸膝肌肌力3级。

　　**请问:**

　　1. 可以为李先生做什么运动治疗?

　　2. 选择运动治疗项目时,要注意什么?

　　物理治疗(physical therapy,PT),是利用声、光、电、磁、热、冷、力等物理因子作用于人体以治疗疾病的康复治疗方法。广义的物理治疗可以分为两大类,一类是以功能训练和手法治疗为主要手段,又称为运动治疗或运动疗法;另一类是以各种物理因子(声、光、冷、热、电、磁、水等)为主要手段,又称为理疗。物理治疗具有治疗作用多、操作简便、副作用少等优点,是康复医学中重要的治疗手段之一。

## 一、运动疗法

运动疗法(kinesiotherapy)是按照科学性、针对性、循序渐进的原则,根据疾病特点、病人功能情况,应用力学的原理,借助治疗器械、手法操作以及病人自身参与的各种运动,以改善局部或整体功能,预防和治疗肌肉萎缩、关节挛缩等并发症,促进身心功能恢复的康复治疗方法。

(一) 运动疗法的治疗作用

1. 维持和改善运动器官的功能　运动治疗可以促进全身血液循环,增加骨骼肌肌肉系统的血液供应,促进关节液分泌,牵伸挛缩和粘连的软组织,维持和改善关节活动范围,提高和增加肌肉的力量和耐力,改善和提高平衡和协调能力,预防和延缓骨质疏松。因此,对维持和改善运动器官的形态和功能具有重要作用。

2. 增强心肺功能　运动时由于肌肉需要做功,消耗了身体内部的能源底物,促进了器官新陈代谢,心肺功能水平高于休息水平几倍、几十倍,增加的程度与运动的强度成正比。运动时,大量的血液流向肌肉,心肺的功能活动也相应增加以适应机体的需要。比如,心率加快,心排出量增加,呼吸加深、加快,胸廓和横膈的活动幅度增大。

3. 促进代偿功能的形成和发展　对某些经过系统运动治疗,其功能仍难以完全恢复的病人,通过对健侧肢体或非损伤组织的训练,可以发展代偿能力,以补偿丧失的功能。比如,偏瘫病人健侧肢体经过训练可以代偿患侧肢体功能等。

4. 提高神经系统的调节能力　运动是一系列生理性条件反射的综合,适当的运动可以保持中枢神经系统的兴奋性,改善神经系统反应性和灵活性,维持正常功能,发挥对全身各个脏器调整和协调能力。

5. 增强内分泌系统的代谢能力　主动运动可以促进糖代谢,减少胰岛素分泌,维持血糖水平;增加骨组织对矿物质(如钙、磷)的吸收。因此,适当运动已经成为糖尿病、骨质疏松症的基本治疗方法之一。

6. 调节精神和心理　适度的运动可以对精神和心理产生积极的影响。运动可反射性引起大脑皮质和丘脑、下丘脑部位兴奋性增高,而下丘脑是调节内脏及内分泌活动的较高中枢,也参与躯体活动的调节作用。从而帮助病人恢复对治疗和生活的自信心。

7. 预防长期卧床导致并发症　长期卧床严重影响机体的各项功能,如肌肉萎缩、关节挛缩、骨质疏松、心肺功能下降、深静脉血栓形成、压疮、尿路感染、便秘、胃肠道蠕动减弱等。适当运动可以预防和改善上述并发症。

(二) 维持和改善关节活动范围的训练

关节活动范围练习是指利用各种方法预防和改善关节活动受限,恢复关节活动功能的运动治疗技术。

基本方法　根据是否借助外力分为主动运动、主动助力运动和被动运动三种;根据是否使用器械分为徒手运动和器械运动两种。

(1)主动运动:是指肌肉主动收缩所产生的运动。根据运动时有无外力参与又分为随意运动、助力运动和抗阻运动。

1)随意运动:运动时没有任何外力(包括手力和器械力)参与,动作完全由肌肉主动收缩来完成。例如,自己活动四肢关节、行走、日常生活活动训练,各种医疗体操,传统疗法中的太极拳等。

2)助力运动:运动时动作部分由病人主动收缩肌肉,部分需要借助外力的帮助来完成。外力可以来自于机械(如滑轮、悬吊等),也可以来自于健侧肢体或他人的帮助。例如,四肢骨折病人利用悬吊带将骨折肢体托起,在去除重力的作用下来完成肢体活动;周围神经损伤病人借助于滑轮的帮助,由健侧肢体拉动滑轮来帮助患侧肢体抗重力活动,再让患侧肢体进行重力活动,以进行关节活动或肌肉力量训练;偏瘫病人用健侧手帮助患侧手上肢活动或在他人的帮助下做患侧肢体活动。

3)抗阻力运动:运动时必须克服外部阻力才能完成,又称为负重运动。阻力可以来自器械或手力,多用于肌肉的力量训练和耐力训练。例如,四肢骨折或周围神经损伤后,利用哑铃或沙包训练肌肉力量,利用下肢训练椅训练股四头肌肌力,利用弹力训练肢体肌力(图12-1)。

4)注意事项

①训练前向病人解释治疗的目的和动作要领,以获得病人的配合。

②对于骨折未愈合等应给予充分的支持和保护。

③主动活动时尽可能达到最大关节活动范围,用力至引起轻微疼痛为最大限度。必要时结合肌肉抗阻练习。

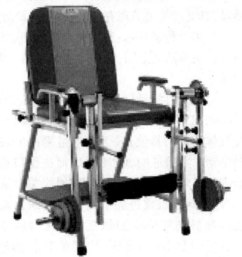

图 12-1　股四头肌训练器

④训练中动作平缓、柔和、有节律地重复数次,尽可能达最大活动范围后维持数秒。

⑤对神经系统疾病病人进行主动运动时,早期以闭链主动活动为主,恢复期后以开链和闭链运动交替进行训练。

(2)主动助力运动:动作的一部分由肌肉主动收缩来完成,一部分是借助于外界力量来完成,外力可以是器械、悬吊,也可以是健侧肢体带动患侧肢体或在操作者帮助下完成。

1)器械练习:利用杠杆原理,以器械为助力,带动活动受限的关节进行活动。应用时应根据病情及治疗目的,选择相应器械,如体操棒、火棒、肋木,以及针对四肢关节活动障碍而专门设计的训练器械,如肩关节练习器、踝关节练习器等。器械练习可以个人参加,也可以小组集体进行,由于趣味性大,病人都很愿意参加。

2)悬吊练习:利用挂钩、绳索和吊带组合将拟活动的肢体悬吊起来,使其在去除肢体重力的前提下主动活动,类似于钟摆样运动。悬吊练习的固定方法可以分两种,一种为垂直固定,固定点位于肢体重心的上方,主要用于支持肢体;一种轴向固定,固定点位于关节上方,主要是使肢体易于活动。

3)滑轮练习:利用滑轮和绳索,以健侧肢体帮助患侧肢体活动。

4)注意事项

①操作者解释动作要领,使病人了解训练的作用和意义,密切合作。

②训练时,给予有力的语言鼓励,以增强训练效果。

③对于骨折未愈合等应给予充分的支持和保护。

④尽量选择适宜的助力,常加于运动的起始和终末,以鼓励病人主动用力为主,随治疗进展逐渐减少助力的帮助。

⑤训练强度由低到高,训练时间逐渐延长,训练频度逐渐增多,根据病人的疲劳程度调节运动量。

(3)被动运动:运动时肌肉不收缩,肢体完全不用力,动作的整个过程由外力来完成。外力可以是由经过专门培训的治疗人员实施,如关节可动范围内的运动和关节松动技术;也可以是自己来完成的被动运动,如滑轮练习、关节牵引、持续性被动活动等。

1)关节可动范围活动:治疗者根据关节运动学原理,活动病人关节,完成关节各个方向活动,具有维持关节现有的活动范围,预防关节挛缩的作用。

2)关节松动技术:利用关节的生理运动和附属运动被动活动病人关节,以达到维持关节或改善关节活动范围,缓解疼痛的目的。常用的手法包括关节的牵引、滑动、滚动、挤压、旋转等。

3)持续性被动活动(continuous passive motion,CPM):利用机械或电动活动装置,使肢体能进行持续性、无疼痛范围内的被动活动。实验证明,CPM可以促进伤口愈合和关节软骨的修复和再生,加快关节液的分泌和吸收,促进关节周围软组织血液循环和损伤软组织的修复。临床实践证明,CPM可以缓解疼痛,改善关节活动范围,防止粘连和关节僵硬,消除手术和制动带来的并发症(图12-2)。

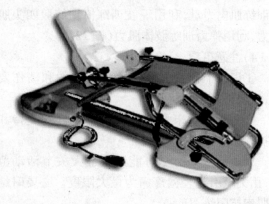

图12-2 CPM关节恢复器

4)注意事项

①术后伤口内如有引流管时,要注意运动时不要影响引流管。

②手术切口如与肢体长轴垂直,早期不宜采用器械被动关节活动训练,以免影响伤口愈合。

③训练中如同时使用抗凝治疗,应适当减少训练时间,以免出现局部血肿。

④训练程度的设定应根据外科手术方式、病人反应及身体情况加以调整。

**边学边练**

实训十一 关节运动

(三)影响关节活动的主要因素

正常各关节的屈伸或旋转均有一定的角度范围,即关节活动度,各个关节都有其正常活动范围,也就是关节活动度的正常值。关节活动度的正常值根据个体、性别、年龄、职业、人种、运动史等而有所不同。

1. 生理因素

(1)拮抗肌肌张力:如髋关节外展或内收动作会受到内收肌或外展肌的限制,使之不能过度外展或内收。

(2)软组织相接触:如髋、膝关节屈曲时大腿前侧与胸腹部接触而影响髋、膝关节过度屈曲。

(3)关节的韧带张力:宽厚坚韧的韧带会强有力地限制关节的活动幅度,如膝关节伸展时会受到前交叉韧带、侧副韧带的限制等。

(4)关节周围组织的弹性情况:关节囊薄而松弛的关节,其活动度就大,如肩关节;反之,其关节活动度就小,如胸锁关节。

(5)骨组织的限制:当骨与骨相接触时,会限制关节的过度活动,如伸展肘关节时,会因尺骨鹰嘴与肱骨滑车接触,而限制肘关节过度伸展。

2. 病理因素

(1)关节周围软组织疼痛:由于疼痛导致了主动活动和被动活动均减少,如骨折、关节炎症、手术后等。

(2)关节周围软组织粘连、挛缩或痉挛:关节周围的肌肉、韧带、关节囊等软组织挛缩、粘连时,主动活动和被动活动均减少,如烧伤、长期制动等;中枢神经系统病变引起的肌肉痉挛,常为主动活动减少,被动活动大于主动活动,如脑损伤引起的肌肉痉挛;关节或韧带损伤引起的肌肉痉挛,主动、被动活动均减少。

(3)肌力降低:肌肉无力时,如中枢神经系统病变,周围神经损伤,肌肉、肌腱断裂,通常都是主动活动减少,被动活动大于主动活动。

(4)关节本身病变:关节内渗出或有游离体时,主动活动和被动活动均减少;关节僵硬时主动电话和被动活动均减少,如关节骨性强直、关节融合术后。

(四) 肌力训练

肌力是指肌肉收缩时能产生的最大力,它与肌肉收缩时张力有关。肌力增强训练可促进运动功能恢复,防止继发性损伤发生。主要用于各种原因引起的瘫痪、肌萎缩无力、骨折固定后、长期卧床不起、慢性腰痛等。

1. 肌力增强训练的常用方法　增强肌力的方法很多,根据肌肉的收缩方式可分为等长运动和等张运动;根据是否施加阻力分为非抗阻力运动和抗阻力运动。非抗阻力运动包括主动运动、主动助力运动和被动运动;抗阻力运动包括等张性、等长性、等速性抗阻力运动等。

(1)被动运动:当肌力为 0 ~ 1 级时,可由人力或器械进行肌肉的刺激,如推、揉、捏或肌肉电刺激等,同时进行缓慢的关节被动活动以强化病人对运动的感觉。用于延缓肌肉萎缩及刺激瘫痪肌肉产生主动运动。

(2)主动助力运动:当肌力 1 ~ 2 级时,应开始主动助力运动训练,常用方法包括:①徒手助力运动:当肌力 1 或 2 级时,由康复护士徒手帮助病人进行主动活动,给予最低限度的助力,随着肌力增强,逐渐减少帮助;②悬吊助力运动:当肌力 2 级或稍低时,利用绳子、滑轮、挂钩等运动器械,将要训练的肢体悬吊,在减轻肢体重力的条件下,于水平面上进行运动锻炼。用于肌力较弱尚不能独自主动完成运动的部位。

(3)主动运动:当肌力达 3 级或以上时,要鼓励病人进行对抗肢体重力的主动运动。主动运动的方法较多,易于操作,对神经、肌肉、关节的康复作用较好。训练时,应采取正确的体位和姿势,防止代偿运动。

(4)抗阻力运动:当肌力已达 3 级或以上时,应由主动运动逐渐发展到抗阻力运动。此训练能有效地增加肌力,使肌纤维增粗及受训练的肌肉肥大,适用于瘫痪或创伤后肌肉萎缩无力的病人。根据收缩的类型又分为等张抗阻力运动、等长抗阻力运动、等速抗阻力运动和短暂最大负荷运动。

①等张抗阻力运动:又称动力性运动。肌肉在抵抗阻力收缩时,长度缩短(向心性)或被拉长(离心性),关节发生运动。根据肌力大小,可采取徒手或借助器械施加阻力。临床多应用的是抗渐进阻力训练,也称渐进抗阻力运动。训练前先测定拟训肌群对抗最大阻力能连

续完成 10 次动作的重量(做第 11 次时已无力完成),这个量就是此肌群的最大负荷值,称为 10RM 值。按此极限量分 3 组训练,第一组取 1/2 的 10RM 量,练习 10 次,第二组取 3/4 的 10RM 量,第三组取 10RM 全量依次各完成 10 次练习(负荷量也可由大到小,即全量、3/4、1/2),每日练习 1 次,各组间休息 1 分钟,以调整负荷。以后每周测定 1 次 10RM 量,作为下周训练的基准,使其随肌力的增加而增加。

②等长抗阻力运动:也称静力性运动。肌肉收缩时,没有可见的肌肉缩短或关节运动,但肌肉能产生相当大的张力,因此增加力量。由于无关节活动,力量增加的范围只能在完成收缩的位置上。因此,为了增加关节活动全范围内的肌力,必须把关节置于不同角度的位置上训练,每次抗阻力时间在 5~10 秒为宜。适用于肢体被固定、关节活动度明显受限或存在某些关节损伤或炎症者。

③等速抗阻力运动:是一种较先进的保持恒定运动速度的肌力抗阻训练的方法,等速测试系统主要由操作系统和计算机处理系统组成。由康复护士按医嘱在等速练习器,如 Cybex,Biodex,kin-com 等,预先设定和控制速度,阻力可随运动过程中每一点肌力的强弱而变化,使肌肉运动保持在适宜的速度下进行,肌肉收缩兼有等张与等长收缩的特点,使肌肉得到有效的训练。可用于四肢肌肉、脊柱的力量测试和训练及康复训练的疗效评定等。

④短暂最大负荷运动:是等张抗阻练习与等长抗阻练习联合应用的肌力训练方法。即在最大负荷下以等张抗阻收缩完成关节运动,并在完成动作时维持等长收缩若干秒钟(5 秒以内为宜),重复 5~8 次,每日练习 1 次,负荷可每日逐渐增大至能维持为宜。

2. 肌力增强训练的要点

(1)训练前先评定病人训练部位的关节活动范围和肌力情况,根据肌力等级选择合适的运动方法。

(2)指导病人训练中,尤其在等长收缩训练时,应避免屏气,以防引起乏氏反应。有心血管疾病病人应禁忌在等长抗阻力训练中过分用力或屏气。

(3)训练后,应观察病人的全身及局部反应,科学的调节运动量和训练频度,以第二天无疲劳和疼痛为宜。

(4)根据病人情况,每天练 1~2 次,每次 20~30 分钟,可分组练习,中间休息 1~2 分钟。

(5)鼓励病人积极参与,坚持训练。

(五)适应证与禁忌证

1. 适应证  运动疗法的适用范围很广,根据国内外的资料及临床应用研究结果,下列疾病可以获得比较满意效果。

(1)疼痛。

(2)关节挛缩。

(3)软组织损伤。

(4)骨骼、肌肉系统疾病导致的运动障碍。

(5)神经系统疾病导致的运动障碍。

(6)循环系统的功能低下。

(7)内脏器官的功能低下。

(8)精神功能异常。

2. 除被动运动及轻度的主动运动外,运动疗法的绝对禁忌如下:

（1）需绝对安静的重症病人。

（2）体温在 38℃ 以上。

（3）持续的或不稳定型心绞痛病人。

（4）发作后处于不稳定状态的心肌梗死病人。

（5）安静时血压舒张压在 120mmHg 以上，或收缩压在 200mmHg 以上。

（6）安静时脉搏超过 100 次/分。

（7）心力衰竭失代偿状态，有心源性哮喘症状，呼吸困难，全身水肿，胸腔积液、腹水病人。

（8）心肌疾患发作在 10 日以内者。

（9）重度心律不齐。

（10）体位变化或运动时血压的反应明显异常者。

（11）安静时有心绞痛发作者。

（12）游离性大动脉瘤。

（13）手术后未拆线。

（14）骨折愈合不充分。

（15）剧烈疼痛。

（16）全身性疾患的急性期。

## 二、物理因子疗法

物理因子疗法是指应用电、光、声、磁、热等物理因子作用于患病机体，引起机体内一系列生物学效应，达到消除病因，缓解疼痛，恢复生理平衡，增强机体防卫功能、代偿功能与组织的再生功能，使疾病得到康复的疗法，也称为理疗。

（一）常用的物理因子疗法

1. 电疗法（electrotherapy）

（1）直流电药物离子导入疗法：借助直流电将药物离子导入机体以治疗疾病的方法，兼有直流电和药物的双重作用。本疗法适应证很广泛，主要有：治疗周围神经损伤，高血压、骨关节炎、慢性结肠炎、前列腺炎、盆腔炎、血栓性静脉炎、溃疡、瘢痕、粘连、骨折等。禁忌证主要有：急性湿疹、局部皮肤损害、出血倾向、心衰、对直流电过敏者。注意事项：治疗过程中，应保持皮肤完整，以免造成皮肤灼伤，疗后组织含水量减少，局部可用润肤剂，以避免皮肤干燥。

（2）低频电疗法（low frequency electrotherapy）：应用频率 1000Hz 以下的脉冲电流作用于人体治疗疾病的方法。低频脉冲电流的生理和治疗作用主要有：兴奋神经肌肉组织、促进局部血液循环和镇痛。低频电疗法禁忌证有：肿瘤、出血、装有心脏起搏器、意识不清等。注意事项：治疗前做好宣教，告知病人治疗中应有的感觉，帮助病人做好治疗部位的准备，如局部创面处理，假肢处置，如治疗部位有创伤应 24 小时内停止该项治疗。

（3）中频电疗法（middle frequency electrotherapy）：医用中频电流的范围为 1000 ~ 100000Hz。此疗法的特点是：无电解作用、能克服机体组织电阻，作用较深、兴奋运动神经、增加治疗效应。目前临床常用的中频疗法主要有：

1）等幅中频电疗法：是应用频率为 1 ~ 100KHz 电流治疗疾病的方法。又称音频电疗法。用于肌肉、关节损伤，粘连、挛缩、瘢痕疙瘩，风湿性肌炎、颈肩腰腿痛、周围神经损伤。

禁用于恶性肿瘤、有出血倾向、急性感染性炎症,治疗部位有金属物等。

2)调制中频电疗法:中频电流被低频电流调制后,中频电流的幅度和频率随低频电流幅度和频率的变化而变化,称调制中频电流。应用该电流治疗疾病的方法就是调制中频电疗法。用于中枢性瘫痪、脑瘫、关节周围软组织劳损、挫伤、肩周炎、关节炎、肌纤维组织炎、腱鞘炎、神经炎、瘢痕增生等。禁忌与等幅中频电疗法相同。

3)干扰电疗法:是用两路频率相差 0～100Hz 的中频正弦交流电交叉输入机体,在交叉处产生干扰场,形成差频变化为 0～100Hz 的低频调制中频电流治疗疾病的方法。适用于周围神经麻痹、术后肠麻痹、肌肉萎缩、坐骨神经痛、关节和软组织损伤、瘢痕增生、术后粘连、闭塞性动脉内膜炎、雷诺病、胃下垂、习惯性便秘等。禁忌与等幅中频电疗法相同。

(4)高频电疗法(high frequency electrotherapy):在医学上把频率大于 100kHz 的交流电称为高频电流,作用于人体达到止痛、消炎、解痉的作用。在康复治疗中,最常用的高频电疗法为短波疗法、超短波疗法、微波疗法。采用中、小剂量的高频电流可治疗各种特异或非特异性慢性、亚急性或急性炎症,如骨关节炎、风湿性关节炎、肩周炎、坐骨神经痛、颈椎病、肌肉韧带损伤、软组织损伤。禁忌证:恶性肿瘤病人、孕妇的腰腹部、心脏起搏器携带者、体内局部金属异物、出血或有出血倾向者。注意事项:①当天体温超过 38℃者,应停止治疗;②女性经期下腹部不宜进行该治疗;③治疗过程中应保护特殊部位:眼、生殖器、小儿骨骺端。

2. 光疗法 (light therapy)

(1)红外线疗法:应用光谱中波长位于红光之外的热辐射线治疗疾病的方法称为红外线疗法。医学上将波长为 1.5～1000μm 称为远红外线,可穿透表皮;760nm～1.5μm 称为近红外线,穿透力较强,可达皮下组织。红外线疗法具有促进血液循环,加速组织修复和再生,增加机体免疫力,缓解痉挛,降低感觉神经的兴奋性的作用。适用于软组织损伤(24 小时后)、周围神经损伤、腰肌劳损、压疮、冻疮、术后粘连、腱鞘炎、关节痛、风湿性肌炎等。禁用于急性损伤、化脓性炎症、恶性肿瘤、活动性肺结核、有出血倾向及皮肤感觉障碍者。注意事项:①照射胸部以上时应让病人戴深色防护眼镜或用沾水棉花敷贴于眼睑;②急性创伤 24～48 小时内局部不宜用红外线照射,以免加剧肿痛和渗血;③以下情况要适当拉开照射距离防止烫伤,如植皮术后,新鲜瘢痕处,皮肤感觉差者(老年人、儿童、瘫痪病人)(图 12-3)。

(2)紫外线疗法:用紫外线照射治疗疾病的方法,称紫外线疗法。紫外线分为长波、中波、短波三段,具有杀菌、消炎、镇痛、脱敏、促进维生素 $D_3$ 形成、促进组织修复、提高免疫力等作用。适用于风湿性疼痛的治疗、骨质疏松症疼痛的防治、急性化脓性感染、急性关节炎、皮肤溃疡、银屑病、变态反应性疾病、佝偻病等。禁用于全身皮肤炎症、光敏性皮炎、红斑狼疮、肝肾功能不全、恶性肿瘤等。注意事项:治疗过程中,注意保护病人及操作者的眼睛,严密遮盖非照射部位。

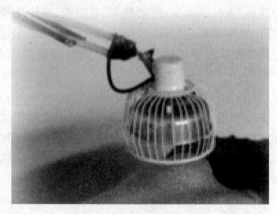

图 12-3 红外线治疗仪

(3)激光疗法:激光是受激辐射而发出的光,具有亮度高、单色性好、相干性好的特点。激光的生物学作用基础是光效应、热效应、压强效应及电磁场效应。低能量激光如氦氖激光器等,具有改善微循环、增强组织代谢、提高免疫力、镇痛、消炎、促进骨折愈合、调节神经功能的作用,用于治疗身体各部位表浅炎症、伤口愈合不良、溃疡、过敏性鼻炎、脱发等;低能量激光血管内照射可用于高血脂、冠心病、脑损伤、脑梗死。中、高能量激光主要用作光刀以供外科手术。激光疗法禁用于皮肤结核、活动出血、恶性肿瘤、心肺肾衰竭等病人,血管内照射不可用于脑出血。注意事项:①治疗后保持局部干燥,避免摩擦,尽量使其自然结痂;②照射时不得直视光源。

3. 磁疗法(magnet therapy)

(1)常用的磁疗方法有静磁场法,如磁疗帽、磁护膝、磁腰腹带等;动磁场法,如旋转磁疗机、电磁疗机等;磁化水疗法如磁化饮水器等。磁疗具有镇痛镇静、消炎消肿、降压降脂、软化瘢痕、抑制肿瘤的作用。适用于神经痛、关节炎、肋软骨炎、软组织外伤、血肿、支气管炎、哮喘、高血压、静脉炎、神经衰弱、胃肠功能紊乱、溃疡病等。禁用于高热、出血倾向、重度心肺功能障碍的病人及孕妇等。

(2)注意事项:①眼部磁疗时,应采用小剂量,时间不宜过长;②密切观察病人反应,常见的副作用有头晕、嗜睡、失眠、心慌、恶心,局部皮肤瘙痒、皮疹等,只要停止治疗,症状即可消失;③对年老体弱者、小儿、急性病、头部病变者均以小剂量开始,逐渐增加剂量。

4. 超声波疗法

(1)超声波疗法(ultrasound therapy)是指振动频率在20kHz以上,不能引起正常人的听觉反应,作用于人体以治疗疾病的方法。超声疗法具有降低神经兴奋性,提高痛阈、软化机体组织、提高代谢水平、增强细胞功能、刺激组织再生、骨痂生长、加速细胞新陈代谢等作用。适用于神经痛、关节痛、软组织损伤及运动伤、瘢痕增生、注射后硬节、慢性盆腔炎、冠心病、支气管炎等。禁用于活动性肺结核、恶性肿瘤、出血倾向、高热、心衰、装有心脏起搏器者。

(2)注意事项:在治疗期间,如体温38℃以上,治疗部位有创检查(穿刺、注射、封闭等)后24小时以内,均应停止治疗。

5. 温热疗法

(1)温热疗法(conductive heat therapy)是利用各种热源作为介质,将热直接传导于机体以治疗疾病的方法,简称热疗。常用方法有蜡疗、泥疗、砂疗、热袋、蒸汽等。温热作用可促进血液循环、加强组织代谢、降低感觉神经兴奋性、降低骨骼肌、平滑肌和纤维结缔组织的张力、增强免疫力。适用于关节强直、骨性关节炎、术后粘连、瘢痕挛缩、肌肉痉挛、神经痛、亚急性和慢性损伤及炎症等。禁用于急性损伤和炎症、血栓性深静脉炎、局部感觉减退、水肿及出血倾向、恶性肿瘤、甲状腺功能亢进、婴儿等。

(2)注意事项:①对有感觉障碍的病人,不宜给予过高温度,以免发生烫伤;②热空气治疗前喝适量盐开水,治疗后多喝水;③全身热疗可备有冷毛巾敷于头部(图12-4、图12-5)。

6. 冷疗法

(1)冷疗法(cryotherapy)是以低于机体及周围空气温度来刺激机体以治疗疾病的方法,简称冷疗。常用方法有冰袋法、冷敷法、冷疗机法、冰块按摩法、制冷剂喷雾法、冷水浴法等。冷疗可吸收机体热量,使组织代谢降低、小血管收缩、血管通透性降低,减慢神经传导速度,降低感觉神经末梢的兴奋性。具有降温、止血、镇痛、解痉等作用。适用于高热、中暑降温、急性损伤及炎症、水肿、肌痉挛、热灼伤等。禁用于血液循环不良、感觉障碍、浅表神经麻痹、周围血管疾病、雷诺病及对寒冷敏感或过敏者。

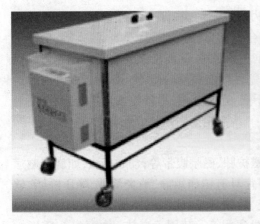

图 12-4　石蜡治疗仪

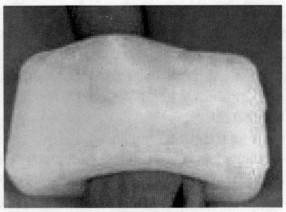

图 12-5　蜡疗

（2）注意事项：①冷疗过程中，注意掌握治疗时间，防止过冷引起组织冻伤；②非治疗部位注意保暖，观察全身反应；③如对冷过敏、局部不适、荨麻疹、血压下降、虚脱时应停止治疗。

7. 水疗法

（1）水疗法（hydrotherapy）是指应用不同温度、压力或溶有不同药物、化学物质的水治疗疾病的方法。常用的水疗法有冲浴、擦浴、浸浴、淋浴、蒸汽浴、旋涡浴、蝶形槽浴、步行浴、水中运动等。主要作用有冷、热温度作用，机械压迫、按摩、浮力作用及药物、化学成分刺激作用。适用于各种风湿、类风湿、关节肌肉损伤、骨折、压疮、烧伤、大面积瘢痕挛缩、神经麻痹等。禁用于急性损伤、皮肤化脓性炎症、妊娠、心肺功能不全、感觉减退、认知功能障碍、循环衰竭、水肿、出血、恶性肿瘤等。

（2）注意事项：①治疗时，应随时观察病人的反应，进行必要的处理或停止治疗；②水疗后如出汗较多可饮用盐汽水。

8. 正负压疗法

（1）正负压疗法（vaccum compression therapy）是利用高于或低于大气压的压力作用于人体局部以促进血液循环的物理疗法。临床适用于单纯性静脉曲张、四肢动脉粥样硬化、周围血液循环障碍、免疫性疾病引起的血管病变、淋巴水肿、预防手术后下肢深静脉血栓形成、冻伤等。禁用于出血倾向、静脉血栓形成和血管栓塞早期、近期有外伤史、动脉瘤、大面积坏疽、血管手术后、治疗部位有感染灶或恶性肿瘤。

（2）注意事项：治疗过程中，应注意观察患肢的颜色变化，并及时询问病人的感觉，根据情况及时调整治疗剂量。

9. 静电疗法

（1）静电疗法（static current therapy）是利用静电场作用于人体进行预防和治疗疾病的方法，包括高压（30～50kV）和低压（≤500V）直流静电疗法。全身静电疗法适用于神经症、失眠、自主神经功能紊乱、更年期综合征、脑震荡后遗症、神经血管性头痛、高血压病早期、低血压等。局部静电疗法适用于自主神经功能紊乱、皮肤瘙痒症、慢性溃疡、伤口延期愈合、烧伤等。禁用于严重心脑血管疾病、恶性肿瘤、体内金属异物、高热等。妊娠期、月经期妇女也不宜进行静电治疗。

（2）注意事项：①治疗时，病人身上不应有金属物品；不要触摸任何能导电的物体和人；②病人如发生头晕、恶心等不良反应，应立即中止治疗。

10. 生物反馈疗法

(1)生物反馈疗法(biofeedback therapy)指把病人体内生理功能用现代电子仪器予以描记,并转换为声、光等反馈信号,因而使其根据反馈信号,学习调节自己体内不遂意的内脏功能及其他躯体功能、达到防治身心疾病的目的,又称生物回授疗法、自主神经学习法,是一种新型心理治疗技术。适用于神经系统功能性病变与某些器质性病变所引起的局部肌肉痉挛、抽动、不全麻痹,如嚼肌痉挛、痉挛性斜颈、磨牙、面肌抽动与瘫痪、口吃、职业性肌痉挛、遗尿症、大便失禁等;焦虑症、恐怖症及与精神紧张有关的一些身心疾病;高血压、心律不齐;偏头痛;哮喘等。

(2)注意事项:①生物反馈疗法主要是依靠病人自我训练来控制体内功能,仪器监测与反馈只是初步帮助自我训练的手段,而不是治疗的全过程。②要每天练习并持之以恒,才会有良好效果。

（二）常用物理因子疗法的要点

1. 评估病人身体状况,病、伤、残的功能状态、障碍程度和范围、原因、康复的潜力和家庭支持度,选择适宜的疗法,确定治疗时间和剂量,严格掌握理疗仪器的操作方法。

2. 做好心理治疗,解除病人的恐惧、疑虑,乐于接受治疗;向病人介绍治疗方法和作用,讲解有关注意事项。

3. 明确各种物理疗法的适应证、禁忌证及注意事项。

4. 协助老、弱、行动不便者穿脱衣服,上治疗床;选择舒适、持久、便于操作的体位。

5. 治疗前,进行创面、支具、托架、假肢的处置,检查有无义齿、心脏起搏器、人工关节、金属内固定、随身金属物品等,撤除有碍治疗的随身物品及金属饰品。

6. 在治疗中密切观察病情,了解病人的感觉和反应。有异常情况及时处理和报告医生。

7. 多种康复治疗配合使用时,应注意配伍禁忌,以免影响疗效或产生副作用。

8. 治疗结束后清洁治疗部位,协助穿好衣服,休息 20 分钟,适量饮水,测心率、血压,无不良反应才可回去。

# 第二节　作　业　治　疗

作业治疗(occupational therapy,OT)是应用有目的的、经过选择的作业活动,对由于身体上、精神上、发育上有功能障碍或残疾,以致不同程度地丧失生活自理和劳动能力的病人,进行评价、治疗和训练的过程,是一种康复治疗方法。目的是使病人最大限度地恢复或提高独立生活和劳动能力,以使其能作为家庭和社会的一员过着有意义的生活。这种疗法对功能障碍病人的康复有重要价值,可帮助病人的功能障碍恢复,改变异常运动模式,提高生活自理能力,缩短其回归家庭和社会的过程。

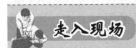

刘先生,32 岁,割伤手腕部,伤口二期愈合。手部肌肉有萎缩症状,手指感觉减退,肌力检查:手腕部伸、屈肌肌力均 3 级。

**请问:**

1. 可以为刘先生做什么作业治疗?

2. 选择作业治疗项目应注意什么?

## 一、作业治疗的种类

1. 按实际要求分类

(1)日常生活活动:包括衣食住行、个人卫生等,这些活动是生活自理和保持健康所必需的。

(2)创造有价值的作业活动:能通过作业治疗,能为社会提供服务或增加精神财富和物质财富,例如纺织、陶器制作、各种金工、刺绣、栽植、修理电器。

(3)休闲及娱乐活动:业余和闲暇时进行,满足个人兴趣,并保持平衡的、劳逸结合的生活方式,提高各种智能,有益身心健康。如集邮、种花、听音乐、看电视、下棋、打球、做游戏、唱歌、跳舞等。

(4)矫形器和假肢训练:即在穿戴支具或假肢前后进行的各种作业治疗。目的是能熟练掌握穿戴方法并以此来完成各种生活活动或工作。

2. 按治疗目的分类

(1)功能性作业治疗:包括运动功能作业训练、感觉功能作业训练、知觉功能作业训练、认知功能作业训练、改善心理状态作业训练、增强社会交往作业训练。

(2)技能性作业治疗:包括日常生活活动能力训练和指导、职业技能训练和指导、休闲活动训练和指导、使用康复辅助用具的训练和指导、改造生活、工作环境的指导、就业咨询和就业前训练。

## 二、作业治疗的作用

1. 增加躯体感觉和运动功能　通过感觉和运动功能的作业训练,结合神经生理学法,改善躯体的活动能力,如增强肌力、耐力、关节活动范围、改善手灵敏性和协调平衡能力等。

2. 改善认知和感知功能　通过认知和感知作业功能的训练,提高大脑的高级功能能力,克服失认、失用障碍,增强注意力、理解力、判断力、记忆力、计算能力、定时定向力、解决问题、安全保护意识等。

3. 提高生活活动自理能力　通过训练,恢复翻身、起坐、进食、穿衣、个人卫生、行走、矫形器及自助器具的使用等生活自理能力,恢复生活信心和心理平衡。

4. 改善参与社会及心理能力　作业疗法可分散转移病人注意力,减轻残疾人或病人的抑郁、恐惧、愤怒、依赖等异常心理;集体作业活动能克服孤独感,提高生活兴趣,恢复社会交往,培养重返社会的能力;成功的产品可增强病人的成就感、自主感、提高自我价值观。

5. 提高职业技能,促进工作能力的恢复　针对未来工作的需要,进行有关技能、认知、心理上的调整和适应,达到自力、自立。作业疗法是恢复这方面独立性的最好方式。通过就业前功能测评,帮助病人选择合适的工种,可增加就业机会。

## 三、作业治疗的训练内容

作业疗法在强调完成作业活动的同时,要对病人躯体、心理和社会功能有一定帮助。作业疗法的范围包括下列各项内容。

1. 日常生活活动训练　如穿脱衣物、使用餐具进食、个人卫生(洗浴、整容、用厕)、床上活动(翻身、坐起、移动、上下床)以及其他活动(站立、步行、上下楼梯、乘车或骑车)等。指导病人有计划、有步骤地进行日常生活活动训练,提高病人的生活自理能力。

2. 家务活动训练　如烹调(配备蔬菜、切割鱼肉、敲蛋、煮饭和洗涤餐具等)、清洁卫生(使用扫把、拖把、擦窗、整理物品、搬移物件等)、洗熨衣服、家用电器使用、购物、管理家庭经济、幼儿抚育等作业的训练,并指导病人如何省力、减少家务活动的能量消耗,如何改装家用设备以适应病人的功能水平。在训练过程中应注意防止意外损伤,及时询问病人感受,如有不适,及时说明并正确处理。

3. 教育性技能活动训练　通过有选择的游戏,对残疾儿童进行教育和知觉—运动功能的训练,促进其运动智能和社会—心理能力发展,常用于智能低下、脑性瘫痪、自闭症和其他肢体残疾的儿童。需具备必要的学习用具,如各种图片、玩具和积木等。

4. 职前训练　在正式从事职业工作前,对身体和精神方面以及现有的功能进行测定和评价,根据个人爱好选择相应的作业技能训练,为恢复就业前肌力、耐力等所要求的技能训练。如木工作业、车缝作业、机械装配、纺织作业、办公室作业(打字、资料分类归档)、手工艺(泥塑、陶器、工艺编织)等作业训练,可改善肢体运动功能、增强病人成就感和自信心、提高职业技能。

5. 园艺、娱乐、职业性活动训练　主要用于大关节、大肌群功能障碍者的训练。以集体的形式进行治疗,如截瘫病人射箭比赛、篮球比赛,偏瘫病人参加郊游、游泳,单侧截肢病人参加羽毛球比赛等;通过指导精神病病人的园艺活动(种花、植树、锄地、除草)等作业进行治疗都具有身心治疗价值,既能改善手的功能活动,训练创造性技巧,又可转移对疾病的注意力,改善情绪,对身体和精神和训练均有好处。

6. 康复辅助用具、假肢的使用活动训练　辅助用具是指在病人进食、着装、如厕、写字等日常生活活动、娱乐和工作中,充分利用其残存功能,为弥补丧失功能而研制的简单实用、提高自理能力的器具。辅助器大多是操作者根据病人存在的问题予以设计或指导购买,并进行使用训练。如防止饭菜洒落的盘档;加粗改进型的勺子、帮助完成抓握动作的万能袖等。手杖、拐杖、助行器选购时需参考病人的身高、体力,调节高度,指导使用注意事项。

7. 认知综合功能训练　包括觉醒水平、注意力、记忆力、理解力、顺序、定义、归类、复杂操作能力、解题能力、安全保护等方面的训练。如提高觉醒水平,可用简单的问题提问,反复声音刺激等;提高病人的定向力,每天进行空间、时间的问答;帮助病人回忆熟悉的事物可提高患者的记忆力;阅读书刊能逐步使病人理解定义、概念等。

## 四、作业治疗的注意事项

1. 注意安全防护　需要时可戴安全帽、固定腰带、防噪音装置(如耳塞)、口罩等。

2. 避免损伤　如生产性活动,使用锯、刨等锋利工具时注意避免割伤,尤其是灵活性欠佳、感觉功能障碍者。

3. 控制治疗时间,并进行体位或姿势调整,增强治疗针对性。

4. 注意防火　因作业活动中如木材、塑料等均属于易燃品。

5. 做好安全防护　有攻击性或自伤行为者禁用金工作业,以免造成人身伤害;手部有伤口或对某些材料过敏者使用胶质手套或一次性手套。

6. 注意卫生　如艺术活动中乐器的使用,最好是单人固定,公用则需要进行消毒。

7. 观察反应　治疗中注意病人的反应,如生命体征、情绪等。

五、作业治疗与物理治疗的区别

作业治疗与物理治疗是康复医学的重要组成部分,在康复治疗中作业治疗与物理治疗具有同等重要的作用和价值。作为独立的作业,它们各自建立了完善而独立的学科体系。从工作重心、所采取的治疗手段到康复目标均有着根本性的区别。以下就作业治疗与物理疗法的区别做一简要总结(表12-1)。

表 12-1　作业治疗与物理治疗的区别

| 项目 | 作业治疗 | 物理治疗 |
| --- | --- | --- |
| 关注点 | 从事作业活动能力 | 躯体运动功能 |
| 介入时间 | 相对较运动疗法晚 | 急性期介入 |
| 治疗手段 | 治疗性作业活动、自助具及夹板、作业及环境改造等 | 运动等各种物理因子 |
| 治疗内容 | ADL、感觉、认知及知觉、精细动作与协调性、耐力等 | 肌力、关节活动度、平衡、姿势控制、步态矫正等 |
| 康复目标 | 提高人的作业活动能力水平 | 提高机体功能水平 |

# 第三节　言语治疗

言语疗法(speech therapy,ST)又称言语训练、言语矫正或言语再学习,是指通过各种手段对有言语障碍的病人进行言语训练来改善其言语功能,提高交流能力的康复治疗。包括听、说、读、写训练,恢复或改善构音功能,提高语言清晰度等语言治疗,必要时应用手法介入、辅助器具及代替方式。

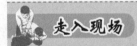 **走入现场**

刘阿姨,40 岁,突发讲话不清 1 个月余入院。MR 检查示:"脑干梗死"。检查:构音不清,理解正常,伸舌不能,唇活动差,嘴唇闭合无力,软腭抬升差,咽反射差。

**请问:**
1. 护理人员可以为刘阿姨做什么言语治疗?
2. 进行言语治疗的过程中要注意什么?

一、治疗原则

言语治疗促进交流能力的获得或再获得,就是治疗人员给予某种刺激,使病人作出反应,正确的反应要强化(正强化),错误的反应要加以更正(负强化),反复进行可以形成正确的反应,纠正错误反应。

1. 早期开始　言语治疗开始得愈早,效果愈好。目前较一致地认为言语治疗的开始时间应是在病人能注意周围发生的事情,能作出反应并能坚持耐受集中训练 30 分钟左右。但是虽然发病 3~6 个月是恢复的高峰期,也就是言语治疗的最佳时机,但对发病 2 年后的病人进行治疗也会有不同程度地改善,不可放弃。

2. 及时评定 言语治疗前应进行全面地言语功能评定,了解言语障碍的类型及程度,制定针对性的治疗方案。治疗过程中要定期评定,了解治疗效果,并据此调整治疗方案。

3. 循序渐进 坚持由易到难、由简单到复杂、循序渐进的原则,如果听、说、读、写功能均有障碍,治疗应从提高听理解力开始,重点放在口语的训练上。治疗内容及时间安排要适当,避免病人疲劳及出现过多的错误。

4. 及时反馈 治疗中根据病人的反应,操作者应予及时反馈,强化正确的反应,纠正错误的反应。

5. 主动参与 言语治疗需要病人的主动参与,操作者和病人之间、病人与家庭之间双向交流是治疗的重要内容。

## 二、康复治疗方法

(一)失语症的治疗

失语症的治疗方法较多,尚无统一分类标准。目前常分为传统法、实用法和代偿法。传统法又称直接法,是针对病人听、说、读、写等某一言语技能或行为,利用组织好的作业进行训练的方法,如刺激促进法、去阻滞法、程序操作法等。实用法又称间接法是指着重交流能力的改善,并不限定采取何种交流方式,也不针对病人特定的言语技能或行为,目的在于恢复病人现实生活中的交流技能的方法,如交流促进法、泛化技术等。代偿法又有内部代偿法和外部代偿法等。这里主要介绍 Schuell 刺激疗法和交流促进法。

1. Schuell 刺激疗法 具体方法:①听理解训练:操作者把 5~10 张图片摆放在桌面上,由操作者说出一张图片的名称,让病人指出相应的图片。②称呼训练:操作者向病人出示一张张图片,或者逐张问"这是什么?",由病人回答。答不出或错答时,操作者可用词头音或图的用途等提示。③复述:由操作者拿图片向病人出示,并反复说几遍一组图片的名称,再让病人复述。注意根据病人能自然正确地复述可变换刺激强度、速度,以及复述词、句的长度等。④读解:常用的方式有词图匹配或图词匹配,是让病人拿着词卡或图片读解后选择面前摆放的图片或词卡。⑤书写:如先由词词匹配开始进行抄写训练,逐步过渡到看图命名书写和听写等。以上的训练方法,应根据情况灵活应用,并注意治疗后再评价,以决定是维持还是修订训练计划,最终完成治疗目标。

2. 交流促进法 适用于刺激治疗后症状已有改善,而需促进其交流能力的病人。其目的是利用接近实际交流的对话结构、信息,在操作者和病人之间双向交流传递,使病人尽量调动自己的残存能力,以获得实用的交流技能。

(二)构音障碍的康复治疗

1. 构音器官运动功能的训练

(1)呼吸训练:呼吸是发音的动力,而且必须形成一定的声门压力才能有理想的发音。呼吸训练要有良好坐姿,尽量延长呼气时间。如病人呼吸时间短而弱,可以手法介入,令病人仰卧位,操作者的手放在病人腹部,在吸气末推压腹部以助延长呼气。

(2)舌唇运动训练:训练病人唇的张开、闭合、前突、缩回。舌的前伸、后缩、上举、向两侧运动等。训练时面对镜子,使病人便于模仿和纠正动作。较重病人可以用压舌板和手法协助他完成,另外,可以用冰块摩擦面部、唇以促进运动。

（3）下颌运动训练：可以把左手放在颌下，右手放在病人的头部，帮助下颌肌麻痹的病人做下颌上举和下拉的运动，帮助双唇闭合。

（4）腭咽功能训练：由于软腭咽肌无力或不协调，使腭咽闭锁功能障碍，鼻音过重。训练目的主要是加强软腭肌肉强度。可克服鼻音过重。①推撑法：是让病人用两手掌相对推或两手掌同时向上、向下推并同时发出"啊"音，随着一组肌肉的突然收缩，促进其他肌肉也趋向收缩，从而增强腭肌的功能，这种方法可与打哈欠、叹息等方法结合应用，效果更好。②引导气流法：是引导气流通过口腔，减少鼻漏气，如吹吸管、吹哨子、吹喇叭、吹蜡烛、吹奏乐器等，可用来集中和引导气流，操作者可诱导病人持续发音，长呼气。

2. 构音训练

（1）发音的训练：先训练发元音，然后发辅音，辅音先由双唇音开始如［p］、［p'］、［m］等。能发辅音后，辅音与元音相结合，发音节［pa］、［p'a］、［ma］、［fa］等，元音加辅音再加元音的形式，最后过渡到字、单词和句子的训练。在训练发音之前，要依据构音检查中构音类似运动障碍的结果，进行该音的训练，使音发准确，然后再纠正其他的音。

（2）辨音训练：病人对音的分辨能力对准确发音很重要，所以要训练病人对音的分辨，首先要能分辨出错音，可以通过口述或放录音。

（3）减慢言语速度：利用节拍器控制速度，由慢开始逐渐变快，病人随节拍器的节拍发音可明显增加言语清晰度和、理解度。不适合重症肌无力的病人。

（4）克服费力音的训练：费力音是由于声带过分内收所致，声音好似挤出来的。治疗的目的是获得容易发音的方式，如采用打哈欠的方法，让病人在打哈欠呼气时发出词和短句；也可应用头颈部为中心的放松训练；以拼音"h"训练发音；以咀嚼训练使声带放松等方法来克服费力音。

（5）克服气息音的训练：气息音是由于声门闭合不充分引起。上述"推撑"法可以促进声门闭合；另一种方法是用一个元音或双元音结合辅音和另一个元音发音。对单侧声带麻痹的病人，注射硅可用来增加声带的体积，当声带接进中线时，可能会产生较好的声带振动。

（6）语调训练：训练时要指出病人的音调问题，训练时发音由低向高，也可借用乐器的音阶变化来进行音调训练。

（7）音量训练：首先要训练病人强有力的呼气并延长呼气的时间，这对音量的调控很重要。另外成人可用具有监视器的语言训练器，病人在发音时观看图形变化，训练和调节发音的音量。

（三）吞咽障碍

是指食物从口腔至胃、贲门运送过程中受阻而产生咽部、胸骨后或食管部位的梗阻停滞感觉。对于有吞咽障碍的病人，可以采用吞咽治疗仪（图 12-6）、（图 12-7），同时也需进行积极的吞咽训练，改善吞咽能力，以促进合理营养摄入，提高生存质量。

1. 口腔器官运动训练

（1）下颌练习：先将下颌向左右两边移动，维持 5 秒，然后放松；然后把口张开至最大，维持 5 秒，然后放松。

（2）腮部练习：紧闭嘴唇，鼓腮，维持 5 秒，放松；再将空气快速地在左右面颊内转移，重复做 5～10 次。鼓励病人每日进行。

（3）唇部练习：拢起嘴唇，说"wu"，然后咬紧牙齿，说"yi"，轮流重复 5～10 次。

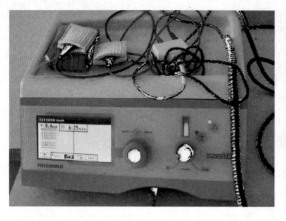

图 12-6　吞咽治疗仪 1

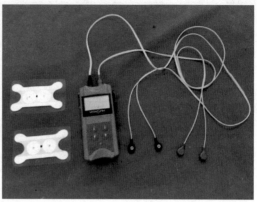

图 12-7　吞咽治疗仪 2

（4）舌训练：舌向前、上、下、左、右各个方向主动运动，或用舌肌训练器（图 12-8）用力向各个方向被动运动。

（5）咀嚼练习：做咀嚼动作，重复训练。

（6）声门上吞咽：即自主食管保护方法，可减少咽前、中、后的误吸。这一方法要求病人在吞咽前、中自主屏住呼吸，使声门闭锁，声门气压加大而食物更不易进入气道。方法：病人吸气，屏住呼吸，然后吞咽，吞咽结束后紧接着（中间不要吸气）自主咳嗽，这样可以清除咽部的滞留食物。

（7）Mendelsohn 法：即门德尔松法，是吞咽时自主延长并加强喉的上举和前置运动来增强环咽肌打开程度的方法。让病人在吞咽中自己感觉喉的提升，尽量延长喉在最大提升位置的时间。

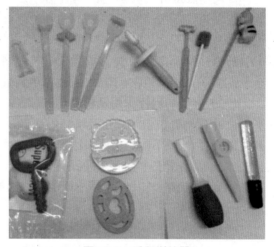

图 12-8　舌肌训练器

2. 冷刺激　采用咽部冷刺激，冰块刺激的方法。咽部冷刺激是用棉棒在冰水中浸湿轻轻地压在病人软腭及咽后壁上，反复多次，能有效地强化反射；冰块刺激是用小冰块刺激病人舌根，咽部，然后咽下。每日 2~3 次，刺激咽反射产生，病人一旦出现吞咽功能，就可开始进食训练。

**边学边练**

实训十二　言语治疗技术

## 第四节　传统康复疗法

传统康复疗法是指在中医理论指导下，于伤病早期介入，以保存、改善和恢复病人受伤病影响的身心功能，提高其生活质量为主要目的的一系列传统治疗方法和措施，它包括中医针灸、推拿、中药内外治法以及传统太极拳、八段锦等。其理论与临床都贯穿着三个基本观点：一是整体观。二是辩证观，三是功能观。而"正气为主"、"杂合而治"、"治未病"则是三个基础观点在方法论上的进一步体现。

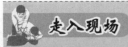 **走入现场**

　　王大爷,68岁,一周前一侧肢体无法活动,口眼㖞斜,伴有言语不能。诊断"脑出血"。

　　**请问:**

　　1. 可以为王大爷做什么传统康复治疗?

　　2. 在针灸过程中应该注意什么?

## 一、针灸疗法

　　针灸疗法是由"针"和"灸"两种治疗方法组成,它是通过针刺与艾灸调整经络脏腑气血的功能,从而达到防治疾病目的的一种治疗方法。由于针和灸常常配合使用,所以常相提并论合称为"针灸"。

　　针法:用不同针具在体表的腧穴进行针刺、叩击、放血等操作来达到治疗疾病的目的。

　　灸法:用艾条、艾炷点燃后,通过温热刺激达到治病的目的。

　　(一) 针灸的治疗作用及机制

　　1. 中医对针灸治疗作用及机制的认识　根据机体的不同病理状态,我们可以采用针刺和艾灸腧穴,施以不同的手法来达到防病、治病目的,它的作用机制主要可以从疏通经络、扶正祛邪、协调阴阳三个方面来进行阐述。

　　(1)疏通经络:作用是可使淤阻的经络通畅而发挥其正常生理功能,是针灸最基本和最直接的治疗作用。

　　(2)调和阴阳:作用是可使机体从阴阳的失衡状态向平衡状态转化,是针灸治疗最终达到的根本目的。主要是通过经络阴阳属性、经穴配伍和针刺手法完成的。

　　(3)扶正祛邪:作用是辅助机体正气及祛除病邪。正胜邪退则病缓解,正不胜邪则病情加重,故扶正祛邪是疾病良性方向转归的基本保证,又是针灸治疗疾病的重要作用。

　　2. 现代医学对针灸治疗作用及机制的认识

　　(1)调节作用(双向调节):当人体于失衡状态时,通过针灸某些腧穴,使机体恢复平衡状态。针灸既可使机体亢进状态向正常状态转化,又可使机体低下状态向正常状态转化。

　　(2)增强免疫作用:免疫是机体识别和清除外来抗原物质和自身变性物质,以维持机体内环境相对恒定所发生的一系列保护反应。针灸可以增强免疫功能,使机体免疫细胞作出适当应答。

　　(3)活血、镇痛作用:通过对穴位进行针刺和艾灸,"通其经脉,调其气血",从而能活血化瘀、生新止痛。

　　(4)修复组织作用:根据疾病情况,采用不同的针具刺激人体的一定部位,运用操作方法,通过经络转输、传导、激发经气,使针灸效应直达病区,并发挥治疗作用;也有认为针灸的治疗作用是通过神经-体液途径实现。

　　(二) 针灸治疗基础知识

　　1. 脏腑　是人体内脏的总称,古人把内脏分为五脏和六腑两大类:五脏是心、肝、脾、肺、肾;六腑是胆、胃、大肠、小肠、膀胱、三焦。此外还有一个心包络,它是心的外围,在功能和病态上,都与心脏一致,因此,它也属于脏。脏腑学说,不是单纯一个脏器本身,而是代表着某个系统的活动情况（这里所谈的系统,不是现代生理解剖上的系统）。

（1）脏腑的分类

五脏是心、肝、脾、肺、肾。

六腑是胆、胃、大肠、小肠、膀胱、三焦。

奇恒之腑:生理功能和病理变化都不同于一般的脏腑,包括脑、髓、骨、脉、胆和女子胞（子宫）。心包为心的外围,功能与心相同,也列为脏类。

三焦:在中医学里还有上焦、中焦、下焦的划分。横膈以上,心肺头面为上焦;膈下脐上为中焦,包括脾胃肝胆;胃以下的部位和脏器,包括大肠、小肠、肾和膀胱等为下焦。

（2）脏腑的功能、属性及相互关系

五脏:"藏精气而不泄也,故满而不能实"具有化生和贮藏精气、血和体液的功能,能充满但不能充实,主内,在里,属阴,其为病多虚证。

六腑:"传化物不藏,故实而不能满也"具有传送和消化食物、排泄糟粕的功能,内部有实物但不会充满,主外,在表,属阳,其为病多实证。

脏与腑是表里互相配合的,一脏配一腑。脏腑的表里由经络来联系,即脏的经脉络于腑,腑的经脉络于脏,彼此经气相通,互相作用,因此脏与腑在病变上能互相影响,互相转变。

脏腑表里关系是:心与小肠相表里;肝与胆相表里;脾与胃相表里;肺与大肠相表里;肾与膀胱相表里;心包与三焦相表里。

2. 经络  经络是经脉与络脉的总称。传统针灸理论是建立在经络学基础上的,根据经络学的理论,人体内部有十四条经络,每一条经络上,分布着许多不同的穴位,而运行全身的气（生物能）,由阴阳组成,是生命的源泉,就在这些信道上循流,在本身活动及外界刺激的情况下,不断改变,气顺着这些经络,到达各个脏腑。一旦经络发生异常或受伤,气自然受到阻碍或断绝,相对应的五脏六腑就会失调,现出病症。针灸之所以拿来作为治疗经络问题的良方,便是由纤细如穴点的针,插针于皮肤表层穴位,来改变经络气的流动,使气流恢复顺畅,以达到治疗的效果（表 12-2）。

表 12-2  十二正经循环分布情况简图

| 十二正经 | | 循行 | 属络的脏腑 |
|---|---|---|---|
| 手三阴经 | 手太阴肺经 | 上胸外侧→上肢内侧前→拇指 | 属肺,络大肠 |
| | 手少阴心经 | 腋下→上肢内侧后→小指 | 属心,络小肠 |
| | 手厥阴心包经 | 乳旁→上肢内侧中→中指 | 属心包,络三焦 |
| 手三阳经 | 手阳明大肠经 | 食指→上肢内侧前→肩前→颈→下齿→鼻旁 | 属大肠,络肺 |
| | 手太阳小肠经 | 小指→上肢内侧后→肩胛→颈→耳前 | 属小肠,络心 |
| | 手少阳三焦经 | 无名指→上肢内侧中→肩上→颈→耳后→眉梢 | 属三焦,络心包 |
| 足三阳经 | 足阳明胃经 | 目下→面周→颈前→胸腹第二侧线→下肢外侧前→次趾末端 | 属胃,络脾 |
| | 足少阳胆经 | 外眦→头颞→颈侧→胁腰侧→下肢外侧中→脚第四趾 | 属胆,络肝 |
| | 足太阳膀胱经 | 内眦→头顶第一侧线→项后→背腰第一、二侧线→骶→下肢外侧后→小趾 | 属膀胱,络肾 |

续表

| 十二正经 | | 循行 | 属络的脏腑 |
|---|---|---|---|
| 足三阴经 | 足太阴脾经 | 足大趾内→下肢内侧中、前→胸腹第三侧线→腹部 | 属脾,络胃 |
| | 足厥阴肝经 | 足大趾上→下肢内侧前、后→阴部、胁部 | 属肝,络胆 |
| | 足少阴肾经 | 足小趾下→足心→下肢内侧后→胸腹第一侧线→舌根 | 属肾,络膀胱 |

 **知识链接**

### 现代经络假说

经络研究5种现代经络假说:①神经论:认为循经感传是神经元之间兴奋传递的结果。②体液论:认为中医经络中的气血指人体中的各种液体,经络是体液运行通道,体液运动刺激神经产生循经感传。③能量论:认为经络是某种物理能量与信息的传输渠道。④自身调节论:认为经络是以自身调节为主要的机制。⑤细胞群论:认为经络是由一群粗糙、不光滑细胞填充的。

3. 穴位的特征

(1)穴位的分布有规律:①能摸到脉搏的地方,如腘窝、喉结两旁等;②肌肉与肌肉之间、肌肉与骨骼之间、骨骼与骨骼之间;③肌肉与骨骼凹陷处的正中间;④脊柱两侧或椎骨与椎骨之间;⑤神经或血管离皮肤近的地方;⑥骨头突出的地方;⑦关节附近。

(2)找准穴位有异感:①当手指触压到穴位时会感觉特别柔软,仿佛里面有个凹洞;②顺着手指,注力到穴位点,会产生轻微酸麻的反应,感觉较敏感的人甚至觉得指压处有轻微的温热;

(3)穴位可以反应身体不适:①用手指一压,会有痛感(压痛);②用指触碰有硬块(硬结);③稍一刺激,皮肤便会刺痒(感觉敏感);④出现黑痣、斑(色素沉着);⑤和周围皮肤存在温度差(温度变化)。

4. 腧穴的定位方法

(1)体表解剖标志定位法:是以人体解剖学各种体表标志为依据来确定腧穴位置的方法。可分为固定标志和活动标志。①固定标志:指各部位由骨节或肌肉所形的凹陷、突起、五官轮廓、发际、乳头等;②活动标志:指各部位的关节、肌肉肌腱、皮肤随着活动而出现的空隙、凹陷、皱纹等。

(2)骨度折量定位法:是以体表骨节为主要标志折量全身各部的长度和宽度,定出分寸用于腧穴定位的方法。

(3)指寸定位法:是指依据病人本人手指所规定的分寸来量取腧穴的定位方法,又称"手指同身寸取穴法"。常用有以下三种:①中指同身寸:以病人的中指中节桡侧两端纹头(拇、中指屈曲成环形)之间的距离作为1寸;②拇指同身寸:以病人拇指的指间关节的宽度作为1寸;③横指同身寸(一夫法):令病人将食指、中指、无名指、小指并拢,以中指中节横纹为标准,其四指的宽度作为3寸。

(4)简便取穴法:是临床中一种简便易行的方法,如立正姿势,垂手中指取风市;两手虎口自然平直交叉在食指尽端到达处取列缺等。此是一种辅助取穴方法,为定位准确,最好结合体表解剖标志或"骨度"折量定位等方法取穴。

（三）针刺治疗的注意事项

1. 饥饿者不宜针刺,若需针刺,应取穴少,轻刺为宜;过饱者不宜针刺,若需针刺,上腹部不宜深刺、直刺;出大汗、大出血及年老体弱者,针刺手法宜轻、剧烈运动后不宜马上扎针。

2. 孕妇腹部、腰骶部不宜针刺,有引产作用的穴位(合谷、三阴交、至阴)穴慎用。妊娠三个月内,下腹不可,三个月后,上下腹均不可。

3. 婴儿头部及局部皮肤有瘢痕、溃烂者不宜针刺。

4. 胸、背穴位应斜刺和浅刺,有重要血管处穴位均不宜深刺和大幅度提插、捻转、针刺时病人不要转动体位。

5. 原因不明或突然发生高血压或心脏病病人,前胸、后背、头部穴位应慎用。

6. 四肢部位的穴位亦不宜采用重泻法。

 知识链接

### 致 命 穴

致命穴——俗称死穴,意思是在遭受重度撞击或击打后如果不及时救治,就会有生命危险,我们在日常生活中应注意不要使它们受到击打损伤。①头面部"死"穴:百会、印堂、晴明、太阳、人中、耳门、哑门、神庭、人迎。②胸腹部"死"穴:膻中、乳根、期门、神阙、中极、关元、气海、章门、太渊、膺窗、乳中、鸠尾、巨阙、曲骨。

## 二、推拿疗法

推拿疗法(chinese massotherapy),推拿又有"按跷"、"跷引"、"案杌"诸称号。是以中医的脏腑、经络学说为理论基础,并结合西医的解剖和病理诊断,依据中医辨证论治的原则,用手法作用于人体体表的特定部位(穴位、患处等),以调节机体生理、病理状况,达到防病治病目的的疗法。从性质上来说,它是一种物理治疗方法。以期达到疏通经络、推行气血、扶伤止痛、祛邪扶正、调和阴阳的疗效。推拿的基本要求是:持久、有力、均匀、柔和、深透。

（一）推拿的作用

1. 中医学对推拿的理解

(1)疏通经络:《黄帝内经》里说"经络不通;病生于不仁,治之以按摩",说明按摩有疏通经络的作用。从现代医学角度来看,按摩主要是通过刺激末梢神经,促进血液、淋巴循环及组织间的代谢过程,以协调各组织、器官间的功能,使功能的新陈代谢水平有所提高。

(2)调和气血:明代养生家罗洪在《万寿仙书》里说"按摩法能疏通毛窍,能运旋荣卫"。这里的运旋荣卫,就是调和气血之意。因为按摩就是以柔软、轻和之力,循经络、按穴位,施术于人体,通过经络传导来调节全身,借以调和营卫气血,增强机体健康。现代医学认为,推拿手法的机械刺激,通过将机械能转化为热能的综合作用,以提高局部组织温度,促使毛细血管扩张,改善血液和淋巴循环,使血液黏滞性减低,降低周围血管阻力,减轻心脏负担,故可防治心血管疾病。

(3)提高免疫力:如小儿痢疾,经推拿时症状减轻或消失;小儿肺部有干湿性啰音时,按揉小横纹。掌心横纹有效。有人曾在同龄组儿童中并列对照组进行保健推拿,经推拿的儿童组,发病率下降,身高、体重、食欲等皆高于对照组。以上临床实践及其他动物实验皆证明,推拿按摩具有退热、提高免疫力的作用,可增强人体的抗病能力。也正是由于按摩能够疏通经络,使气血周流、保持机体的阴阳平衡,所以按摩后可感到肌肉放松、关节灵活,使人精神振奋,消除疲劳,对保证身体健康有重要作用。

2. 现代医学对推拿治疗原理的认识

(1)消除肌肉痉挛,促进炎症吸收,改善局部血运。

(2)纠正关节错位,恢复关节功能。

(3)促进局部及周身血液循环。

(4)促进神经功能恢复。

(5)调节内脏器官。

(6)促进皮肤新陈代谢。

(二)手法的分类

1. 按动作形态分　摆动类、摩擦类、振动类、叩击类、挤压类、运动关节类。

2. 按手法流派分　一指禅推拿手法、滚法推拿手法、内功推拿手法、正骨推拿手法。

3. 按应用对象分　成人推拿手法、小儿推拿手法。

4. 按作用途径分　刺激性手法、矫正性手法、松动性手法。

(三)注意事项

1. 诊断明确　治疗前,明确诊断。

2. 精力集中　医者要全神贯注,做到手随意动,功从手出,同时观察病人的反应,以随时调整手法刺激量和方法。

3. 体位适当　对病人而言肌肉放松能维持较长时间,对医者而言有利于手法运用和发挥力量。

4. 手法要选择　应视疾病的性质、病变部位,辨证辨病而定。

5. 力量适宜　手法操作必须具有一定力量,以达到一定的刺激强度,才能获得治疗作用。

6. 治疗有序　手法操作应依病情而定,一般从头面→胸腹→肩背→腰骶→上肢→下肢,自上而下,先左后右,从前到后,由浅入深,循序渐进,并依具体情况,适当调整。

7. 时间要灵活　根据病人病情、体质、所用手法来确定,一般以 10~20 分钟为宜。

8. 操作要卫生　注意个人卫生,防止交叉感染。

### 三、传统康复疗法的特点和优势

1. 整体康复与辨证康复相结合　主张从整体出发,强调天人相应、形神合一、顺应自然、适应社会,即利用综合性治疗的方法达到人体形神功能和社会活动能力的恢复,体现了传统康复方法学"全面康复"的思想。

2. 预防与临床康复相结合　通过调养精神和形体,以促进身体康复,提高防病及正气自疗的能力,具有能防、能治、能养的特点。

3. 内治与外治相结合　具有"内外相扶"的特点。内治重在培补元气,调整脏腑;外治调动人体自然疗疾的康复能力、健全形神功能,强身治病和益寿延年。

4. 自然康复与自疗康复相结合　通过自然界物理因素(如日光、高山、花草等)的影响,促进人体身心康复与自身主动运动相结合。

5. 低成本、广覆盖、技术实用　采用易懂、易学、易会的实用技术,成本低廉,容易被康复人员、康复对象及其亲友掌握,便于推广应用。

## 第五节　康复工程

康复工程(rehabilitation engineering,RE)是研究并应该现代科学技术手段,最大限度地开发功能障碍者的潜能,以帮助功能障碍者实现全面康复的技术。

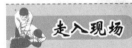

丁奶奶,一个月前于家里突发语言不能,肢体乏力后入院。CT 显示"左侧基底节区梗死"。病情稳定后介入康复,现病人可独立站稳,但行走时伴有明显膝过伸和足下垂等现象。

**请问:**

1. 可以为丁奶奶提供什么康复工程计划?

2. 在选择矫形器时应注意什么?

充分应用现代科学技术手段克服人类由于意外事故、先天缺陷、疾病、战争和机体老化等因素产生的功能障碍,使功能障碍者原有的功能最大限度地恢复或代偿,实现最大限度的生活自理乃至回归社会。应用一切现代科学和工程技术的手段,研究"残疾"和"健全"状态之间的"边界",提取功能障碍者本身存在的残留控制信息,建立"功能障碍者-机器设施-社会、空间环境系统"的接口装置,为功能障碍者提供工具和环境,使功能障碍者能从事健全人所能做的一切事情。

### 一、矫　形　器

矫形器(orthosis)是装配于人体外部,通过力的作用,以预防、矫正畸形、治疗骨关节、神经和肌肉疾患,并补偿其功能的器械总称。用于躯干和下肢的也曾称力支具,用于上肢的也曾称为夹板。常由金属(钢材、铝合金等)、塑料、皮革、橡胶和纤维等材料制作。

(一)矫形器的基本功能

1. 稳定和支持　通过限制关节的异常活动范围稳定关节、减轻疼痛或恢复其承重功能。

2. 固定和保护　通过对病变肢体或关节的固定和保护以促进病变愈合,如用于治疗骨折的各种矫形器。

3. 预防和矫正畸形　多用于儿童因肌力不平衡、骨发育异常等产生的畸形。

4. 减轻承重　指减轻肢体或躯干长轴的承重,如坐骨承重下肢矫形器。

5. 改进功能　用于日常生活活动和工作的矫形器能改进残疾人步行、饮食、穿着等各功能。

（二）矫形器的种类

1. 上肢矫形器　根据功能分为固定性（静止性）和功能性（可动性）两大类。前者没有运动装置，用于固定、支持、制动。后者有运动装置，可允许肢体活动或控制、帮助肢体运动。常用的上肢矫形器有：手矫形器、腕手矫形器、肘腕手矫形器、肩关节外展矫形器。还有各种肩吊带、翼状肩胛矫形器，平衡或前臂矫形器（图12-9）。

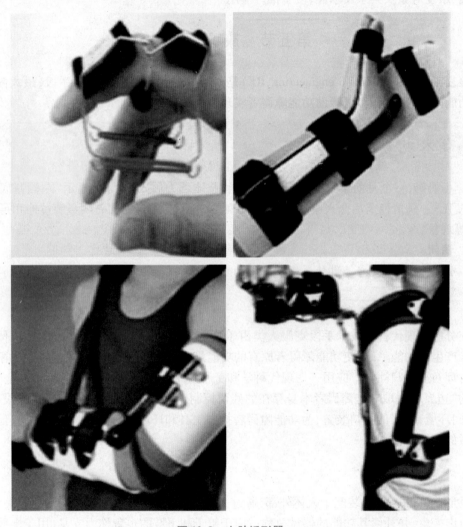

图12-9　上肢矫形器

2. 下肢矫形器　常用的有：踝足矫形器、膝踝足矫形器、髋膝踝足矫形器、膝关节矫形器，此外还有截瘫站立架、交替迈步式矫形器、髌韧带承重矫形器、坐骨承重矫形器、骨折矫形器、髋矫形器等（图12-10）。

3. 脊柱矫形器　常用的有：有各种软性和硬性的脊柱矫形器（图12-11），如弹力骶髂围腰、躯干矫形器、颈部矫形器以及治疗脊柱侧弯畸形的矫形器等。还有围腰和围领。

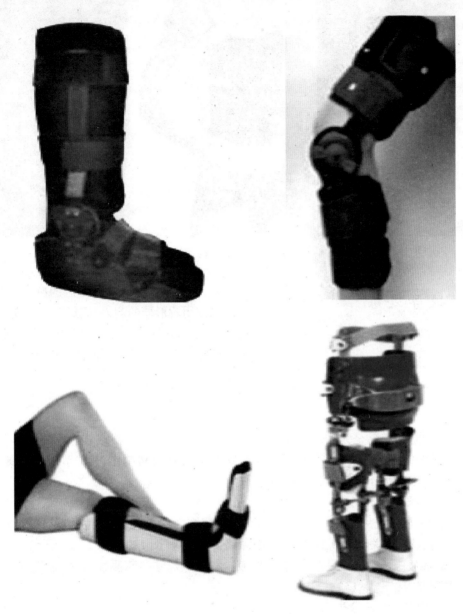

图 12-10　下肢矫形器

（三）矫形器的使用训练

为了更好地促进康复，发挥矫形器的作用，应正确使用矫形器。

1. 装配前制定康复训练方案，主要是增强肌力，改善关节活动范围和协调功能，消除水肿，为使用矫形器创造条件。

2. 装配矫形器后，要进行试穿，检查矫形器的舒适性、对线是否正确、动力装置是否可靠，然后向病人及家属介绍矫形器的使用方法，教会病人穿脱矫形器以及穿上矫形器进行的一些功能活动。

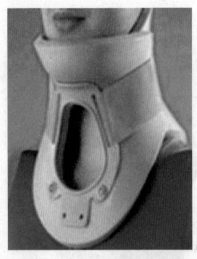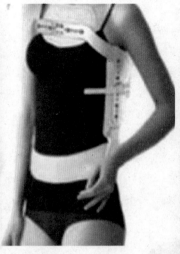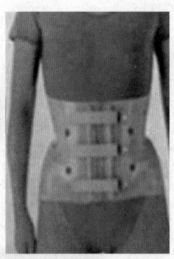

图 12-11　脊柱矫形器

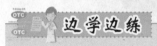

实训十三　矫形器

3. 了解病人使用矫形器后的感觉和反应，对长期使用矫形器的病人，应每 3 个月或半年随访一次，了解使用效果及病情变化，如有不适应进行调整。注意保持皮肤清洁干燥，防止压疮的发生。

## 二、假　　肢

假肢，也称"义肢"，是为了恢复四肢原有的形态和功能，以补偿截肢造成的肢体部分残缺而制造、装配的人工肢体。多用铝板、木材、皮革、塑料等材料制作，其关节采用金属部件，现在假肢界主流是钛合金和碳素纤维材料。

（一）按照截肢部位分类

1. 上肢假肢　包括装饰手指、部分手装饰套、装饰性假手、腕关节假肢、前臂假肢、肘离断假肢、上臂假肢、肩关节离断假肢、肩胛胸廓截肢假肢等（图 12-12）。

2. 下肢假肢　包括部分足假肢、赛姆假肢，小腿假肢、膝离断假肢、大腿假肢、髋离断假肢、半骨盆假肢等（图 12-13）。

（二）按照装配时间分类

1. 术后即装假肢　截肢手术后立即在手术台上直接为病人制作石膏接受腔，并安装临时假肢，让病人术后立即穿上临时假肢进行必要的生活起居训练。

2. 正式假肢　是指为长期正常使用而制作的定型假肢，也称为永久性假肢。

（三）按照结构形式分类

1. 壳式假肢　假肢的结构类似甲壳类昆虫肢体结构，用壳体承受肢体的重量，且壳的外形制成人体肢体的形状。

2. 骨骼式假肢　也称为内骨骼式假肢，组件式假肢。

（四）按照使用目的分类

1. 日常用假肢　一般病人日常使用的假肢。

2. 运动假肢　为满足特殊体育运动的假肢。

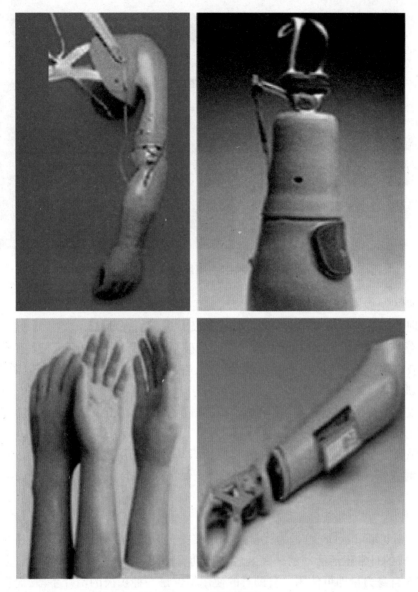

图 12-12 上肢假肢

3. 作业用假肢 将假肢制作成特殊的形状,以满足特殊的工作需要。

(五)按驱动假肢的力源分类

1. 自身力源 利用自身肌肉收缩和关节运动带动的假肢。

2. 外部力源 如以生物电为动力肌电假手。

(六)假肢的保养

1. 保持接受腔内表面的清洁。接受腔是直接与皮肤接触的,如接受腔内表面长期不清洁,会增加残肢感染的危险。使用者要经常清洗残肢,经常擦拭接受腔内壁,保持干燥和清洁卫生。

2. 使用接受腔内衬套时,应尽量使其保持干燥和清洁;使用残肢套时,应多准备几个残肢套,每天更换清洁、干燥的残肢套。

3. 防止接受腔裂纹的发生。在树脂接受腔表面产生的细小裂纹,可能会弄伤残肢皮

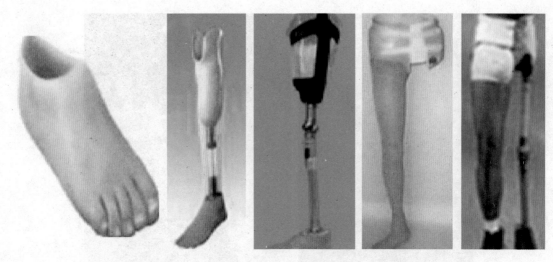

图 12-13　下肢假肢

肤,应找专业人员及时修复。

4. 发现关节及结合部有松动、异常时,必须及时进行检查维修。

5. 装饰外套容易破损,使用者如发现有小的破损时应及时维修,可延长其使用寿命。

6. 假肢结构中的塑料件,不能与酸、碱、火、有色溶液、坚硬外物接触,以防被腐蚀、沾色、溶化和破裂。

7. 对假肢结构中的电气及精密机械系统,应避免潮湿、冲击及沾染脏物,需定期找专业人员检查维修。

8. 为保障安全使用假肢,可要求假肢使用者每年到工厂复诊检查一次。假肢若有故障,必须及时送修,切勿自行拆卸。在使用具体产品前需要详细阅读产品使用说明书。

三、自　助　具

自助具(self help devices)是为代偿病人已丧失的功能,帮助他们省力并独立完成一些原来无法完成的日常生活活动的辅助装置。自助具利用的是病人残存的功能,无须外界能源,单凭病人自身力量即可使用。自助具的使用不仅是一种积极的治疗手段,而且有助于病人建立重返社会的信心。

(一) 自助具的种类分类

1. C 形夹和 ADL 套　C 形夹其形状如字母"C",有的带有 ADL 套,有开口型和封闭型。C 形夹主要用于抓握能力弱或丧失,但前臂旋前旋后和腕功尚可的病人,夹中钉 ADL 套内可插入刀、叉牙刷、笔等进行多种活动。当腕的活动困难时,C 形夹可与长对掌矫形器或背腕夹板合并应用。

2. 进食类自助具

(1)上端加装弹簧的筷子,加长把手的叉匙,加粗把手的叉、匙、刀等。

(2)分隔凹陷式碟子、配有碟档的碟子、装有 C 形把或 T 形把的杯子、带吸管夹的杯子等。

3. 穿着类自助具　包括穿衣棍、系扣钩、魔术扣、穿袜用具、穿鞋用具和弹性鞋带等。

4. 梳洗类自助具　包括长柄、带弯、带 C 形夹或 T 形把的镜子、梳子、带 C 形夹的牙刷、带有吸盘的刷子、指甲剪、下颏操作的指甲剪、带有 C 把的普通和电动剃刀等。

5. 沐浴自助具　常用的有双环毛巾、肥皂手套、长臂洗澡刷、倒 U 形擦背刷、防滑地胶、洗澡椅等。

6. 取物自助具　常备在床头或椅背上，长度依需选择。

7. 厨房自助具　常用的有特制的切板、锯状切刀、各种加工板、开瓶器、水壶倒水自助器、带吸盘洗碗杯的刷子等。

8. 阅读自助具　应用折射原理的棱片眼镜、橡皮指套翻页或带有 C 形夹的橡皮头棒翻页器。

9. 书写及打字自助具　如加粗笔、免握笔和热塑料条自行绕制的持笔器、带有 C 形夹的打字自助器等。

10. 其他自助具　如通讯自助具、文娱自助具、四肢瘫痪者用的口棍、头棍等自助具、排便排尿自助具等。

## 四、助 行 器

助行器(walking aide)是辅助人体支撑体重、保持平衡和行走的工具。根据其结构和功能，可分为无动力式助行器、功能性电刺激助行器和动力式助行器。其中无动力式助行器结构简单，价格低廉，使用方便，是最常用的助行器。

### (一) 杖

根据杖的结构和使用方法，分为手杖、肘杖、臂杖(托槽拐)和腋杖三类(图 12-14)，选用杖时应考虑病人体质、平衡力、协调能力、肢体的控制能力等因素。

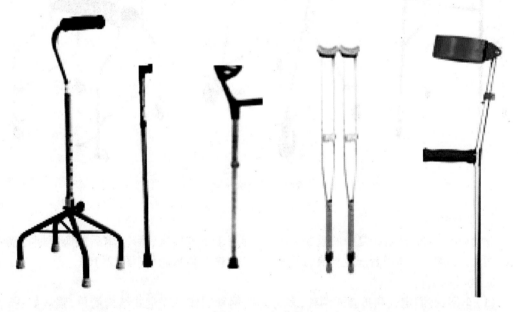

图 12-14　各种杖

1. 手杖　可减少患侧下肢 25% 负重。让病人穿鞋或下肢支具站立，大转子高度即手杖长度。适用于下肢功能障碍、步行不稳、偏瘫病人、平衡能力欠佳及站立行走困难者等和老年人。

2. 肘杖　一般成对使用,可以增强腕部力量,向下肢提供更大的支持。主要用于病人力量和平衡严重受损时。如脊柱损伤或脊柱裂病人等。

3. 前臂杖(托槽拐)　可减少患侧下肢40%～50%的负重。病人整个前臂水平支托在托槽上,前臂承重,且承重面积较大,较稳定。常用于下肢单侧或双侧无力而上肢腕、手又不能负重的病人。

4. 腋杖　较为常见,可减少下肢80%的负重。使用时以扶在把上的腕和手为承重点,腋托顶住胸肋部以稳定肩部,以替代失去的下肢和减轻病人的负荷,扩大支撑面,增强稳定性。由于腋下承重,易压迫腋窝血管和神经,使用时应以手握把手分担部分体重。腋杖长度为身长减去41cm或自然站立,小趾前外侧15cm到腋窝的距离;把手的位置为肘关节屈曲150°,腕关节背伸时的掌面处。

(二)助行架

步行器也称助行架(walking frame),助行架是一种三边形(前面和左右两侧)的金属框架,一般用铝合金材料制成,轻便,可支持体重便于站立或步行,支撑面积大,稳定性好。主要种类有轻型助行架、有轮的助行架、有前臂托的助行架(图12-15)。

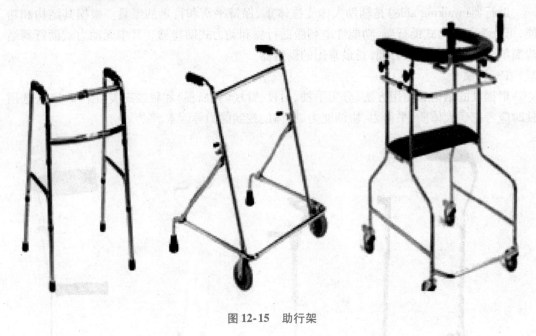

图12-15　助行架

(三)轮椅

轮椅(wheelchair)是康复中的重要工具,广泛用于下肢残疾、瘫痪、术后或康复期行动不便的病人以及年老、体弱者。轮椅有普通椅、电动轮椅和特形轮椅(图12-16)。

1. 轮椅的结构

(1)车架:有固定式和折叠式两种,多为薄壁钢管制作。固定式结构简单,强度好;折叠式折起后体积变小,便于携带。

(2)车轮:装有一对大车轮和一对小脚轮。大车轮上都装有轮圈,使用者双手驱动轮圈可使轮椅前进、后退或转弯。一对前小脚轮为万向轮,可自由转向。

(3)座椅:由坐垫、靠背、侧档板和扶手构成。两侧扶手有固定式和可卸式两种,可拆卸式便于使用者靠近书桌和与床、汽车等之间转移。

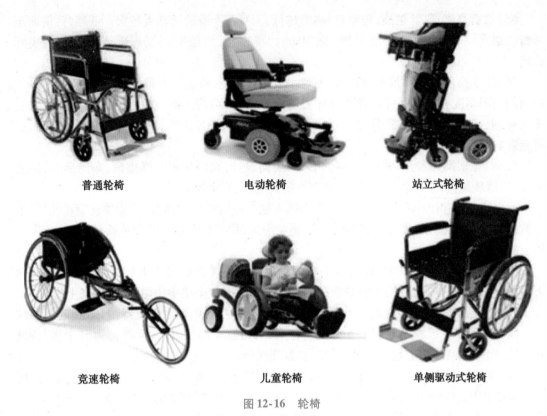

普通轮椅　　　　　　　电动轮椅　　　　　　　站立式轮椅

竞速轮椅　　　　　　　儿童轮椅　　　　　　单侧驱动式轮椅

图 12-16　轮椅

（4）搁脚架：由腿档和搁脚板构成。分固定式和可卸拆式两种，多数是可卸式的。折叠式轮椅的搁脚板可转动到垂直位。

（5）车闸：采用扳杆式车闸或装在把手上的线闸，起制动驻车作用。

（6）倾斜杆：位于车架下方向后延长的部分。照顾者踩踏时可以省力地将轮椅向后倾斜，使小脚轮和搁脚架离开地面；同时还起到防止翻车的作用。

2. **轮椅的选择**　根据病人的具体情况，康复医师应会同康复工程师开出合乎个体要求的轮椅处方，处方内容包括车型，大车轮小车轮、手动圈及轮椅各有关部件的规格标准和材质、颜色、附属品等，选择轮椅时还要注意安全性、操作能力、轮椅的重量、使用地点、舒适性、价格、外观等因素。

（1）座位宽度：坐下时两臀间或两股之间的距离，再加 5cm，即坐下后两边各有 2.5cm 的空隙。座位太窄，上下轮椅比较困难，臀部及大腿组织受到压迫，易致压疮；座位太宽不易坐稳，操纵轮椅不方便，双肢易疲劳，进出大门也有困难。

（2）座位深度：指座前缘到椅背的距离。坐下时，后臀部至小腿腓肠肌之间的水平距离，将测量结果减 6.5cm。座位太短，体重主要落在坐骨上，局部易受压过多；座位太长会压迫腘窝部，影响局部血液循环，并易擦伤皮肤。对大腿特短或髋膝屈曲挛缩的病人，则使用短座位较好。

（3）座位高度：坐下时足跟（或鞋跟）至腘窝的距离，再加 4cm，在放置脚踏板时，板面至少离地 5cm。座位太高，轮椅不能入桌旁；座位太低，坐骨承受重量过大。

（4）坐垫：为了舒适和防止压疮，座上应放坐垫，可用泡沫橡胶（5~10cm 厚）或凝胶垫子。为防止座位下陷可在坐垫下放一张 0.6cm 厚的胶合板。

（5）靠背高度：靠背越高，越稳定；靠背越低，上身及上肢的活动就越大。低靠背：椅面至腋窝的距离（一臂或两臂向前平伸）减 10cm。高靠背：测量座面至肩部或后枕部的实际高度。

（6）扶手高度：坐下时，上臂垂直，前臂平放于扶手上，椅面至前臂下缘的高度加 2.5cm。适当的扶手高度有助于保持正确的身体姿势和平衡，并可使上肢放置在舒适的位置上。扶手太高，上臂被迫上抬，易疲劳；扶手太低，则需要上身前倾才能维持平衡，不仅容易疲劳，也可能影响呼吸。

（7）其他辅助件：为了满足特殊的病人需要而设计，如增加手柄摩擦面，车闸延伸，防震装置，防滑装置，扶手安装臂托，轮椅桌方便病人吃饭、写字等。

3. 轮椅的使用训练　首先应尽力训练病人独立使用轮椅，对病人不能独立驱动轮椅、上下坡或楼梯均需他人协助，以免发生危险；感觉消失，截瘫病人还应经常改换体位，防止发生压疮。

（1）打开与收起：打开轮椅时，双手掌分别放在坐位两边的横杆上（扶手下方），同时向下用力即可打开。收起时先将脚踏板翻起，然后，双手握住坐垫中央两端，同时向上提拉。

（2）减压训练：病人坐在轮椅上，每隔 15～20 分钟左右用双上肢支撑身体，抬起臀部减压。肱三头肌肌力较弱不能用手支撑起身体者，可将躯干侧倾，使一侧臀部离开坐垫，持续片刻后，换另一侧臀部抬起，交替地给左、右臀部减压。

（3）推进与后退训练：病人臀部坐稳，身体保持平衡，双眼注视前方，然后双臂向后伸，肘关节微屈，手握轮环（稍偏后），身体略向前倾，双臂同时用力搬动轮环向前推，使轮椅前行，重复上述动作。后退时，双臂动作相反，身体微前倾，缓慢后退。

（4）上、下马路沿石或台阶训练：先在操作者保护下，练习在后轮上的平衡。病人双手用同等力量推动双侧轮环，使小轮悬空，轮椅后倾，双手不断调节轮环或前或后，在躯体的协调下，使轮椅后轮着地而保持平衡。当熟练这种技巧后，再练习过台阶。过台阶时，轮椅面向台阶，距离约为 20cm，身体向前微倾，双手握住轮环后部，用同等力量快速向前推进，此时小轮抬起，落在台阶上，再顺势推动大轮向前移动，直到整个轮椅越过台阶。

（5）上、下斜坡训练：病人练习两手同步地用力推或拉，并学会灵活地用车闸，以便在失控时能尽快把车刹住。

（6）坐在轮椅上开关门训练：对于一般的门，开门时需后退才能拉开；进门后又需后退才能关上。

（7）轮椅转移：要求病人有一定的躯干控制能力。①偏瘫病人健侧转移，轮椅与床呈30°～45°夹角，刹住车闸，移开脚踏板，利用健侧肢体支撑站起，以健足为轴，缓慢转动身体，使臀正对支撑面缓慢坐下；②截瘫病人从床到轮椅垂直转移，轮椅置于正面向前，与床呈直角，刹住车闸，移开脚踏板，双手多次支撑将臀部后移向床边，双手改放在轮椅扶手中央，撑起上身，使臀部向后坐于轮椅内，打开车闸，向后驱动轮椅至足跟移离床沿至两腿在床边，刹住车闸，移回脚踏板，并将双足放在脚踏板上。从轮椅到床按上述步骤相反的方向进行。

4. 轮椅的保养

（1）轮椅使用前及一个月内，应检查各螺栓是否松动，若有松动，要及时紧固。正常使用中每三个月进行一次检查，确保所有部件均良好，检查轮椅上各种坚固螺母（特别是后轮轴的固定螺母），如发现松动，需及时调整、紧固。

（2）轮椅车在使用过程中如遇雨淋后应及时擦干，正常使用的轮椅也应经常用细软干布擦拭,并涂上防锈蜡,使轮椅持久保持光亮、美观。

(3)经常检查活动、转动及结构的灵活性,并涂润滑剂。如果由于某种原因需将24英寸轮子的轴拆去,在重新安装时应确保螺母拧紧,不会松动。

(4)轮椅车座架的连接螺栓为松联接,严禁旋紧。

## 慧心笔录

　　"生命在于运动"。做什么运动,如何运动,是残疾人、慢性病人,以及健康老人、儿童、特殊职业工作者和一切希望健康长寿的人群向我们提出来的问题。康复治疗不仅仅是一门治疗技术性手法、治疗手段,更是要让康复的理念深入人心。其介入时间、训练内容、运动量、安全有效的条件等是一般处方难以解决的,康复的工作模式是多专业联合,给病人的治疗形式也不是单纯的被动,而是更多地鼓励病人主动参与。康复治疗的共性原则,要因人而异、循序渐进、持之以恒、主动参与、全面锻炼。治疗过程中尊重病人、理解病人。治疗项目的选择要多与病人的日常生活活动能力相结合,使病人真实感受到治疗带来的改变。

（朱 旗）

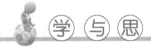

1. 李女士,56岁。一个月前脑卒中入院,查体:左侧肢体运动功能受限,肩关节半脱位,伴有失语症。请问:

(1)李女士可以做哪些治疗?

(2)做这些治疗有什么作用?

2. 王大妈,50岁,突发左侧肢体无力并不能言语1个月余来就诊,发病以来病人无吞咽困难,CT检查示"脑梗死"。请问:

(1)让王大妈尽可能长时间地发"啊"音,记录秒数及发音清晰度,目的是什么?

(2)询问王大妈并观察病人吃饭或饮水时是否有食物或水进入鼻腔,目的是什么?

(3)让王大妈尽可能快地说"拉"10次,记录秒数,目的是什么?

# 第十三章 社区康复护理技术

　　社区康复护理技术是指在社区康复过程中,护士根据康复治疗计划,围绕全面康复目标,针对病、伤、残者进行生理、心理、社会诸方面的康复指导,使他们自觉地坚持康复锻炼,减少残疾的影响,预防继发性残疾,以达到最大限度地康复。社区康复护理在国际上已开展近30年,呈现出多种模式发展趋势。不论采取何种模式,都应遵循社区康复服务的基本原则,其最终目标应是:使所有的康复对象享受康复服务,使残疾人与健全人机会均等,充分参与社会生活。常用的康复护理技术包括体位与体位转移、进食与吞咽训练、排痰护理技术、放松训练技术、日常生活技能训练等。

## 第一节　体位及体位转移

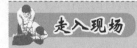

　　一天,社区康复中心来了一位73岁的刘大爷,刘大爷因"左侧肢体活动不利6月余,加重3天",以"脑梗死后遗症"收入院。刘大爷神志清楚,神色疲惫,语言含糊不清,轮椅推入病房,护士小李接待了他,查体:肌力:左上肢0级,左下肢1级,右上肢5级,右下肢5级。

　　**请问:**

　　1. 刘大爷入院后,小李如何协助其从轮椅上转移到床上?

　　2. 小李应该如何指导刘大爷取合适的体位?

　　体位指人身体的姿势和位置,在临床上通常指根据治疗、护理和康复的需要,所采取并能保持的身体姿势和位置。正确的体位摆放有助于预防和减轻挛缩或畸形的出现、使躯干和肢体保持在功能状态的作用,定时体位更换有助于预防并发症发生。

## 一、体位摆放

（一）概述

体位的摆放是康复护理工作中的重要部分,护士应根据疾病的种类以及疾病的发展阶段,指导并协助病人正确体位的摆放,是临床上为预防病人发生并发症而采取的重要康复措施。康复护理中常用的体位摆放技术有良肢位、功能位、烧伤病人抗挛缩体位的摆放等。

1. 良肢位 指躯体、四肢的良好体位、具有防畸形,减轻症状,使躯干和肢体保持在功能状态的作用。在脑损伤病人的康复护理中,良肢位摆放的目的是为了防止痉挛姿势的出现、保护关节及早期诱发分离运动。

2. 功能位 指当肌肉、关节功能不能或尚未恢复时,必须使肢体处于发挥最佳功能活动的体位。

3. 烧伤病人的抗挛缩体位 指烧伤病人应保持的正确体位,即应与烧伤部位软组织收缩方向相反的体位,这种体位有助于预防挛缩。

（二）常用的体位摆放

1. 偏瘫病人的体位摆放

（1）患侧卧位:即患侧肢体在下方,健侧肢体在上方的侧卧位。患侧卧位对偏瘫病人的康复来说是最重要的体位,又称第一体位或首选体位。该体位可以伸展患侧肢体、减轻或缓解痉挛,使瘫痪关节韧带受到一定压力,促进本体感觉的输入,同时利于自由活动健侧肢体。

方法:病人的头枕于舒适位,躯干稍向后旋转,后背用枕头支撑。患臂前伸,前臂外旋,将患肩拉出以避免受压和后缩;手指伸展,掌心向上,手中不应放置任何东西,以免诱发抓握反射而强化患侧手的屈曲痉挛。患侧髋关节略后伸,膝关节略屈曲,放置舒适位,患侧踝关节应置于屈曲90°,防止足下垂发生。健侧上肢放在身上或后边的软枕上,健侧下肢充分屈髋屈膝,腿下放一软枕支撑(图13-1)。

（2）健侧卧位:即健侧肢体在下方,患侧肢体在上方的侧卧位。此体位避免了患侧肩关节直接受压,减少了患侧肩关节损伤,但是限制了健侧肢体的主动活动。

方法:病人的头枕于舒适位,患肩充分前伸,患侧肘关节伸展,前臂旋前,放一软枕支撑,腕、指关节伸展放在枕上,掌心向下。患侧髋关节和膝关节尽量前屈呈向前迈步状,置于体前另一软枕上,踝关节背屈90°。健侧上肢自然放置,下肢髋关节稍伸展,膝关节轻度屈曲放在软枕上。根据需要可在背后放一枕头,使躯体呈放松状态(图13-2)。

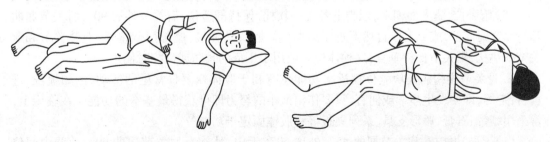

图 13-1 患侧卧位        图 13-2 健侧卧位

（3）仰卧位:即面朝上的卧位。这种体位容易受紧张性颈反射的影响,极易激发异常反射活动,从而强化了病人上肢屈肌痉挛和下肢伸肌痉挛。因此,应尽量缩短仰卧位的时间或与其他体位交替使用。

方法:仰卧位时,病人使用的软枕高度适宜,患侧肩下垫一厚软垫,使肩部上抬前挺,以防肩胛骨向后挛缩,患侧上臂外旋稍外展,肘、腕关节伸直,掌心朝上,手指伸直并分开,整个患侧上肢放置于枕头上。患侧臀部至大腿外侧下放一枕头,患侧髋向内旋,膝关节稍垫起使微屈并向内。足底不放任何东西,以防止增加不必要的伸肌模式的反射活动。健侧上下肢舒适自然摆放(图13-3)。

(4)床上坐位:当病情允许,应鼓励病人尽早在床上坐起。但是床上坐位难以使病人的躯干保持端正,容易出现半卧位姿势,助长躯干的屈曲,激化下肢的伸肌痉挛。因此在无支持的情况下应尽量避免这种体位。

方法:取床上坐位时,病人背后给予多个软枕垫实,使脊柱伸展,达到直立坐位姿势,头部无须支持固定,以利于病人主动控制头的活动。有条件的可给予一个横过床的可调节桌子,桌上放一软枕,让病人的上肢放在上面,下肢自然伸直(图13-4)。

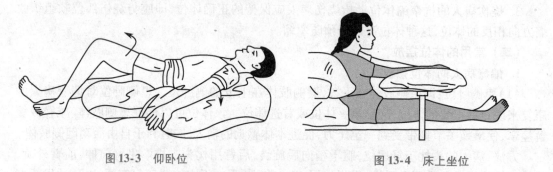

图13-3　仰卧位　　　　　　　　　　　　图13-4　床上坐位

2. 截瘫病人的正确体位摆放　截瘫病人由于双下肢同时受累并长期卧床,髋关节易出现挛缩内收、膝关节强直、踝关节内翻、足下垂。因此,应注意对截瘫病人下肢体位正确摆放来预防并发症的发生。

(1)仰卧位:病人头枕于舒适位,双上肢自然伸展摆放,肩胛下垫枕,以保持肩部上抬前挺。双侧髋关节并稍向外伸展、稍屈膝,双大腿下1/3处置枕头抬高双下肢,两腿间置枕头。足部保持中立位,足尖向上,双足底横置一软枕。

(2)侧卧位:病人头枕于舒适位,病人向一侧翻身,双上肢舒适位放置,双下肢屈髋、屈膝30°左右,受压下肢在前、上方下肢在后并轻压其上,两腿间置枕垫,踝关节背屈,足趾伸展。腰背部置枕保持稳定,有足下垂者可带足托以保持踝关节中立位。

(3)俯卧位:病人面朝下,颈胸下各置一软枕,保持舒适位,肩关节外展90°,肘关节屈曲90°,前臂旋前位,或双上肢自然下垂于床两侧。髋关节伸展,髋部两侧垫枕,双膝关节和踝关节下垫枕,踝关节保持垂直,这种体位一般用于压疮的预防或治疗时使用。

3. 骨关节疾病病人功能位摆放　功能位有利于肢体恢复日常生活活动,例如梳洗、进食、行走等,即使发生痉挛或僵直,只要作出最小的努力即可获得最基本的功能。在临床上,常采用绷带、石膏、矫形支具、系列夹板等将肢体固定于功能位。

(1)上肢功能位:肩关节屈曲45°,外展60°(无内、外旋);肘关节屈曲90°;前臂中间位(无旋前或旋后);腕关节背伸30°~45°并稍内收(即稍向尺侧屈);各掌指关节和指间关节稍屈曲,由示指至小指屈曲有规律地递增;拇指在对掌中间位(即在掌平面前方,其掌指关节半屈曲,指间关节轻微屈曲)。

(2)下肢功能位:下肢髋伸直,无内、外旋、膝稍屈曲20°～30°,踝处于90°中间位。

4.烧伤病人抗痉挛体位摆放 在烧伤的急性期,正确的体位摆放,可减轻水肿,维持关节活动度,防止痉挛和畸形,以及使受损的功能获得代偿。烧伤病人常常感觉非常不适,多采取长期屈曲和内收的舒适体位,极易导致肢体挛缩畸形。抗痉挛体位原则上取伸展和外展位,但不同的烧伤部位体位摆放也有差异,也可使用矫形器协助(表13-1)。

表13-1 烧伤病人的抗痉挛体位

| 烧伤部位 | 可能出现的畸形 | 抗痉挛体位 |
|---|---|---|
| 头面部 | 眼睑痉挛,小口畸形 | 戴面具,使用开口器 |
| 颈前部 | 屈曲痉挛 | 去枕,头部充分后仰 |
| 肩 | 上提、后撤、内收、内旋 | 肩关节外展90°～100°并外旋 |
| 肘 | 屈曲并前臂旋前 | 肘关节处于伸展位 |
| 手背部 | MP过伸,PIP和DIP屈曲,拇指IP屈曲并内收,掌弓变平(鹰爪) | 腕关节背伸20°～30°,MP屈曲90°,PPI和DIP均为0°,拇指外展及对掌位 |
| 手掌部 | PPI和DIP屈曲,拇指IP屈曲并内收 | MP、PIP和DIP均为0°,拇指外展,腕背伸20°～30° |
| 脊柱 | 脊柱侧凸,脊柱后凸 | 保持脊柱成一条直线,以预防脊柱侧弯,尤其是身体一侧烧伤者 |
| 髋 | 屈曲、内收 | 髋关节中立伸展位;如大腿内侧烧伤,则髋关节外展15°～30° |
| 膝 | 屈曲 | 膝关节伸直位 |
| 踝 | 足趾曲并内翻 | 踝关节背屈90°位,防止跟腱挛缩 |

注:DIP:远端指间关节;PIP:近端指尖关节;MP:掌指关节;IP:指尖关节

(三)体位摆放的注意事项

1.符合人体力学要求,将身体的重量平均分配到各负重部位,使肢体及各个关节均处于功能位。

2.保持平衡性和稳定性,应恰当使用支持物及保护性措施,如软枕。

3.协助体位摆放时,动作应轻柔、稳重,避免拖拉拽等动作。

4.摆放后的体位尽量使病人感觉舒适,有利于血液回流,密切观察病人反应。

5.为防止关节挛缩,必须定时进行体位变化及被动关节活动度维持训练;同时注意骨突处易出现压疮,应定时翻身。

二、体位转移

(一)概述

1.体位转移的定义 体位转移是指通过一定的方式改变身体姿势或位置。定期体位转移,可促进血液循环,预防因静止卧床而引起坠积性肺炎、压疮、肌肉萎缩、关节挛缩和深静脉血栓等并发症发生,最大限度地保持各关节活动范围。另外,根据康复训练的要求,需要有体位转移配合,才能实现康复训练目的。因此,体位转移对于保障康复和促进康复效果具有极其重要的意义。

2. 体位转移的方式　根据体位转移完成过程中主动用力程度,可将体位转移分为主动体位转移、助动体位转移和被动体位转移三种。

(1)主动体位转移:是指病人不需任何外力帮助,能够按照自己的意愿,或者为了配合治疗、护理及康复的要求,通过自己的能力随意转移并保持身体的姿势和位置。

(2)助动体位转移:是指在外力协助下,通过病人主动努力而完成转变的动作并保持身体的姿势和位置。

(3)被动体位转移:是指完全依赖外力搬动并利用支撑物保持身体的姿势和位置。外力通常由康复人员施行,也可由病人家属进行。支撑物可使用软枕、小棉被、浴巾和砂袋等。

3. 适应证与禁忌证

(1)适应证:①辅助的转移训练适应证:脊髓损伤、脑血管意外、脑外伤等上运动神经元损伤后,肢体部分或完全瘫痪,完成转换动作相关的主要关键肌肉肌力低于2级,无法完成独立转换和生活自理的病人。②独立的转移训练适应证:脊髓损伤、脑血管意外、脑外伤、脊髓灰质炎等上运动神经元损伤后,肢体部分或完全瘫痪,完成转换动作相关的主要关键肌肉肌力达到2~3级,要求恢复独立转换能力和提高生活自理能力的病人。

(2)禁忌证:①辅助的转移训练禁忌证:合并其他情况,如骨折未愈合、关节不稳或拖尾、骨关节肿瘤、重要脏器衰竭、严重感染和其他危重情况等。②独立的转移训练禁忌证:合并较为严重的认知功能障碍不能配合训练者,其余同他人帮助转换的禁忌证。

(二)体位转移的方法

体位转移的方法看起来是简单动作,但却是非常有预防和治疗意义的活动。体位转移的方法很多,包括翻身法、移向床头法、从卧位到坐位、从坐位到立位,以及从轮椅到床等转移方法。由于病人体重及病情不同,操作者可以采取一人协助转移法(适用于体重较轻、有一定移动能力的病人)或二人协助转移法(适用于体力极弱或肥胖等病人)。

1. 床上平移　一旦病情允许,而病人仍被限制在床上时,即应进行床上左右、前后转移训练,以加强病人的肌力,提高病人的平衡及协调能力。护理工作者应经常协助及督促病人做这些床上移动运动。

(1)协助床上平移

1)一人协助卧位病人移向床头法:①视病情将床头摇平,或放平床头支架,将枕头横立于床头,以保护病人避免碰伤;②病人仰卧屈膝,双足支撑于床面上,一手或双手拉住床头栏杆;③操作者一手稳住病人双脚,一手在臀部提供上移的助力,协助病人移向床头;④放回枕头,恢复床头原位或按需要抬高床头,整理床铺,使病人舒适并维持功能位(图13-5)。

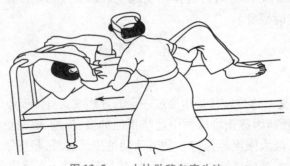

图13-5　一人协助移向床头法

2）二人协助卧位病人移向床头法：①视病情将床头摇平，或放平床头支架，将枕头横立于床头，以保护病人避免碰伤；②病人仰卧屈膝，双足支撑于床面上，一手或双手拉住床头栏杆；③操作者二人分别站在床的两侧，面向床头，二人同时一手扶托病人颈肩部，一手扶托病人臀部，动作一致地抬起病人移向床头；④放回枕头，恢复床头原位或按需要抬高床头，整理床铺，使病人舒适，并维持功能位（图13-6）。

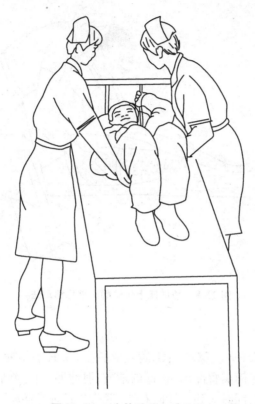

图13-6  二人协助移向床头法

3）协助卧位病人横向移动：病人仰卧，双腿屈曲，双脚平放在床上。操作者一手将患膝下压，并向床尾方向牵拉，另一手扶持病人臀部，嘱病人抬臀，并向一侧移动，然后病人移动肩部使身体成直线。病人向床头或床尾移动时，也可采用此动作（图13-7）。

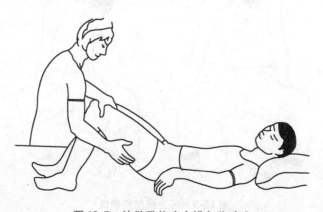

图13-7  协助卧位病人横向移动法

4）协助坐位病人向前后移动：病人取坐位，双手前后交叉前伸，在操作者帮助下，把重心转移到一侧臀部，再到对侧臀部。一侧负重，对侧向前或向后移动，犹如病人用臀部行走。操作者站在偏瘫侧，把住病人的大转子部位，帮助病人转移重心以促进"行走"动作（图13-8）。

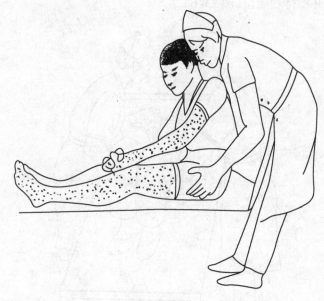

图13-8 协助床上坐位病人前后移动法

（2）独立床上平移

1）独立床上坐位移动（向左移动）：①病人取长坐位，右手半握拳置于床面，紧靠臀部。左手放在与右手同一水平而离臀部约30cm的地方，肘伸展，前臂旋后或中立位；②躯干前屈使头超过膝部，上抬臀部，同时头和肩转向右侧，带动左肩向前移动、右肩向后移动。因背阔肌有神经支配，可拉动骨盆移向左手处；③用上肢将双腿位置摆正（图13-9）。

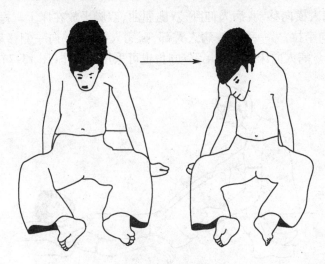

图13-9 床上横向移动法

2)独立床上坐位向前后移动:①病人取长坐位,双下肢外旋,膝关节放松。头、肩、躯干充分向前屈曲,头超过膝关节,使重心线落在髋关节前方,以维持长坐位平衡。双手靠近身体,在髋关节稍前一点的位置支撑。因肱三头肌麻痹,应外旋肩关节,前臂旋后,以保持肘关节稳定伸展。②双手用力支撑上抬臀部。③保持头、躯干向前屈曲,使臀部向前移动(图13-10)。

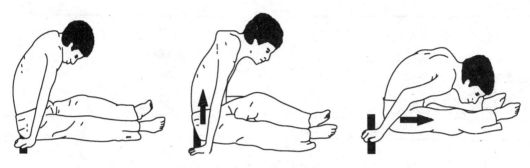

图13-10  床上坐位向前后移动法

2. 床边坐起

操作者将病人双下肢放于床下,指导病人用一侧上肢将身体从卧位撑起,必要时给予帮助;使病人保持坐位舒适,床过高时可以在病人脚下垫一矮凳,避免病人下肢悬空。

(1)独立从健侧坐起:①病人取健侧卧位,患腿跨过健腿。②用健侧前臂支撑自己的体重,头、颈和躯干向上侧屈。③用健腿将患腿移到床缘下。④改用健手支撑使躯干直立,完成床边坐起动作(图13-11)。

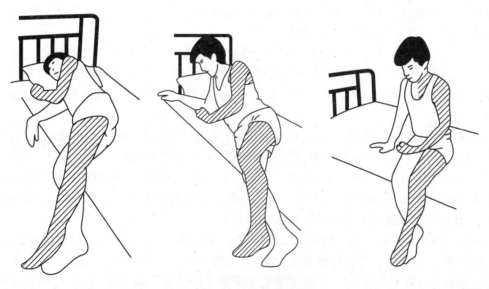

图13-11  独立从健侧坐起法

(2)独立从患侧坐起:①用健手将患臂置于胸前,提供支撑点。②头、颈和躯干向上方侧屈。③健腿跨过患腿,在健腿帮助下将双腿置于床缘下。④用健侧上肢横过胸前置于床面上支撑,侧屈起身,病人坐直,调整好姿势(图13-12)。

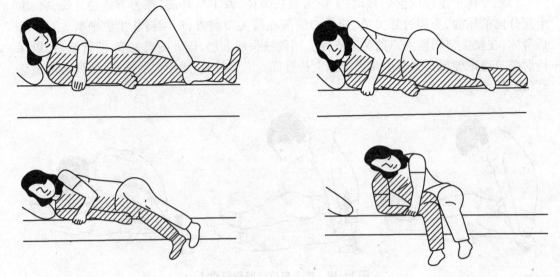

图13-12　独立从患侧坐起法

（3）一人协助坐起：①病人侧卧位，两膝屈曲。②操作者先将病人双腿放于床边，然后一手托着位于下方的腋下或肩部，另一手按着病人位于上方的骨盆或两膝后方，指导病人向上侧屈头部。③协助抬起下方的肩部，以骨盆为枢纽转移成坐位。

3. 床和轮椅间转移法

（1）独立转移

1）从轮椅到床侧方成角转移（从右侧转移）：轮椅右侧靠近床，与床成20°～30°角，制动，移开右侧脚踏板。病人在轮椅中先将臀部向前移动，右手支撑床面，左手支撑轮椅扶手，同时撑起臀部并向前、向右侧方移动到床上。

2）从轮椅到床的侧方平行转移（左侧身体靠床）：轮椅与床平行，制动；卸下近床侧扶手，病人将双腿抬上床；躯干向床缘方向前倾，将右腿交叉置于左腿上，应用侧方支撑移动的方法，左手支撑于床上，右手支撑于轮椅扶手上，头和躯干前屈，双手支撑抬起臀部并向床移动。

3）从轮椅到床的正面转移：轮椅正面靠近床，其间距离约为30cm，以供抬腿之用，然后制动。四肢瘫病人躯干控制能力差，需用右前臂勾住轮椅把手以保持平衡。将左腕置于右膝下，通过屈肘动作，将右下肢抬起，放到床上。用同样方法将左下肢放到床上。打开轮椅手闸，向前推动轮椅紧贴床缘，再关闭手闸。双手扶住轮椅扶手向上撑起，同时向前移动坐于床上，此过程中要保持头和躯干屈曲（图13-13）。

4）利用滑板由轮椅向床的侧方平行转移：轮椅与床平行靠近，制动，卸下靠床侧扶手，将双下肢抬到床上；将滑板架在轮椅和床之间，滑板的一端插入病人臀下；病人一手支撑于置于轮椅坐垫上的滑板一端，另一手支撑于置于床垫上的滑板一端，抬起上身，将臀部通过滑板移至床上；然后撤去滑板。

5）利用滑板由轮椅向床的后方转移：轮椅从后方靠近床沿，制动，拉下轮椅靠背上的拉练或卸下靠背；在轮椅与床之间架上滑板，滑板的一端插入病人臀下并固定好；病人用双手支撑于床面将身体抬起，向后移动坐于床上；再用双手将下肢抬起移至床上并摆正；最后撤除滑板（图13-14）。

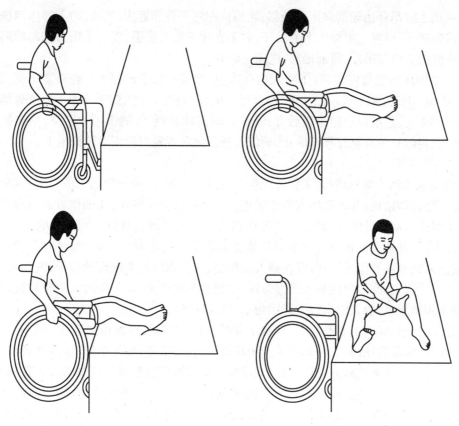

图 13-13 独立从轮椅到床的正面转移法

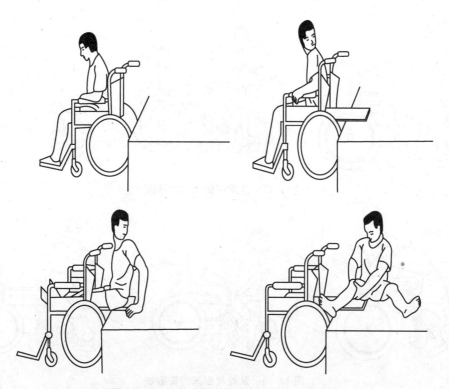

图 13-14 利用滑板由轮椅向床的后方转移法

6) 利用上方吊环由轮椅向床的转移：轮椅从左侧平行靠近床，制动，卸下靠床侧扶手；先将双腿移到床上，再将左手伸入上方吊环，右手支撑于轮椅扶手；在右手用力撑起的同时，左手腕或前臂向下拉住吊环，臀部提起，向床上转移。

7) 独立由床到轮椅的转移：①病人坐在床边，双足平放于地面上。轮椅置于病人健侧，与床成45°角，制动，卸下近床侧扶手，移开近床侧脚踏板；②病人健手支撑于轮椅远侧扶手，患手支撑于床上，患足位于健足稍后方；③病人向前倾斜躯干，健手用力支撑，抬起臀部，以双足为支点旋转身体直至背靠轮椅；④确信双腿后侧贴近轮椅后正对轮椅坐下。

（2）协助转移

1) 协助从床到轮椅的转移：①检查轮椅装置是否完好；②推轮椅到床旁与床呈45°夹角，刹住车闸，竖起脚踏板；③协助病人坐于床边，双足着地，躯干前倾；④操作者面向病人站立，用双膝夹紧病人双膝外侧以固定，双手拉住病人腰部皮带或扶托其双髋。让病人双手搂抱操作者的颈部，并将头放在操作者靠近轮椅侧的肩上。操作者微后蹲，同时向前、向上托起病人，使病人完全离开床并站住；⑤在病人站稳后，操作者以足为轴旋转躯干，病人转向轮椅臀部正对轮椅正面，然后使病人慢慢弯腰，平稳坐至轮椅上；⑥帮助病人调整位置，尽量向后坐，翻下脚踏板，将病人双脚放于脚踏板上（图13-15）。

2) 协助从轮椅到床的转移：①当病人下轮椅返回病床时，将轮椅推至床旁与床呈45°夹角，刹住车闸，竖起脚踏板；②协助病人坐于轮椅边，双足着地，躯干前倾；③操作者面向病人站立，用双膝夹紧病人双膝外侧以固定，双手拉住病人腰部皮带或挟托其双髋。让病人双手搂抱操作者的颈部，并将头放在操作者靠近床侧的肩上。操作者微后蹲，同时向前、向上拉病人，使病人完全离开轮椅并站住；④在病人站稳后，操作者以足为轴旋转躯干，使病人臀部正对床沿，然后使病人平稳坐在床上（图13-16）。

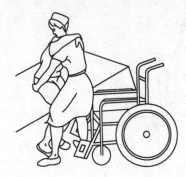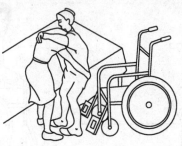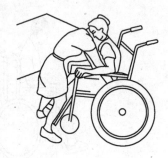

图 13-15 从床到轮椅的转移法

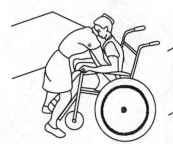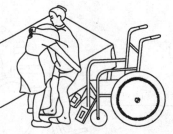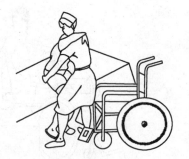

图 13-16 从轮椅到床的转换法

、3)协助从轮椅到床的垂直转移：①将病人推至床旁，使轮椅正面向床，距离床约20～40cm，并与床成直角，刹住车闸；②操作者协助病人抬起双腿，将下肢放于床上并伸直；③操作者站于轮椅的一边，打开车闸并用身体稳定轮椅。一手扶住病人的肩胛部，一手置于病人大腿下，往前推动轮椅，使病人双腿移至床上。④至轮椅靠近床时再次刹住车闸；操作者仍一手扶住病人的肩胛部，一手置于病人大腿下；⑤病人双手抓住轮椅扶手，两人同时用力，病人尽可能撑起躯干并将臀部向前移动；⑥操作者将病人的躯干向前托，使病人的臀部从轮椅上移至床上；⑦打开车闸，推走轮椅，协助病人取床坐位或者卧位（图13-17）。

4)从床到轮椅的垂直转移，按上述步骤向反的方向进行。

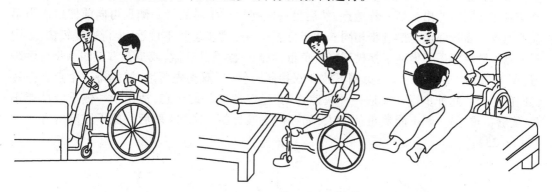

**图 13-17　从轮椅到床的垂直转移法**

4. 立位转移　当病人能平稳站立时即应进行行走训练。起立动作与行走动作几乎可以同时开始。

（1）扶持行走：操作者站在偏瘫侧进行扶持。一手握病人患手，使其拇指在上，掌心向前，另一手从患侧腋下穿出置于胸前，伸直手腕，分开五指，手背靠在胸前处，与病人一起缓慢向前步行。偏瘫病人先在扶持站位下练习患腿前后摆动、踏步、屈膝、伸髋、患腿负重、健腿向前后移动，以训练患腿的平衡（图13-18）。

（2）使用助行器的步行训练：助行器是一种四脚、框架式的铝制行走自助具。助行器可移动、携带，宜在医院和家中使用。助行器适用于辅助病人初期的行走训练，为病人使用拐杖或手杖作准备；也适用于下肢无力但无双下肢瘫痪者、一侧偏瘫或截肢病人；对于行动迟缓的老年人或有平衡问题的病人，助行器可作为永久性依靠。助行器仅适宜在平地使用。

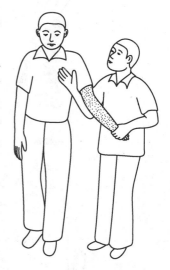

**图 13-18　扶持行走法**

方法：病人用双手分别握住助行器两侧的扶手，提起助行器使之向前移动20～30cm后，迈出健侧下肢，再移动患侧下肢跟进，如此反复前进。

（3）拄拐步行训练

1)使用拐杖的步行训练：①交替拖地步行：将左拐向前方伸出，再伸右拐，双足同时拖地向前移动至拐脚附近；②同时拖地步行：双拐同时向前方伸出，两脚拖地移动至拐脚附近；③摆至步：双侧拐杖同时向前方伸出，病人身体重心前移，利用上肢支撑力使双足离地，下肢同时摆动，双足在拐脚附近着地。此种步行方式特点是移动速度较快，且可减少腰部及髋部肌群用力;适用于双下肢完全瘫痪而使下肢无法交替移动的病人(图 13-19);④摆过步:双侧拐同时向前方伸出,病人支撑把手,使身体重心前移,利用上肢支撑力使双足离地,下肢向前摆动,双足在拐杖着地点前方的位置着地。开始训练时容易出现膝关节屈曲,躯干前屈而跌倒,应加强保护。此种步行方式是挂拐步行中最快速的移动方式;适用于路面宽阔,行人较少的场合,也适用于双下肢完全瘫痪,上肢肌力强壮的病人(图 13-20)。⑤四点步行:每次仅移动一个点,始终保持四个点在地面,即左拐→右足→右拐→左足,如此反复进行。步行环境与摆至步相同,此种步行方式是一种稳定性好、安全而缓慢的步行方式;适用于骨盆上提肌肌力较好的双下肢运动障碍者;老人或下肢无力者(图 13-21)。⑥两点步行:一侧拐杖与对侧足同时伸出为第一着地点,然后另一侧拐杖与相对的另一侧足再向前伸出作为第二着地点。步行环境与摆过步相同。此步行方式与正常步态基本接近、步行速度较快;适用于一侧下肢疼痛需要借助于拐杖减轻其负重,以减少疼痛的刺激;或是在掌握四点步行后练习(图 13-22)。⑦三点步行:患侧下肢和双拐同时伸出,双拐先落地,健侧待三个点支撑后再向前迈出。此种步行方式是一种快速移动、稳定性良好的步态;适用于一侧下肢功能正常,能够负重,另一侧不能负重的病人,如一侧下肢骨折,小儿麻痹后一侧下肢麻痹等病人(图 13-23)。

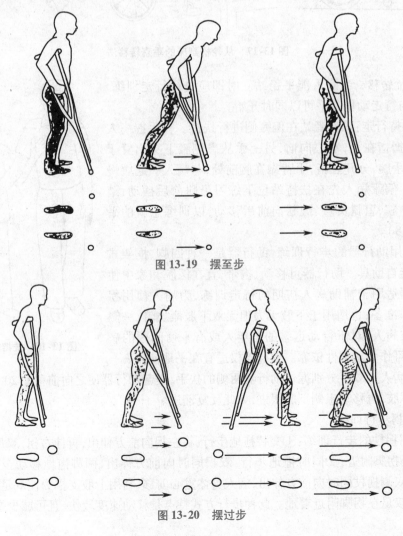

图 13-19 摆至步

图 13-20 摆过步

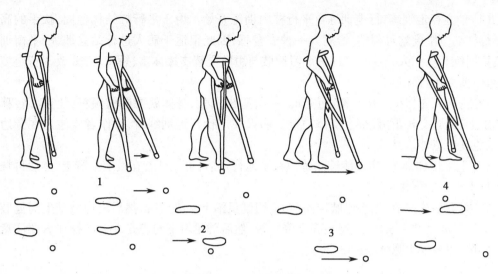

图 13-21　双拐四点步行

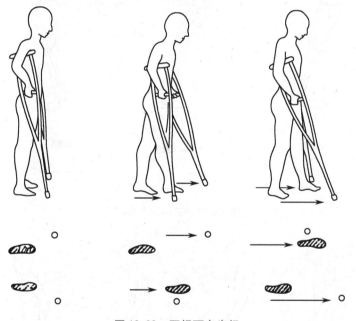

图 13-22　双拐两点步行

2) 使用手杖的步行训练:①手杖三点步行:病人使用手杖时先伸出手杖,再迈患侧足,最后迈健侧足的步行方式为三点步行。此种步行方式因迈健侧足时有手杖和患足两点起支撑作用,因此稳定性较好,除一些下肢运动障碍的病人常采用外,大部分偏瘫病人习惯采用此种步态。根据病人的基本情况,练习时按健侧足迈步的大小,又可分为后型,并列型和前型 3种(图 13-24);②手杖二点步行:手杖和患足同时伸出并支撑体重,再迈出健足。手杖与患足作为一点,健侧足作为一点,交替支撑体重,称为两点步行。此种步行速度快,有较好的实用价值,当病人具有一定的平衡功能或是较好地掌握三点步行后,可进行两点步行练习(图 13-25)。

（4）独立行走训练：行走训练自平行杠内训练开始。由于平行杠结构稳固，扶手的高度和平行杠的宽窄度均可调整，给病人一种安全感，因此很适于病人进行站立训练、平衡训练及负重训练等。病人先在平行杆内练习健肢与患肢交替支撑体重，矫正步态、改善行走姿势等，再作独立步行练习。

方法：病人先保持立位平衡，行走时，一脚迈出，病人身体就要向前倾斜，使重心转移到对侧腿上，两脚交替迈出，整个身体前进。病人在进行行走训练时，操作者要注意在旁边保护，以免发生意外。

（5）上下楼梯训练：病人能够熟练地在平地行走后，可先试着在坡道上行走，然后再扶着楼梯扶手进行上下楼训练。

方法：健手扶扶手，先将患肢伸向前方，用健足踏上一级台阶，然后将患肢踏上与健肢并齐。下楼时亦是健手扶扶手，患足先下降一级，然后健足再下与患足并齐。操作者要注意在旁边保护，以免发生意外（图 13-26）。

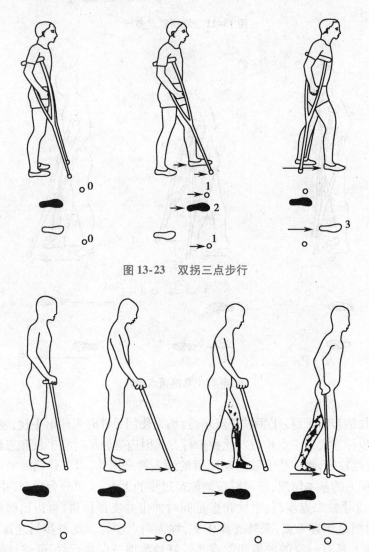

图 13-23　双拐三点步行

图 13-24　手杖三点步行

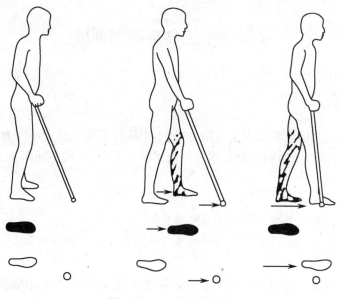

图 13-25　手杖两点步行

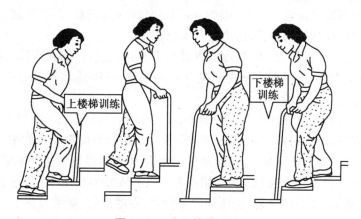

上楼梯训练

下楼梯训练

图 13-26　上下楼梯训练法

**（三）体位转移的注意事项**

1. 任何的体位及转移都要以不影响临床救治为前提，同时防止病情的进一步发展及恶化。

2. 在体位转移前，应向病人及家属说明体位转移的原因及意义，以取得积极配合。

3. 在体位转移过程中，注意动作协调轻稳，不可强力拖拉，并尽可能鼓励病人发挥自身残存能力，同时给予必要的协助和指导。对插导尿管和使用各种引流管的病人，在体位转移时，应先固定好各种导管，以防脱落。

4. 根据病情、康复治疗和护理的需要，选择应采取的体位及其转移方式、方法和间隔时间，一般 2 小时一次。并在转移时应注意观察全身皮肤有无出血点，局部皮肤有无红斑、破溃及肢体血液循环是否良好等情况，发现异常要及时处理，并缩短间隔时间。

5. 体位转移后，要确保病人舒适、安全和保持功能位。

**边学边练**

实训十四　体位与体位转换训练

211

## 第二节　进食与吞咽训练

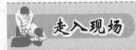

曾大爷,68 岁,突发脑卒中而入院,护士小张接待了他。曾大爷现意识清楚,但进食时出现呛咳,口颜面功能检查发现左侧面部肌肉无力,双唇不能闭拢,伸舌左偏,活动范围减小。

**请问:**

1. 护士小张如何对曾大爷进行饮食指导?

2. 护士小张如何配合治疗师进行吞咽与进食动作的基础训练?

进食-吞咽障碍是急性脑卒中病人常见的并发症,轻者只有吞咽不畅感或者出现误咽,重者因水和营养摄取困难,病人生活质量低,若得不到及时的早期康复护理,严重者可引发误咽性肺炎,甚至因窒息而危及生命,因此,必须尽早改善其进食-吞咽功能,以补充足够的营养和水分,增加机体抵抗力,对疾病康复有重要意义。

重度吞咽障碍者予以鼻饲,中、轻度吞咽障碍者,自行进食。病人入院后根据病情护士进行基础训练和进食训练,基础训练是针对那些与进食-吞咽活动有关的器官进行功能训练;进食训练则是实际进食的训练。

在计划训练之前,要明确进食与吞咽训练的适应证与禁忌证。其中适应证包括:意识清醒、生命体征稳定、吞咽反射存在、少量误咽或误吸能通过随意咳嗽咳出的中、轻度吞咽障碍者。而下列疾病不适宜进行吞咽训练:运动神经元病、中度至严重老年痴呆症、严重弱智、早产婴儿、脑外伤后有严重行为问题或神志错乱者。以下情况病人暂时不能进食训练:昏迷状态或意识尚未清醒;对外界刺激迟钝,认知严重障碍;吞咽反射、咳嗽反射消失或明显减弱;处理口水的能力低,不断流涎,口部功能严重受损。

### 一、吞咽功能基础训练

基础训练从预防废用性功能低下、改善吞咽相关器官的运动及协调动作入手,为经口腔摄取营养做必要的功能性准备。由于基础训练不使用食物,安全性好,因此适用于从轻度到重度的各类吞咽困难病人。基础训练用于脑损伤急性期进食及中重度进食-吞咽障碍病人进行进食训练之前的预备训练。常用的吞咽功能基础训练方法有:

(一) 口腔器官运动训练

1. 舌肌、咀嚼肌运动　在病人未出现吞咽反射的情况下,先进行舌肌和咀嚼肌按摩,再嘱病人张口,将舌尽力向外伸出,先舔下唇及左右口角,转至舔上唇及硬腭部,然后将舌缩回,闭口做上下牙齿互叩及咀嚼 10 次,如果病人不能自行舌运动时,护士可用纱布轻轻地把持舌,进行上下、左右运动,将舌还原处,轻托下颌闭口,以磨牙咬动 10 次,分别于早、中、晚饭前进行,每次 5 分钟。

2. 颊肌、喉部内收肌运动　嘱病人轻张口后闭上,使双颊部充满气体、鼓起腮,随呼气轻轻吐出,也可将病人手洗净后,作吮手指动作,以收缩颊部及轮匝肌肉运动,每日 2 次,每次反复做 5 次。

**（二）咽部冷刺激**

采用咽部冷刺激是用棉棒在冰水中浸湿轻轻地压在病人的软腭、舌根及咽后壁,反复多次,能有效地强化吞咽反射;冰块刺激是用小冰块刺激病人舌根,咽部,然后咽下。每日 2~3 次,刺激咽反射产生,病人一旦出现吞咽功能,就可开始进食训练。反复训练可使之易于诱发而且吞咽有力。

**（三）呼吸、有效咳嗽训练**

也称作屏气- 发声运动:让病人坐在椅子上,充分吸气,双手支撑椅面做推压运动,屏气。此时胸廓固定、声门紧闭;然后,突然松手,声门开、呼气、咳嗽。此运动不仅可以训练声门的闭锁功能、强化软腭的肌力而且有助于除去残留在咽部的食物。

## 二、进食训练

经过基础训练以后,开始进食训练。首先应注意选择适于病人进食的体位、食物形态及进食的一口量。进食训练前后应认真清洁口腔、排痰。

**（一）进食体位的选择**

根据病人身体状况、饮食习惯及吞咽障碍的程度,选择安全有利于进食,又容易被病人接受的体位,一般让病人取躯干 30°仰卧位,头部前屈,偏瘫者肩部以枕垫起,护士位于病人健侧。此时进行训练,食物不易从口中漏出,有利于食块向舌根运送,还可以减少向鼻腔逆流及误咽的危险。颈部前屈也是预防误咽的一种方法,因为仰卧时颈部易呈后屈位,使与吞咽活动有关的颈椎前部肌肉紧张、喉头举上困难,从而容易发生误咽。但是,适于病人的体位并非完全一致,实际操作中应该因人而异,予以调整。

**（二）食物的选择**

根据病人饮食习惯及吞咽障碍的程度及阶段,选择营养既丰富又易于消化的食物,同时注意食物的色、香、味和温度。为防止食物误入气道,使其易于在口腔内移送和吞咽,选择食物时应注意:

1. 密度均匀、柔软、性状均一。

2. 适当黏性而不易松散,不易在黏膜上残留,如胶冻状或糊状食物:蛋羹、香蕉。

3. 易变形,以利于通过口腔和咽部。

4. 以温凉食物为宜。

5. 食物也要颜色鲜、香味浓、味道美,利于食用及消化。

**（三）进食的环境及心理**

进餐环境应安静、清洁,并避免呕吐物、排泄物等以免影响病人进餐情绪,让其集中精力进食,以减少误吸。有的病人由于表达困难,易出现烦躁、易怒和抑郁情绪,甚至拒食等现象,所以心理护理对吞咽功能恢复方面尤其重要,贯穿整个治疗过程始终。护士应注重与病人及其照顾者进行有效地沟通,告知病人疾病的发生、发展、恢复过程,功能训练的目的、方法和需要配合的事项;鼓励病人进行主动运动,积极配合康复训练,激发家属共同努力,坚持训练的信心。

**（四）进食方法**

1. 掌握一口量,应从小量（3~4ml）开始,逐步增加,掌握合适的一口量,正常成人约20ml。成人每次进食量不宜超过 300ml。对病人进行进食训练时,如果一口量过多,或会从口中漏出或引起咽部残留导致误咽;过少,则会因刺激强度不够,难以诱发吞咽反射。

2. 应用薄而小的勺子从病人健侧喂食,尽量把食物放在舌根部。

3. 每次进食后,嘱病人反复吞咽数次,以使食物全部咽下,也可饮 1 口适量的水且不可用吸管,以防液体误入气管,既有利于刺激诱发吞咽反射,又能达到去除咽部残留食物的目的。

4. 进食时,应细嚼慢咽,只要有可能就让病人自己进食。

5. 进食后 30 分钟内不宜进行翻身、叩背、吸痰等操作(抢救等特殊情况除外)。

## 三、代偿训练

代偿训练是在不改变病人吞咽生理情况下改变食物通过的路径来改善病人吞咽障碍的方法。适用于老年人和年龄较大的病人。代偿治疗主要有以下几种方法:改变姿势、感觉促进综合训练、改变食物的质地和黏稠度、采用辅助具进行口内矫治等。

### (一)改变吞咽姿势

1. 侧方吞咽和转头吞咽 咽部两侧的"梨状窦"是最容易残留食物的地方,让病人分别左、右侧转头,同时做吞咽。这样可使咽部旋转以及关闭患侧的咽部,同侧梨状窦变窄,挤出残留物。左侧梨状窦残留食物,采用右侧转头吞咽,或向左侧方侧头吞咽;右侧梨状窦残留食物,采用左侧转头吞咽,或右侧方侧头吞咽。

2. 空吞咽与交互吞咽 每次进食吞咽后,应反复做几次空吞咽,使食块全部咽下,然后再进食。亦可每次进食吞咽后饮极少量的水(1~2ml),这样既有利于刺激诱发吞咽反射,又能达到除去咽部残留食物的目的,称为"交互吞咽"。

3. 低头吞咽 延迟启动咽部期吞咽、舌根部后缩不足、呼吸道入口闭合不足病人采取颈部尽量前屈姿势吞咽,可将前咽壁向后推挤。

4. 从仰头到点头样吞咽 指导病人先颈部后仰,厌谷变得狭小,残留于会厌谷的食物可能被挤出,继而头部前屈,下颌内收如点头样的动作,同时做空吞咽动作,可改善舌运动能力不足以及会厌谷残留,必要时做吞咽动作或结合声门上吞咽手法,保护气道,去除残留食物。

### (二)感觉促进综合训练

病人开始吞咽之前给予早期感觉刺激,使其能够及时吞咽。称感觉促进法。适应证:吞咽失用、食物感觉失认、延迟口腔期吞咽起始时间、口腔感觉降低或延迟启动咽部期吞咽的病人。方法如下。

1. 把食物送入口中时,增加汤匙下压舌部的力量。

2. 给予感觉较强的食物,例如冰冷食团,有触感的食团(例如布丁、果冻),或有强烈酸甜苦辣味道的食团。

3. 给予需要咀嚼的食团,借助咀嚼运动提供初步的口腔刺激。

4. 在吞咽前,在腭舌弓给予温度触觉刺激。进食前以冷却刺激进行口腔内清洁,或进食时,冷热食物交替进食;亦可将大小适当的反光喉镜(或棉签)在碎冰块中放置数秒钟,将冰冻后的喉镜(或棉签)置于病人口内前咽弓处并平稳地做垂直方向的摩擦 4~5 次,然后再让病人进食和吞咽。

## 四、吞咽体操训练

吞咽障碍的原因虽然很多,但都是由于吞咽器官有关的肌肉和神经发生异常改变后形成的常见异常改变,改变这类异常的根本途径是对有关肌肉和神经进行锻炼,也就是康复体操训练。

（一）基本姿势和操前活动

1. 基本姿势　身体直立,自然舒缓,面向前方;颈项竖直,腿膝勿曲;两脚分开,互相平行,与肩同宽,脚尖向前;两手叉腰;呼吸均匀。

2. 操前活动　做操前应先做一些全身的活动,如散步、广播操、太极拳等;但应根据个人身体状况和经常的习惯而定;对于活动不大方便的病人,也可以不做操前活动直接开始做操。

3. 注意事项

（1）不能起坐者可取半卧位或坐位,从轻微活动开始,量力而行。

（2）每个单项动作至少应重复 20 次,逐渐增加遍数,以练习后肌肉不感到疲劳酸痛为度。

（3）每个单项动作均应努力达到最大的范围,动作的速度应顺乎自然,切勿过快过猛,初练时应动作较慢,范围较小,熟练后再逐渐增加动作的力度和速度。

（二）第一套吞咽障碍康复体操

1. 颈部运动

（1）左右转动:头颈部分别向左和向右转动;

（2）左右摇动:头颈部分别向左和向右摇动;

（3）前俯后仰:向前低头后再向后仰头;

（4）环形旋动:将上述 1 ~ 3 三个动作连接起来,头颈部作环形旋转运动（"滚球运动"）。

2. 口颌运动

（1）张口闭口:上下齿列分离,口张至最大,再将上下齿用力咬合;

（2）左右横移:上下齿列中度分离,下颌分别向左和向右横移;

（3）前伸后缩:上下齿列中度分离,下颌前移,使下门齿位于上门齿之前,然后下颌后缩,下门齿后移,下唇内翻至下门齿之上。

3. 唇颊运动

（1）咬齿拱唇:上下齿列咬合,闭唇,口唇尽量向鼻尖方向拱出;

（2）提颊扁唇:上下唇紧闭,收提面颊肌,使唇与眼间的距离缩至最短;

（3）左右移唇:上下齿咬合,上下唇紧闭,口唇分别向左和向右移动（"歪嘴运动"）;

（4）提颏翻唇:上下齿咬合,上下唇紧闭,收缩颈部前方各肌（包括胸锁乳突肌、颈阔肌、下唇方肌、三角肌、颏肌等）,使下唇外翻,颏部上提,在下唇下方形成一条紧闭的横行皮沟,可用火柴棒或纸片置入沟内观察其是否落下（应当不落下）,以了解皮沟紧闭的程度。

4. 舌肌运动

（1）前伸后缩:张口至最大,舌伸出口外至最长,再缩回口内至最短;

（2）唇外转舔:张口伸舌至口外,旋转舔触上下口唇周围皮肤;

（3）唇内顶面:闭口,上下齿列中度分离,舌尖在口内齿列外向唇部和面颊部顶压;

（4）口内顶腭:张口,舌尖向上腭后部顶压。

5. 咽肌运动

（1）仰咽俯咽:分别在抬头和低头位置时做吞咽动作;

（2）左右转咽:分别在头向左转和向右转位置时做吞咽动作;

（3）左右斜咽:分别在头向左倾和向右倾位置时做吞咽动作。

**（三）第二套吞咽障碍康复体操**

1. **逆腹式呼吸**　正常人在平静状态下做深呼吸动作时胸部和腹部都有膨大或缩小的活动,一般是深吸气时胸腹部向外膨大,深呼气时缩小,逆腹式呼吸是中国气功练功中的一种呼吸方法,与正常的腹式呼吸相反,练习要点是:

缓慢吸气,胸膨腹缩:在缓慢的深吸气时腹部缩小,胸部膨大;

缓慢呼气,胸缩腹膨:在深呼气时则腹部膨大而胸部缩小,逆腹式呼吸的幅度要大,呼吸的次数要慢而均匀。为了感知呼吸时胸部和腹部膨缩的程度,可将左手手掌置于丹田(脐孔下三寸),右手手掌置于胸前,呼吸时注意其不同的膨缩。

2. **单臂举耸**　左臂高举,手指伸开,掌心向上,同侧肩部随之高耸,右侧臂部和肩部下垂,然后右臂高举,左臂下垂,动作同上述两侧交替重复。

3. **双肩张合**　双肩尽量后张,两手下垂并向外旋转,掌心朝向身体前外侧,拇指指向后外方;然后双肩向前收合,两手向内旋转至接近360°,掌心向外,拇指向后。

4. **举臂提跟**　两臂高举,掌心向上,两手中指指尖相对,两足跟离地,用足尖站立。

5. **拉耳窥踵**　右手经头上或头后用拇指和食指紧拉左耳廓中上方内侧(耳的食管穴),胸腰部向左转动,用双眼在身后窥视左足跟部;然后换另一侧做同样动作。

6. **触甲升咽**　左手拇指和食指置于喉结前面,做吞咽动作,使咽喉部提升,尽量使其在高位维持稍长时间。

7. **绷颈提胸**　绷紧颈前部的各条肌肉,使其突出显现;锻炼较好者同时能见到耳廓上部的轻微移动。分别在颈部正位、左转位和右转位的三个位置上做此动作。

## 五、进食与吞咽训练的注意事项

1. 对于吞咽障碍的病人应采用早期介入、强化刺激、循序渐进的护理原则进行。

2. 掌握吞咽障碍训练的禁忌证和进食禁忌证,确保训练安全。

（1）下列疾病不适宜进行吞咽训练:运动神经元病、中度至严重老年痴呆症、严重弱智、早产婴儿、脑外伤后有严重行为问题或神志错乱者。

（2）以下情况病人暂时不能进食:①昏迷状态或意识尚未清醒;②对外界刺激迟钝,认知严重障碍;③吞咽反射、咳嗽反射消失或明显减弱;④处理口水能力低,不断流涎,口部功能严重受损。

3. 掌握吞咽功能训练的原则

（1）对病人进行综合评估,确定病人的吞咽障碍程度和吞咽障碍类型;

（2）吞咽训练个体化:针对不同的病人,制定不同的吞咽训练方法;

（3）吞咽训练宜循序渐进:根据病人的功能障碍情况进行治疗和训练,并逐步增加进食量;开始训练时间不宜过长;

（4）要将治疗和训练相结合:在训练的基础上,通过合理的刺激,促进吞咽障碍的功能恢复;

（5）根据病人个人情况选择餐具,创造良好的进食环境,培养良好的进食习惯;

（6）鼓励家属参与,指导家属掌握吞咽训练的方法、喂食的方法、食物的选择以及并发症的观察等。

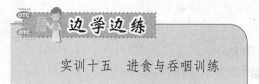

边学边练

实训十五　进食与吞咽训练

## 第三节 排痰护理技术

痰是呼吸道分泌出的黏液,通过咳嗽把痰排出,可保持呼吸道自洁和通畅。常有病人由于呼吸道长期病变,导致呼吸系统正常的过滤、净化防御功能发生障碍,黏膜分泌异常、纤毛运动功能下降,使痰液黏稠不易排出。通过排痰护理技术促进呼吸道分泌物的排出、维持呼吸道通畅、减少反复感染的作用。

### 一、体 位 引 流

体位引流是通过采取适合的体位,使病变部位处于高位,引流支气管开口处于低处,借重力作用使支气管内分泌物流向引流支气管开口处,而被排出体外。目的是促进呼吸道分泌物排出,降低气流阻力,改善日常的通气功能,增加肺活量。适用于神志清楚、体力较好、因各种原因支气管分泌物较多者,如肺脓肿、支气管扩张等有大量痰液排出不畅时。禁用于呼吸衰竭、有明显呼吸困难和发绀者、近1~2周内曾有大咯血史、严重心血管疾病或年老体弱不能耐受者。

(一)方法

1. 引流前准备 向病人解释体位引流的目的、过程和注意事项,监测生命体征和肺部听诊,明确病变部位。引流前15分钟遵医嘱给予支气管扩张剂(如有条件可使用雾化器或手按定量吸入器)。备好排痰用纸巾或可弃去的一次性容器。

2. 引流体位 体位的摆放以支气管解剖为基础,病变肺部处于高位,引流支气管开口向下,痰液可顺体位引流排出。不同的病变部位采用不同的引流体位,引流体位的选择取决于分泌物潴留分泌物的部位和病人的耐受程度。原则上抬高患部位置,引流支气管开口向下,有利于潴留的分泌物随重力作用流入支气管和气管排出。首先引流上叶,然后引流下叶后基底部。如果病人不能耐受,应及时调整姿势。头外伤、胸部创伤、咯血、严重心血管疾病和病人状况不稳定者,不宜采用头低位进行体位引流。病人通常采用的几种基本引流体位和主要引流的肺部节段见图13-27。

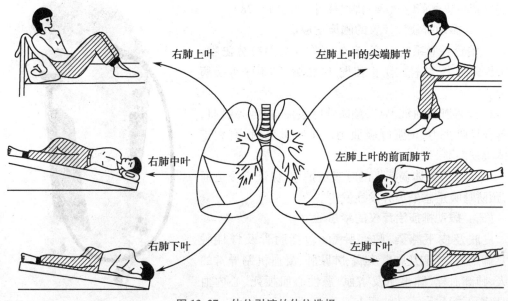

图 13-27 体位引流的体位选择

3. 引流时间　根据病变部位、病情和病人状况,每天 1 ~ 3 次,每次 15 ~ 20 分钟。一般于饭前 1 小时,饭后或鼻饲后 1 ~ 3 小时进行。

4. 引流的观察　引流时应有医护人员或家人协助,观察病人有无出汗、脉搏细弱、头晕、疲劳、面色苍白等症状,评估病人对体位引流的耐受程度,如病人出现心率超过 120 次/分、心律失常、高血压、低血压、眩晕或发绀,应立即停止引流并通知医生。在体位引流过程中,鼓励并指导病人做腹式呼吸,辅以胸部叩击或震荡等措施。协助病人保持引流体位进行咳嗽,也可取坐位以产生足够的气流促使分泌物排出,提高引流效果。

5. 引流后护理　体位引流结束后,帮助病人采取舒适体位,弃掉污物。给予清水或漱口剂漱口,保持口腔清洁,减少呼吸道感染的机会。观察病人咳痰的情况,如性质、量及颜色,并记录。听诊肺部呼吸音的改变,评价体位引流的效果。

（二）护理要点

1. 明确病灶部位后采取相应引流体位。对病变广泛者,可轮流采取若干体位进行。

2. 合适引流后,痰量应有增加。

3. 每次一个部位引流时间约 5 ~ 10 分钟,整个引流时间不应少于 30 分钟左右。

4. 痰量多者每日 3 ~ 4 次引流,饭前进行。总痰量少,每天可引流 1 ~ 2 次。

5. 引流时治疗师用空拳侧部以腕力有节奏地叩击病人胸背部,或予以颤动(可用电按器),配合腹式呼吸,并主动咳嗽排痰可使引流效果更为满意。

6. 应注意掌握引流禁忌证属内科或外科急症;疼痛显著或明显不合作者;明显呼吸困难,患有严重心脏病和年老体衰者慎用。

## 二、振动排痰治疗仪排痰

（一）振动排痰治疗仪的工作原理

根据临床胸部物理治疗原理,在病人身体表面产生特定方向周期变化的治疗力,其中垂直方向治疗力产生叩击、震颤可促使呼吸道黏膜表面黏液和代谢物松弛和液化;水平方向治疗力产生定向挤推、震颤帮助已液化黏液按照选择的方向(如细支气管→支气管→气管)排出体外(如图 13-28)。

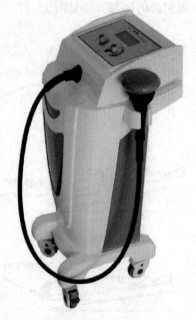

（二）振动排痰治疗仪的临床适应证

1. 治疗呼吸系统疾病,有效清除呼吸系统分泌物,减少细菌感染,减轻或防止肺炎、肺脓肿、肺不张等疾病发生。

2. 改善肺部血液循环,预防静脉淤滞,松弛呼吸肌,改善全身肌张力,增强呼吸肌力产生咳嗽反射,有利于机体康复。

3. 手术后或体弱病人的呼吸道护理,保证呼吸道通畅,预防呼吸道感染等并发症发生。

（三）振动排痰治疗仪的禁忌证

皮肤及皮下感染、肺部肿瘤(包括肋骨及脊柱肿瘤)、肺结核、气胸及胸壁疾病、肺脓肿、凝血机制异常的病人、肺部血栓、肺出血及咯血、急性心肌梗死、心内血栓、房颤不能耐受震动的病人。

图 13-28　振动排痰治疗仪

（四）振动排痰治疗仪的慎用情况

操作部位出现出血点和（或）瘀斑；新出现血痰；病人出现心率增加、血压等生命体征变化。

（五）振动排痰治疗仪的操作步骤

1. 机械排痰前，首先用听诊器听诊病人肺部情况，以确定病变位置。

2. 摇低床头，放平病人，使病人取侧卧位，暴露病人胸背部。

3. 将叩击头与机器的叩击接合器旋转连接，连接电源，旋转开关控制旋钮，滑过暂停位置直至所要求的速度设定处。建议最初设定为25（通常设定范围为15～30）。旋转定时控制旋钮，直至所要求的时间设定值。建议每次治疗时间10～20分钟为宜。

4. 排痰的顺序：①叩击头与病人肋缘充分紧密贴合，由下而上，自外向内。②根据病人病情、体格、耐受程度，选择合适的振幅（一般在15～30Hz），一般不超过30Hz。③每一位置持续振动1～2分钟，1～2分钟后，叩击头上移继续持续振动。④一侧排痰结束后，随后吸痰，之后在排另一侧。⑤排痰时，密切观察病人的生命体征情况，病人的耐受情况，及时调整治疗参数。⑥在治疗过程中，如需暂停治疗，向左旋转速度控制旋钮直至暂停位置即可。点击和计时器将会停止，时间显示窗上出现"Pause"字样。继续治疗时，向右旋转速度控制旋钮，滑过暂停位置直至所要求的速度设定值即可。

5. 设定的治疗时间结束后，仪器自动停止振动，而后仪器自动断电。排痰结束后，休息30分钟，在进行其他操作。

（六）注意事项

1. 使用叩击头，要使用塑料或一次性纸质叩击罩，可避免交叉感染。

2. 排痰前一个小时，停止鼻饲，以防发生反流。选择餐前1～2小时或餐后2小时进行治疗，治疗前进行20分钟雾化吸入治疗，治疗后5～10分钟协助病人拍背咳痰，每日治疗2～4次。

3. 当给予病人患侧振动治疗时，应注意振动位置避开伤口10cm。

4. 振动排痰治疗仪的机箱、导线、手把、支架和托盘需定时用中性肥皂水或中性消毒液进行清洁。清洁时要确保没有液体滴入或渗入马达。

## 三、辅助排痰的其他方法

（一）深呼吸和有效咳嗽

适用于神志清楚，一般状况良好、能够配合的病人，有助于气道远端分泌物的排出。

1. 方法 病人尽可能采用坐位，先进行深而慢的呼吸5～6次，后深吸气至膈肌完全下降，以达到必要的吸气容量。屏气3～5秒，继而缩唇（瘪嘴），缓慢地通过口腔将肺内气体呼出（胸廓下部和腹部应该下陷），再深吸一口气后屏气3～5秒，身体前倾，从胸廓进行2～3次短促优良的咳嗽，咳嗽同时收缩腹肌，或用力按压上腹部，帮助痰液咳出。也可让病人取俯卧屈膝位，借助膈肌、腹肌收缩，增加腹压，咳出痰液。再缓慢深吸气，重复以上动作，连续2～3次后，嘱病人静卧休息。

2. 护理要点

（1）经常变换体位有利于痰液咳出。

（2）可用热水熏喉咙，当感到肺部稍有刺痒，便俯身咳嗽。

（3）对胸痛不敢咳嗽的病人，应避免因咳嗽加重疼痛，如胸部有伤口可用双手或枕头轻压伤口两侧,使伤口两侧的皮肤及软组织向伤口处皱起,可避免咳嗽时胸廓扩展牵拉伤口而引起疼痛。疼痛剧烈时可遵医嘱给予止痛剂,30分钟后进行深呼吸和有效咳嗽。

（二）胸部叩击

胸部叩击适于久病体弱、长期卧床、排痰无力者。禁用于未经引流的气胸、肋骨骨折、有病理性骨折史、咯血、低血压及肺气肿等病人。

1. 方法　病人侧卧位或在他人协助下取坐位,叩击者两手指弯曲并拢,使掌侧成杯状（图13-29）,运用腕力从肺底自下而上、由外向内、迅速而有节律地叩击胸壁,震动气道,每一肺叶叩击1~3分钟,每分钟120~180次,以松动支气管内分泌物,使之易脱落排出。叩击时发出一种空而深的拍击音则表明手法正确。

2. 护理要点

（1）听诊肺部有无呼吸音异常及干、湿啰音,明确病变部位。

（2）宜用单层薄布保护胸廓部位,避免直接叩击引起皮肤发红,但覆盖物不宜过厚,以免降低叩击效果。叩击时避开乳房、心脏、骨突部位（如脊柱、肩胛骨、胸骨）及衣服拉链、纽扣等。

（3）叩击力量适中,以病人不感到疼痛为宜;每次叩击时间以5~15分钟为宜,应安排在餐后2小时至餐前30分钟完成,以避免治疗中发生呕吐;操作时应密切注意病人的反应。

（4）操作后病人休息,协助做好口腔护理,去除痰液气味;询问病人的感受,观察痰液情况,复查生命体征、肺部呼吸音及啰音变化。

（三）胸部震颤

操作者双手重叠,置引流部位胸壁,嘱病人深呼吸。吸气时,手掌随胸廓扩张而抬起,不施任何压力;呼气时,手掌紧贴胸壁,施一定压力,颤摩振动,以震荡病人胸壁,连续做3~5次,再叩击;如此重复2~3次,再嘱病人咳嗽排痰（图13-30）。

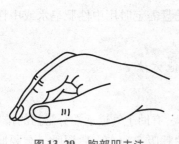

图13-29　胸部叩击法

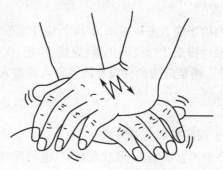

图13-30　胸部震颤法

（四）机械吸痰

适用于无力咳出黏稠痰液,意识不清或排痰困难者。可经病人的口、鼻腔、气管插管或气管切开处进行负压吸痰。注意事项:每次吸引时间少于15秒,两次抽吸间隔时间大于3分钟;吸痰动作要迅速、轻柔,将不适感降至最低;在吸痰前、中、后适当提高吸入氧的浓度,避免吸痰引起低氧血症;严格无菌操作,避免呼吸道交叉感染。

（五）特殊病人排痰方法

痰液黏稠、干结病人,可采用超声雾化疗法和超短波疗法。

1. 超声雾化疗法　是利用超声波声能产生高频震颤,使药物变成细微的雾滴,随着吸入的空气散布在气管、支气管、细支气管等深部呼吸道而发挥疗效。常用的药物：①抗生素：如庆大霉素、卡那霉素等，用于控制呼吸道感染，消除炎症。②祛痰药：如α-糜蛋白酶、乙酰半胱氨酸溶液（痰咳净）等，用于稀释痰液，帮助祛痰。③平喘药：如氨茶碱、沙丁胺醇等，用于解除支气管痉挛。④糖皮质激素：如地塞米松等，与抗生素同时使用，增加抗痰效果，减轻呼吸道黏膜水肿。每日 1 次，每次 20～30 分钟，7～10 次为一疗程。

2. 超短波疗法　是应用无热量或微热量，每日 1 次，每次 10～15 分钟，15～20 次为一疗程。病人引流完毕漱口，记录排痰量及性质，必要时送检。

3. 护理要点

（1）防止窒息：干结的分泌物湿化后膨胀易阻塞支气管，治疗后帮助病人翻身、拍背，及时排痰，尤其是体弱、无力咳嗽者。

（2）避免降低吸入氧浓度：尤其是超声雾化吸入，因吸入气湿度过高，降低了吸入氧浓度，病人感觉胸闷、气促加重。可提高吸氧浓度或用氧气驱动的喷射式雾化吸入。

（3）避免湿化过度：过度湿化可引起黏膜水肿、气道狭窄，气道阻力增加，甚至诱发支气管痉挛；也可导致体内水潴留，加重心脏负荷。要观察病人情况，湿化时间不宜过长，一般以 10～20 分钟为宜。

（4）控制湿化温度：一般应控制湿化温度在 35～37℃。在加热湿化过程中应避免过高温度，温度过高可引起呼吸道灼伤，损害气道黏膜纤毛运动；温度过低可诱发哮喘、寒战反应。

（5）防止感染：按规定消毒吸入装置和病房环境，严格无菌操作，加强口腔护理，避免呼吸道交叉感染。

### 四、排痰训练的康复护理

1. 心理护理　病人常有紧张、烦躁、恐惧心理，而精神紧张、情绪激动往往会加重病情，应体贴安慰病人，增强其康复的信心，使其产生安全感。

2. 调整体位　协助病人采取舒适坐位、卧位或用小桌横跨于腿部，使病人舒适地伏桌休息，减轻体力消耗。

3. 环境适宜　保持室内空气流通、新鲜，温度维持在 18～22℃左右，湿度维持在 50%～70% 为宜。

4. 饮食调养　多次少量饮水，减轻气道干燥，稀释痰液；以营养丰富高维生素饮食为宜，适当活动，做呼吸操，进行呼吸肌功能锻炼，如做腹式呼吸及缩唇深慢呼气，边呼气边俯身咳嗽。

## 第四节　放松训练技术

放松训练法又称松弛疗法，它是一种通过训练有意识地控制自身的心理生理活动、降低唤醒水平、改善机体紊乱功能的心理治疗方法。通过一定程式有规律地训练，可以使个体学会从精神上和躯体上（骨骼肌）进行放松。

### 一、渐进性放松训练

渐进性肌肉放松训练程序基本上是使各肌肉群紧张与放松，学会区分肌肉紧张与放松的感受。放松训练遵循由下至上的原则,从脚趾肌肉放松开始,到面部肌肉放松结束。

1. 脚趾肌肉放松　将双脚脚趾慢慢向上用力弯曲,与此同时,两踝与腿部不要移动。持续 10 秒钟(可匀速慢慢默数到 10),然后渐渐放松。放松时注意体验与肌肉紧张时不同的感觉,即微微发热、麻木松软的感觉,好像"无生命似的"。20 秒钟后,做相反的动作,将双脚脚趾缓缓向下用力弯曲,保持 10 秒钟,然后放松。

2. 小腿肌肉放松　将双脚向后上方朝膝盖方向用力弯曲,使小腿肌肉紧张。保持该姿势 10 秒钟后慢慢放松。20 秒钟后做相反动作。将双脚向前下方用力弯曲,保持 10 秒钟,然后放松。放松时注意体验紧张的消除。

3. 大腿肌肉放松　绷紧双腿,使双脚后跟离开地面,持续 10 秒钟,然后放松。20 秒钟后,将双腿伸直并紧并双膝,如同两只膝盖紧紧夹住一枚硬币那样,保持 10 秒钟后放松。注意体验微微发热的放松感觉。

4. 臀部肌肉放松　将双脚伸直平放于地,用力向下压两只小腿和脚后跟,使臀部紧张。保持此姿势 10 秒钟,然后放松。20 秒钟后,将两半臀部用力夹紧,努力提高骨盆的位置,持续 10 秒钟,随后放松。这时可感到臀部肌肉开始发热,并有一种沉重感觉。

5. 腹部肌肉放松　高抬双腿以紧张腹部四周肌肉,与此同时,胸部压低,保持该动作 10 秒钟,然后放松。注意由紧张到放松过程腹部的变化感觉。20 秒钟后做下一个动作。

6. 胸部肌肉放松　双肩向前并拢,紧张胸部四周肌肉,体验紧张感,保持该姿势 10 秒钟,然后放松。此时,会感到胸部有一种舒适、轻松的感觉。20 秒钟后做下一个动作。

7. 背部肌肉放松　向后用力弯曲背部,努力使胸部和腹部突出,使成桥状,坚持 10 秒钟,然后放松,20 秒钟后往背后扩双肩,使双肩尽量合拢以紧张其上背肌肉群。保持 10 秒钟后放松。放松时应注意该背部的感觉。

8. 肩部肌肉放松　将双臂外伸悬浮于沙发两侧扶手上方,尽力使两肩向耳朵方向上提,保持该动作 10 秒钟后放松。注意体验发热和沉重的放松感觉。20 秒钟后做下一个动作。

9. 臂部肌肉放松　双手平放于沙发扶手上,掌心向上,握紧拳头,使双手和双前臂肌肉紧张。保持 10 秒钟,然后放松。接下来将双前臂用力向后臂处弯曲,使双臂的二头肌紧张,10 秒钟后放松。接着,双臂向外伸直,用力收紧,以紧张上臂三头肌,持续 10 秒钟,然后放松。每次放松时,均应注意体验肌肉松弛后的感觉。

10. 颈部肌肉放松　将头用力下弯,力求使下巴抵住胸部,保持 10 秒钟,然后放松。注意体验放松时的感觉。

11. 头部肌肉放松

第一步:紧皱额头,就像生气时的动作一样,保持这种姿势 10 秒钟,然后放松。

第二步:闭上双眼,做眼球转动动作。先使两只眼球向左边转,尽量向左,保持 10 秒钟后还原放松。再使两只眼球尽量向右边转动,保持 10 秒钟后还原放松。随后,使眼球按顺时针方向转动一周,然后放松。接着再使眼球按逆时针方向转动一周后放松。

第三步:皱起鼻子和脸颊部肌肉,保持 10 秒钟,然后放松。

第四步:紧闭双唇,使唇部肌肉紧张,保持此姿势 10 秒钟然后放松。

第五步:收紧下腭部肌肉,保持该姿势 10 秒钟然后放松。

第六步:用舌头顶住上腭,使舌头前部紧张,10 秒钟后放松。

第七步:做咽食动作以紧张舌头背部和喉部,但注意不要完全完成咽食这个动作,保持 10 秒钟然后放松。

## 二、想象性放松法

法国药剂师埃米尔·库埃和瑞士心理学家卡尔·荣格在20世纪初期采用积极的想象来对付身体上的焦虑症状,缓解紧张压力。另外,想象在癌症、疼痛症治疗和研究方面也被普遍采用。在康复治疗中,想象放松技术也是放松技术常见的方法之一。想象放松法主要通过唤起宁静、轻松、舒适情景的想象和体验,来减少紧张、焦虑,控制唤醒水平,引发注意力集中的状态,增强内心愉悦感和自信心。训练方法:

(一)导入

告知病人这是一种心理放松想象、音乐、暗示综合训练。

(二)注意事项

1. 可以根据病人的经验和生活习惯,选择合适的想象内容;

2. 初次可在别人的指导下进行,也可根据个人情况,自我暗示或借助于磁带录音来进行。

3. 指导语声音要舒缓而低沉,在每个句子之间稍作停顿,节奏要逐渐变慢,同时播放舒缓的背景音乐,通常每次用五六分钟进行练习。

4. 配合自己的呼吸,自己也要积极地进行情境想象,尽量想象得具体生动,全面利用五官去感觉。

5. 身体姿势准备:请病人把双手轻轻地交叉,放于自己的小腹部,背部靠在椅子上,让自己坐得舒服些。看着准备的山水画,尽可能放松。

(三)进入想象放松

请病人轻轻地闭上眼睛,跟从引导语去想象。想象最能让自己感到舒适、惬意、放松的情境,通常是在大海边。例如:“我静静地俯卧在海滩上,周围没有其他的人;我感觉到了阳光温暖的照射,触到了身下海滩上的沙子,我全身感到无比的舒适;海风轻轻地吹来,带着一丝丝海腥味,海涛在轻轻地拍打着海岸,有节奏地唱着自己的歌;我静静地躺着,静静地倾听这永恒的波涛声……”。

嘱病人慢慢睁开眼睛,身临其境之感越深,其放松效果越好。成功地利用想象来放松的关键在于:①头脑里要有一种与感到放松密切相联系的、清晰的处境;②要有很好的想象技能,使这种处境被心理上的“眼睛”看得很清楚,并进入放松状态。

## 三、深呼吸放松法

深呼吸,就是胸腹式呼吸联合进行,可以排出肺内残气及其他代谢产物,吸入更多的新鲜空气,以供给各脏器所需的氧分,提高或改善脏器功能。深呼吸能使人的胸部、腹部相关肌肉、器官得以较大幅度地运动,能较多地吸进氧气,吐出二氧化碳,使血液循环得以加强,对于解除疲惫,放松情绪,都是有益的。

(一)呼吸振作法

1. 精神集中于你的鼻子,感受你的呼吸过程。

2. 一边缓慢地通过鼻腔深吸一口长气,一边在心中慢慢地从1数到5。

3. 屏住呼吸,从1数到5(约5秒钟)。

4. 5秒钟以后,缓慢地用鼻腔呼气,呼的时候,心中慢慢地从1数到5。

5. 重复以上过程7次。

做呼吸练习的时候,注意感受身体的变化。继续反复练习,次数越多,越能感到心情平静、精神集中、充满活力、全神贯注,可随时随地练习这项呼吸方式。

（二）腹式呼吸放松训练法

腹式呼吸:我们平常的呼吸,都是靠肺部的运动进行的。深呼吸能有效地放松心身。进行腹式呼吸练习,更能使个体保持心情平静,达到缓解过度紧张、恐惧焦虑等。腹式呼吸放松训练,是把注意力集中在腹部,并用腹部呼吸,使胸腔和肺部充入更多的氧气。腹式呼吸放松训练过程:

1. 练习的时候可以采取坐姿、站姿或躺下,眼睛可以睁着,也可以闭着。要尽可能让自己觉得坦然、舒服。

2. 将意念集中于你的腹部（肚脐下3cm到丹田区间）,并将注意力集中于你的呼吸上。把一只手放在腹部上,缓慢地通过鼻腔深吸一口长气,同时心中慢慢地从1数到5。

3. 当你慢慢地深吸一口长气时,尽力扩充腹部,想象着一只气球正在充满空气。到位时,肺尖会充满空气。

4. 屏住呼吸,从1数到5。

5. 慢慢地通过配合缩唇呼吸技术,使气体充分排出,呼气时要慢慢收缩腹部。

# 第五节　日常生活技能训练

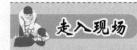
走入现场

刘先生,45岁,因工伤导致左上肢严重损伤,送往医院后即行左前臂截肢术,术后基本情况良好。

**请问:**

1. 出院时如何指导病人进行穿脱衣训练?

2. 护士小江告知刘某日常生活技能训练有哪些注意事项?

日常生活活动是指为了达到独立生活而每天必需重复进行的最基本、最具有共同性的活动,即衣、食、住、行、个人卫生等基本活动。日常生活活动能力对于一般人来说,是很容易完成的简单动作,但对于伤、病、残造成的功能障碍者而言,这些活动则成为难以完成的复杂动作。通过康复训练及护理措施的实施,使病人在家庭和社会中不依赖或少依赖他人的帮助,尽可能地获得日常生活活动的自理能力,对提高生活质量及实现回归社会的目标具有重要意义。

## 一、概　　述

（一）日常生活活动训练的原则

1. 根据日常生活活动能力评定的结果,与病人一起制订最容易、最切实可行的训练计划。

2. 设计的活动难度应比病人能力稍高,并对病人的生活习惯、活动表现及学习程度灵活应用。

3. 训练时间最好与病人作息吻合,要督促和指导病人将训练内容应用于日常生活活动中,如进食活动在中、晚餐进行训练,更衣活动应在早晨或晚间训练。

4. 鼓励病人尽量自己完成所有的训练步骤,必要时操作者才给予帮助。

5. 吸收家庭成员共同参与训练过程,指导家属学会用最恰当的方式帮助病人自理生活。

6. 配合其他治疗性锻炼和活动,促进体能和运动的协调性,增强活动的技巧性。

7. 在考虑使用辅助器具之前应尽可能找到其他实用方法,只有必须使用时,才提供辅助器及其他使用技术。

（二）日常生活活动训练的适应证与禁忌证

1. 适应证

(1)因发育障碍、疾病或创伤而导致躯体残疾者;

(2)病人生命体征等全身症状稳定;

(3)具有坐位平衡和转移能力,健侧肢体具备基本活动能力,有一定协调性和准确性。

2. 禁忌证　严重痴呆病人;疾病处于急性期病人。

二、更 衣 训 练

（一）训练方法

穿脱衣物是日常生活活动中不可缺少的动作,能够增加病人协调能力,训练的前提是病人具备一定的坐位平衡和协调控制能力,能保持身体的稳定。故需先对病人进行上肢功能训练。下肢关节受限者可用穿袜自助具辅助穿脱。

1. 单手穿上衣、裤子、鞋袜训练　遵循的原则是先穿患侧,再穿健侧。

(1)单手穿开襟上衣训练:病人取坐位,健手找到衣领并将衣领朝前、里面朝上平铺在双膝上,患侧袖子垂于双腿之间。健手将衣袖套在患肢上并拉至肩峰,然后健手拉住衣领,经患肩颈前向绕过头部,把衣服带至健侧,健侧肢体钻入衣袖,再整理好衣服,系好纽扣或拉好拉链(图13-31)。

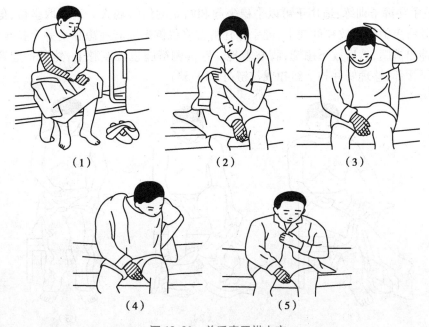

图13-31　单手穿开襟上衣

225

（2）单手穿套头上衣训练：病人取坐位，健手找到衣领并将衣领朝前背面朝上平铺在双膝上，患侧袖子垂于双腿之间。健手将患肢伸入衣袖内并拉至肘以上，再穿健肢袖子，健手将套头衫背面举过头顶，套入头部，整理好衣服（图13-32）。

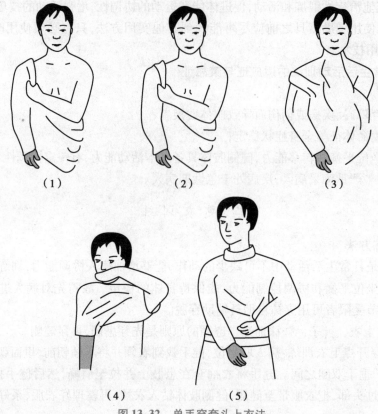

（1）　　　　　　　（2）　　　　　　　（3）

（4）　　　　　　　（5）

图13-32　单手穿套头上衣法

（3）单手穿裤子训练：适用于可以平稳坐起和站立的偏瘫病人。病人取坐位，健手放在患腿腘窝处将患腿抬起放在健腿上，健手抓住裤腰将患侧裤腿套在患腿上并上拉至膝以上，直至患腿伸出裤腿，然后放下患腿，脚掌着地。穿健侧裤腿也拉至膝上，然后抬起臀部或站起向上拉至腰部，整理好并扣上纽扣或拉链（图13-33）。

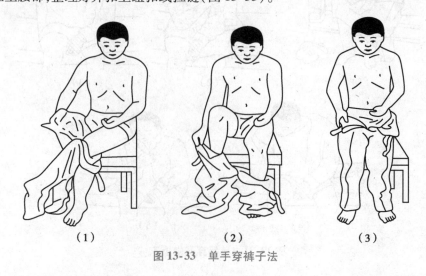

（1）　　　　　　　（2）　　　　　　　（3）

图13-33　单手穿裤子法

（4）单手穿鞋袜训练：病人取坐位，健手放在患腿腘窝处，将患腿抬起放在健腿上（也可以将患腿跷在一矮凳上），健手撑开袜口并套进患脚，穿好鞋袜后将患腿放下，全脚掌着地，再将健腿放在患腿上，给健腿穿好鞋袜（图13-34）。

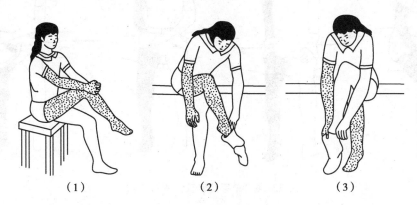

图13-34  单手穿脱鞋袜法

2. 单手脱上衣、裤子、鞋袜训练　与穿的顺序相反，遵循原则是先脱健侧，再脱患侧。

（1）单手脱开襟上衣训练：健手解开衣服纽扣或拉链，并将患侧袖子脱至肩下，先脱下健侧袖，再钻出健手脱下患肢的衣袖。或者按照脱套头衫的方法，健手抓住衣领向上由头脱下，退出健手后再脱患侧（图13-35）。

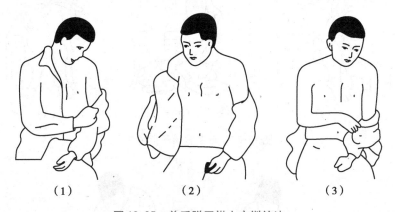

图13-35  单手脱开襟上衣训练法

（2）单手脱套头上衣训练：先将衣服卷至胸部下，再用健手越过肩部拉起衣服背部钻出头部，然后脱出健手，最后脱出患手（图13-36）。

（3）单手脱裤子训练：适用于可以平稳坐起和站立的偏瘫病人。病人取立位，松开裤带裤子自然下落，再坐下先抽出健腿，然后患腿，健腿将裤子从地上挑起，整理好待用（图13-37）。

（4）单手脱袜子训练：病人取坐位，顺序与穿相反（图13-38）。

（二）注意事项

1. 帮助病人选择松紧适宜、厚薄适度、大小合适、便于穿脱的衣物。

2. 鼓励病人尽可能利用健侧主动穿衣，为了容易完成穿衣动作，偏瘫者穿衣时，先穿患肢，后穿健肢。脱衣时，先脱健肢，后脱患肢。

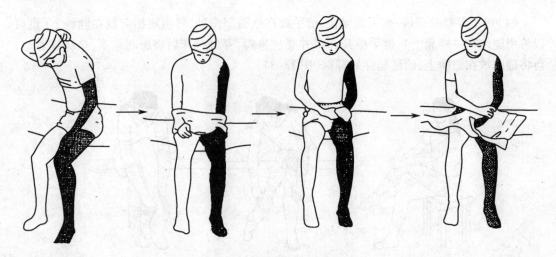

图 13-36　单手脱套头上衣训练法

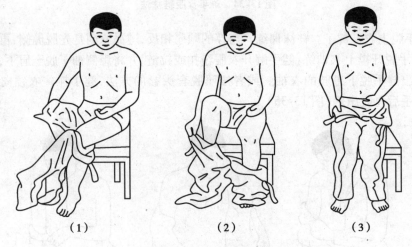

（1）　　　　　　　　　（2）　　　　　　　　　（3）

图 13-37　单手脱裤子训练法

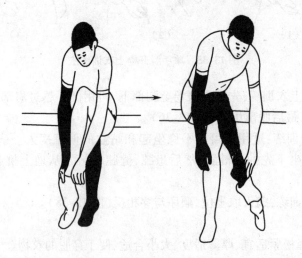

图 13-38　单手脱袜子训练法

3. 病人手指协调性差,不能系、解衣带或扣纽扣时,可改用魔术贴、子母按扣替代或使用穿衣钩、扣帮助,尽量不穿带拉链的衣服。

4. 对于膝关节屈曲功能障碍或腰部活动受限的病人,可以借助穿鞋器和穿袜器等辅助器具来完成。

5. 选择合适的鞋,鞋不要硬或太重,可使用松紧鞋代替系带鞋。

### 三、个人卫生训练

当病人病情稳定,能在轮椅上坐位保持30分钟以上,具有坐位平衡和转移能力,健侧肢体肌力良好,应尽早进行个人卫生训练,以增强病人的自信心,极大程度地提高病人自理生活的能力。个人卫生包括洗手、洗脸、洗澡、刷牙、梳头、如厕等活动。

(一)修饰

包括洗脸、刷牙和梳头训练,偏瘫病人可用一只手或一边身体来完成个人卫生和修饰。

1. 坐位单手洗脸、刷牙训练　适用于可以坐位平衡好的偏瘫病人。①备齐用物,病人坐在洗脸池前,用健手打开阀门装好刷牙水。膝盖夹住牙膏管,健手旋开牙膏盖后挤好牙膏,再用健手刷牙。②同样用健手取好洗脸水,放入毛巾浸湿,再将毛巾套在水龙头或患侧前臂上,健手将毛巾向一个方向拧干,洗脸后再次清洗毛巾后拧干(图13-39)。

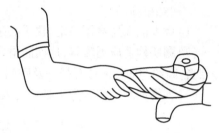

图13-39　单手拧毛巾法

2. 卧位洗脸、刷牙训练　适用于不能坐起但上肢功能良好的病人,需要有人帮忙备好用物,漱口水可以借助吸管吸入和吐出。注意抬高头部,防止呛咳。

(二)洗澡训练

1. 盆浴

(1)设置好环境温度24℃±2℃,备好衣物和温度40~45℃的洗澡水。

(2)病人坐在紧靠浴盆的高度与浴盆边相当木制椅上,脱去衣物;浴盆和椅子之间放置一个转移板,转移板靠近浴盆的一端固定好,病人将臀部移向转移板的盆内部分,将健腿先放入盆内,再用健手将患腿放入盆内。

(3)健手持毛巾或浴套擦洗,背部可以借助长柄的浴刷。

(4)洗毕,将毛巾压在腿下或夹在患肢下用健手拧干,擦干水。

(5)出浴盆顺序与入盆相反。

(6)穿好衣裤。

2. 淋浴　将家用浴室改造,建专用浴座,并将阀门和喷头设在病人坐位可及处。病人先脱去衣物,转移至专用座位上,坐稳后打开阀门,先开冷水,后开热水调节水温,直接淋浴。浴毕擦干水,转移到干燥处穿好衣物。

3. 注意事项

(1)要做好训练前解释工作,以取得病人和家属的积极配合。

(2)因人而异制订训练方案,必要时指导进行家居环境的改造。

(3)注意环境安全,室温及水温适宜,训练时护理工作者应在旁保护,防止摔伤、烫伤等意外发生。

（4）训练过程注意观察病情，洗澡时间不宜过长，有异常情况立即停止训练并及时处理。

（三）如厕训练

1. 床上便器训练　病人卧床，躯体有移动障碍，神志清楚，可用床上便器。由旁人固定下肢，病人做桥式运动，把便器放入或拉出。

2. 从轮椅转移到坐便器上的如厕训练

（1）病人的轮椅靠近坐便器，拉住车闸，竖起脚踏板；

（2）身体移向轮椅坐前缘，健侧靠近扶手，站起转向将两腿后面靠到坐便器的前缘，站稳；

（3）解开裤子，并脱到臀部以下（但不要过膝），再坐到便器上；

（4）便后清洁时，臀部与手呈相反方向移动，有利于擦拭，用手拉裤子后站起整理。再按上述相反的动作坐到轮椅上返回。

3. 注意事项

（1）病人能保持身体稳定，扶手必须坚固耐用；

（2）厕所构造应无障碍，地面防滑，宽度能进出轮椅。安置坐便器，坐便器与轮椅高度最好相当，高约50cm，两旁有扶手及呼叫装置；

（3）训练如厕动作时旁边必须有人进行保护。

### 四、日常生活活动训练的护理要点

1. 做好训练前的各项准备　如协助病人排空二便，以避免病人训练中排泄物污染训练器具和病人衣物；妥善固定好各种导管，防止训练中管道脱离意外等。

2. 遵循循序渐进的训练原则　应按医嘱进行，切忌急躁，训练时应从易至难，循序渐进，可将病人的日常生活活动的动作分解成几个细小动作，反复练习，训练中注意保护病人，以防意外。

3. 必要的指导和充足的时间　训练中尽量给予病人必要的指导和充足的时间　病人在完成一项作业时，可能要花费很长时间，护理工作者要有极大的耐心，对病人每一个微小进步，给予恰当地肯定和赞扬，以增强病人的信息。

4. 结合实际　训练内容、方法和时间应与病人的实际需要和生活方式相结合。尽可能让训练在"真实的生活情境"中进行。

5. 注意观察　训练后注意观察病人身体状况及精神状态，如病人是否过度疲劳，是否有身体不适，尤其是糖尿病病人，在运动前后应监测血糖，当运动量改变时，血糖监测更为重要，高血压病人运动前后应监测血压。

**边学边练**

实训十六　日常生活技能训练

6. 辅助用具指导训练　适当的辅助用具常给病人以极大帮助，训练中应为病人选用适当的辅助用具。必要时需对环境条件作适当地调整，如给予病人家居环境建设性指导。

7. 争取病人家庭成员的最大支持　促进家庭成员共同参与训练过程，指导家属学会用最恰当的方式协助病人自立生活，为病人的家庭康复做准备。

**慧心笔录**

　　在病人的康复过程中,社区康复这一实践途径是当今世界大力推广的新型途径,是康复发展的趋势。根据康复的目标和社区的条件,社区医疗康复围绕着"保存功能、恢复功能、预防残疾"这一中心开展工作。康复医学的发展,给临床护士提出了新的要求,每个临床护士都应掌握基本的康复护理技术。在社区康复中,运用现代整体护理理念方法,根据康复计划,围绕全面康复目标,依靠社区护士及病、伤、残者家属,对病、伤、残者进行康复护理指导。第一,作为社区护士,要学习和掌握有关功能训练技术,配合其他康复人员对病人进行功能评定和功能训练,反复练习,循序渐进。第二,要训练病人"自我康复护理",发挥病人主动性、创造性。第三,要及时、耐心地做好心理护理,帮助他们树立信心,主动参与康复训练。

（李玉婷）

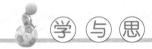

学 与 思

　　1. 王先生,男,40 岁。因 1 个月前脑血管意外致右侧肢体活动障碍到社区康复中心,既往有高血压、糖尿病史。现病人神志清楚,右侧肢体活动障碍,进食呛咳。病人家属希望接受康复指导后,病人能够生活自理。

　　（1）病人目前最重要的康复护理措施有哪些?

　　（2）如果病人进行吞咽功能训练,需要注意什么?

　　2. 赵先生,男,52 岁。不慎坠楼导致腰椎、盆骨骨折,经 1 个月治疗后仍出现下肢活动障碍,日常生活受到影响,现回到家中进行康复训练。请问:

　　（1）社区护士如何指导其床上正确体位摆放?

　　（2）社区护士如何指导其家属协助病人从床到轮椅的转移?

# 第十四章　社区常见病症的康复护理

## 学习目标

1. 了解社区常见病症的康复评估。
2. 熟悉社区常见病症的功能障碍及康复护理问题。
3. 掌握常见病症的社区康复护理。
4. 学会对相关案例提出社区康复护理计划,指导进行社区康复训练,并能有针对性地进行康复护理教育。
5. 对病人有同情心和耐心,充分理解病人的困难,设法帮助改善功能障碍,提高生存质量。

社区有不少病症会给病人遗留功能障碍,严重者影响生存质量,本章重点介绍社区常见病症的康复护理。

## 第一节　脑卒中的康复护理

脑卒中(brain stroke),又称中风、脑血管意外(cerebrovascular accident,CVA),是一种急性脑血管疾病。据统计,我国脑卒中年发病率为 185～219/10 万人,每年有 200 万人新发脑卒中,其中 2/3 致死或致残。大量的临床实践证明,早期、科学、合理地康复训练介入,能有效地提高脑卒中存活者的生存质量。

### 走入现场

钟先生,56 岁,自 2 年前患上"脑卒中"之后,被折磨得死去活来。后遗症让钟先生一家陷入深深的悲痛,钟先生的性情也大为改变,动不动就有自杀念头。钟先生最常说的一句话就是"风风雨雨几十年了,什么风浪没见过,什么时候阎王来收,我就解脱了",这话让人听了心酸不已。

请问:

1. 你打算如何帮助钟先生解决后遗症问题?
2. 作为家属,应怎样协助钟先生进行康复训练?

## 一、概 述

### (一)疾病概要

脑卒中因脑部血管突然破裂或因血管阻塞导致血液不能流入大脑而引起脑组织损伤，由于脑实质神经细胞损伤，病人运动、感觉、言语和认知等功能都受到伤害，导致不同程度地丧失独立生活能力及工作能力，需要依赖他人而生存，给个人、家庭及社会造成巨大负担。脑卒中包括缺血性和出血性卒中，前者又称脑梗死，包括脑血栓形成、脑栓塞和腔隙性脑梗死；后者包括脑出血和蛛网膜下脑出血。常见病因有高血压病、动脉硬化、心脏病、糖尿病、血液成分及血液动力学改变等。

### (二)主要功能障碍

脑卒中因损伤的部位、性质、范围不同，可能单独发生某一种障碍或同时发生几种障碍，其中最常见的还是运动功能（常伴感觉异常）障碍，即偏瘫。与康复护理有关的主要功能障碍有如下几种。

1. 运动障碍 多表现为一侧肢体瘫痪。脑卒中引起的瘫痪，为中枢性瘫痪。恢复过程一般分三个时期：弛缓期（肌张力下降）、痉挛期（肌张力增高）和恢复期。

2. 感觉障碍 主要表现浅感觉、深感觉、皮质感觉、特殊感觉等功能的减退或丧失。

3. 言语障碍 发生率高达40%~50%，主要表现为失语、构音障碍。

4. 认知障碍 表现为意识障碍（发生率约40%）、智力障碍、记忆力障碍、失认症、失用症。

5. ADL能力障碍 主要表现为进食、梳洗和整容、更衣、入浴、转移、如厕等基本动作与技巧不能独立完成。

6. 其他功能障碍 有大小便障碍（如便秘）、自主神经功能障碍（如汗多）、延髓性麻痹所致的吞咽功能障碍、构音障碍。废用综合征：如压疮、肌萎缩、心肺功能下降、坠积性肺炎等。误用综合征：不正确的锻炼与治疗不当引起。如关节肌肉损伤，骨折、肩髋疼痛、痉挛加重等。

## 二、康复评估

### (一)运动功能评定

通常采用 Brunnstrom 评价法、Bobath 评价法、MAS、上田敏法、MRC 及 Fugl-Meyer 评价法等，其中 Brunnstrom 法是最常用的评定法。Brunnstrom 评价法是 Brunnstrom 通过对大量的偏瘫病人进行观察，将偏瘫恢复过程分为六个阶段，设计了六级评价法（表14-1）。

表14-1 Brunnstrom 偏瘫功能分级评价表

| 阶段 | 特点 | 上肢 | 手 | 下肢 |
|---|---|---|---|---|
| I | 无随意运动 | 无任何运动 | 无任何运动 | 无任何运动 |
| II | 引出联合反应、协同运动 | 仅出现协同运动模式 | 仅有极细微的屈曲 | 仅有极少的随意运动 |
| III | 随意出现协同运动 | 可随意发起协同运动 | 可有钩状抓握，但不能伸指 | 在坐和站立位上，有髋、膝、踝的协同屈曲 |

续表

| 阶段 | 特点 | 上肢 | 手 | 下肢 |
|---|---|---|---|---|
| Ⅳ | 协同运动模式被打破,开始出现分离运动 | 出现脱离协同运动的活动:在肩0°、肘屈90°条件下,前臂可旋前、旋后;在肘伸直情况下,肩可前屈90°;手臂可触及腰骶部 | 能侧捏及松开拇指,手指有半随意的小范围伸展 | 在坐位上,可屈膝90°以上,足可向后滑动;在足跟不离地情况下,踝能背屈 |
| Ⅴ | 肌张力逐渐恢复,能分离精细运动 | 出现相对独立于协同运动的活动:肘伸直时肩可外展90°;肘伸直,肩前屈30°~90°时,前臂可旋前旋后;肘伸直,前臂中立位,上肢可上举过头 | 可作球状和圆柱状抓握,手指同时伸展,但不能单独伸展 | 健腿站,病腿可先屈膝,后伸髋;伸直膝时,踝可背屈 |
| Ⅵ | 运动接近正常水平 | 运动协调近于正常,手指指鼻无明显辨距不良,但速度比健侧慢(≤5S) | 所有抓握均能完成,但速度和准确性比健侧差 | 在站立位可使髋外展到抬起该侧骨盆所能达到的范围;坐位下肢直膝可内外旋下肢,合并足内外翻 |

（二）肌痉挛的评定

目前多采用改良 Ashworth 评定法。

（三）平衡功能评定

三级平衡检测法和 Berg 平衡评定量表是偏瘫康复临床与研究中最常用的量表。

（四）日常生活活动能力评定

日常生活活动(ADL)能力的评定是脑卒中临床康复常用的功能评定,其方法主要有Barthel 指数和功能性独立评定(FIM),详见本教材相关内容。

（五）生活质量(QOL)评定

QOL 评定分为主观取向、客观取向和疾病相关的 QOL3 中,常用的量表有生活满意度量表、WHO-QOL100 和 SF-36 等。

（六）其他功能障碍的评定

包括认知功能评定、感觉功能评定、构音障碍评定、吞咽障碍评定以及心理评定等,请参考本教材相关章节。

三、康复护理措施

脑卒中后肢体功能康复的最佳时机是在发病后 3 个月内。一般认为在病人生命体征平稳,神经病学症状不再发展后 48 小时即应开始。而蛛网膜下腔出血,再次出血的可能性很大,故对未手术的病人,应观察 1 个月左右再谨慎地开始康复训练。脑卒中的康复可分初期、中期、后期、后遗症期四期进行。

（一）初期的康复护理

脑卒中初期是指发病后 1~3 周内(脑出血 2~3 周,脑梗死 1 周左右),此期处于Brunnstrom 偏瘫功能分级Ⅰ~Ⅱ级。此时病人意识清楚或有轻度障碍,生命体征平稳,肢体肌力低、肌张力很低,腱反射也低。

康复目标:防治并发症(如压疮、肺炎、泌尿道感染、肩手综合征等)、废用综合征(如骨质疏松、肌肉萎缩、关节挛缩等)和误用综合征(如关节肌肉损伤、骨折、痉挛加重等);从床上被动活动尽快过渡到主动运动;独立完成仰卧位到床边坐位转换;初步达到Ⅰ~Ⅱ级坐位平衡;调控心理状态,争取病人配合治疗;开始床上生活自理训练,改善床上生活自理能力。

1. 正确肢位的保持　为了预防以后可能出现上肢屈曲痉挛和下肢伸肌痉挛模式,需采取对抗痉挛的体位,即良肢位。要求患侧上肢处于伸展位(肩伸展、外展,肘、腕、手指诸关节均伸展),下肢为屈曲位(髋、膝于屈曲位,踝关节于中立位,防止髋内外旋),可用软枕帮助置放。应鼓励患侧卧位,可加强患侧感觉刺激,同时有利于健侧肢体活动。为预防压疮、肺部感染、痉挛等,应定时帮助病人变换卧位,一般1~2小时变换体位1次,注意动作要轻温柔和缓,不要采取拖拉、推等动作,应稍抬起患侧肢体。

2. 肢体被动运动　如病情比较稳定,在病后第3~4日起患肢所有的关节都应做全范围的关节被动运动,以防止关节挛缩。采用PNF中的多肌群、多关节对角斜线活动帮助患侧肢体活动,活动顺序从大关节到小关节循序渐进,活动强度由小幅度到大幅度缓慢进行,切忌粗暴。每日2~3次,直到主动运动恢复。

3. 主动运动

(1)翻身训练:尽早让病人学会向两侧翻身,既可以促进肩胛骨和骨盆带运动,还可以避免长期固定于一种姿势出现继发性压疮及肺部感染等并发症。包括向健侧翻身和向患侧翻身。不能自主翻身者,可给予帮助。

(2)桥式运动:通过屈髋屈膝、抬起臀部,帮助病人练习下肢的动作控制与协调,并让下肢承重关节受压,为进一步训练站立与行走做准备;同时还能提高病人在床上的生活自理能力,如卧位排便、脱穿裤子等;也有利于防止骶尾部发生压疮。此外桥式运动还可以锻炼病人腰背肌力量,利于病人翻身及坐起。

4. 肌肉按摩　按摩对防止废用性或营养性肌萎缩、深静脉血栓的形成有一定的作用。按摩方式有两种:从远端到近端按摩,有利于促进血液和淋巴回流,可以消除肿胀,缓解疼痛,预防压疮和静脉炎;从近端到远端按摩,对患侧肢体则是一种运动感觉刺激,可促进患侧肢体功能的恢复。两种手法可交替进行,动作应轻柔、缓慢而有规律。病人病情允许时,鼓励自我按摩,效果更好。

(二) 中期的康复护理

脑卒中中期处于Brunnstrom偏瘫功能分级Ⅲ~Ⅳ级,一般在初期后2~3周开始。此期肢体开始出现痉挛并逐渐加重,一般持续3个月左右。

康复目标:抑制痉挛与共同运动模式、诱发分离运动、促进正常运动模式形成;促进和改善偏瘫肢体运动的独立性、协调性;达到Ⅲ级坐位平衡;初步达到Ⅲ级站位平衡;达到治疗性步行能力;改善床椅、入厕转移、室内步行、个人卫生等日常生活能力。

1. 抗痉挛训练　一般偏瘫病人上肢以屈肌痉挛,下肢以伸肌痉挛为表现。表现为肩胛骨后缩,肩带下垂,肩关节内收内旋,肘关节屈曲,前臂旋前腕关节屈曲尺偏,掌指关节屈曲内收;骨盆旋后上提,髋伸、内收、内旋,伸膝,足跖屈内翻。

(1)卧位抗痉挛训练:双手Bobath式握手上举上肢,使患侧肩胛骨向前,患肘伸直。仰卧位时双腿屈曲,Bobath式握手抱住双膝,收腹抬头,前后方摆动躯干,使下肢更加屈曲。此外,还可以进行桥式运动,也有利于抑制下肢伸肌痉挛。

（2）被动活动肩关节和肩胛带:病人仰卧,以 Bobath 式握手用健侧手带动患侧手上举,伸直和加压患侧手臂。此训练可帮助上肢运动功能的恢复,也可预防肩痛和肩关节挛缩。

2. 坐位训练

（1）床上坐位:床上最佳坐位是髋关节屈曲近于直角,脊柱伸展,但应防止体位性低血压,训练时可逐渐加大角度,让病人有个适应过程。待适应坐直后,用足够的枕头叠起来牢固地支持背部,头部无须支持,以使病人学会主动控制头的活动,身体前可放置一档板,以防止躯干前屈。如躯干前屈力较大,应在肘部下方放一枕头,以防肘受压。

（2）床边坐位:训练病人完成从仰卧位到床边坐位、从床边坐位到卧位的转换。

3. 肌肉牵张技术　被动徒手牵张或自我牵张。

（1）股四头肌牵张:俯卧位,在大腿下垫一块毛巾,被动屈曲膝关节至最大范围。

（2）小腿三头肌牵张:靠墙站立,足底置于 15°~30° 的斜板上 5~10 分钟,这样可以利用身体的重量使足跟着地、踝关节背屈。

4. 运动训练　强调患侧肢体的助力或主动活动,促进分离运动的出现。可以编一些医疗体操,上肢以伸展性综合动作为主,下肢以屈曲性综合动作为主,根据功能恢复先近端后远端的特点,训练方法也先加强近端关节功能活动,再逐步向远端延伸。

5. 作业治疗　此期主要训练以健手带患手完成一些简单伸展性的活动,如磨砂板、推球、推圆木、擦桌、插积木等。

6. 日常活动能力训练　鼓励利用健手带动患手完成日常活动,如自己完成洗脸、吃饭、刷牙等,尽量减少对他人的依赖。

7. 其他疗法　如采用针灸、理疗改善血液循环、缓解肌肉痉挛等。

（三）后期的康复护理

脑卒中后期相当于 Brunnstrom 偏瘫功能分级 Ⅴ~Ⅵ级,一般在发病后的 4~6 个月。

康复目标:抑制痉挛与共同运动模式、修正错误运动模式;改善和促进精细与技巧运动;改善和提高速度运动;提高实用性步行能力;熟练掌握 ADL 技能,提高生活质量。

1. 坐位训练　后期病人应尽早进行坐起训练,从仰卧位到床边坐,从病人能无支撑坐在椅子上达到一级坐位平衡,到让患肢能做躯干各方向不同摆幅的摆动活动的"自动态"二级平衡,最后完成能抵抗他人外力的"他动态"三级平衡。只要病情允许,应尽早坐起来。可采用:

（1）坐位平衡训练:包括坐位左右方向的平衡训练、坐位前后方向的平衡训练、坐位侧方的平衡训练、坐位旋转方向的平衡训练。

（2）坐位时身体重心向患侧转移训练。

2. 立位训练　站立的平衡训练:先站起立床,然后逐步进入扶持站立,平行杠间站立,让病人逐渐脱离支撑,重心移向患侧,训练病人持重能力,能徒手站立后,再实施站立平衡训练,最后达到站立位三级平衡。

（1）辅助病人站起:病人取坐位,操作者双膝抵住患侧膝部加以保护,一手托住病人患手肘部,另一手扶住病人腰部,让病人健手撑在自己的肩上扶持病人站起。

（2）训练病人独立站起:病人坐位,先让病人的臀部移向椅子的前部,髋关节屈曲,膝关节屈曲 90°,双膝并拢,双足跟着地,嘱病人双手手指交叉握手,双上肢上举至肩关节屈曲 90°,起立时,嘱病人躯干前屈,重心前移,髋关节和膝关节进一步屈曲,使双足负重,然后将髋关节上提,伸展下肢和躯干缓慢地站起。

（3）患侧下肢支撑训练：当患侧下肢负重能力逐渐提高后，就可以开始患侧单腿站立训练。病人站立位，身体重心移向患侧，健手可抓握一固定扶手以起保护作用，健足放在操作者腿上，为避免患侧膝关节过度伸展，操作者用手辅助膝关节保持屈曲15°左右。随着患侧下肢负重能力提高，可用另一手握住病人健足，使之向下踩的力量减弱，进而使患侧下肢负重能力逐渐提高。

3. 步行训练 恢复步行是康复治疗的基本目标之一。先进行扶持步行或平行杠内步行，再到徒手步行。改善步态的训练，重点是纠正划圈步态。对病人要实施针对性地训练，如站立相时，患腿负重能力差，在体重转换的过程中，患腿缺乏平衡反应能力，应重点训练患腿的负重能力，如摆动相时，患腿不能很好地屈曲，应练习幅度较小的屈伸交替进行患侧膝关节的独立运动，在摆动相时患膝能完成屈曲而向前迈步。下面介绍两种步态训练的常用方法。

（1）平行杠内步态训练：平行杠高度根据病人身高进行调节，应与股骨大转子等高，平行杠内的步态训练一般采用三动作步行，即步行中由身体的三个部位交替移动支撑负重。这三个部分分别是健侧上肢、健侧下肢和患侧下肢，这三个部位按一定顺序运动，并始终有两个部分支撑负重，顺序如下：向前伸出健侧上肢，用健手握住杠并将部分重心移向前方。向前迈出患侧下肢，这个过程中由健侧上、下肢负重。健侧下肢跟上，这个过程由健侧上肢和患侧下肢负重。

（2）拄拐步行训练：健手持拐杖向前伸出，与健侧下肢共同负重。患侧下肢向前迈出，由患侧下肢和拐杖共同负重。健足跟上。

（3）上下楼梯训练：应遵照健足先上，患足先下的原则。上梯时，操作者站在患侧后方，一手协助控制患侧膝关节，另一手扶持健侧腰部，帮助将重心移至患侧，健足先蹬上一层台阶。当健侧下肢在高一层台阶上支撑时，重心充分前移，操作者一手固定腰部，另一手协助患足抬起，髋关节屈曲，将患足置于高一层台阶，如此反复。下梯时，操作者站在患侧，一手置于患膝上方，稍向外展方向引导，协助完成膝关节的屈曲及迈步，另一手置于健侧腰部，身体向前方移动。病人健手轻扶楼梯扶手以提高稳定性，但不能把整个前臂放在扶手上。

4. 作业治疗 目的是消除病人的依赖心理，增强独立自主精神，使其看到人生的新价值和希望。重要针对加强手的功能协调性训练，如双上肢共同活动训练，前臂旋前旋后训练，双手协调及精细活动训练等，应有针对性地安排作业活动。

5. 日常生活活动能力训练 要有意识地训练运用患肢完成各种日常活动，提高患肢实际操作能力。包括进食；整容动作（洗脸、刷牙、剃须、梳头、化妆、剪指甲等）；大小便；穿脱衣服和鞋袜；床椅转移；洗澡等。训练中不能急于求成，不能一次性完成时应将动作逐一分解进行，直至最后全部完成。

（四）后遗症期的康复护理

脑卒中后脑损害导致的功能障碍经过各种治疗受损的功能在相当长的时间内不会有明显的改善，此时即进入后遗症期。一般认为6个月至1年病人即进入后遗症期，但言语和认知功能在发病后1~2年还会有不同程度的恢复。对后遗症期病人如再进行肢体功能提高的康复治疗则意义不大，应将重点放在整体 ADL 水平的改善上。

1. 手杖和步行器的使用 不要过早地使用，恰当地使用手杖和步行器，把它们作为步行训练的一种过渡也是可行的。

2. 轮椅的使用 可使病人尽早脱离病床，获得坐位的安全感和手的合适支撑；可使病人的移动简单化；病人可获更大的独立性。

3. 支具、自助具的使用　支具能支持体重、预防挛缩畸形、控制不随意运动；使站立相稳定、摆动相容易控制，得到接近正常的步行模式。自助具能帮助病人改善日常生活能力。

4. 环境改造　使后遗症期的病人容易完成日常生活活动，对家庭中的某些部分做必要的和可能的改造是很重要的。

5. 职业训练或指导　对功能恢复较好又在工作年龄的病人，应根据其具体情况进行就业指导和职业训练。

6. 对长期卧床者的照顾　在帮助下经常进行床上或椅上（包括轮椅）活动。

（五）常见并发症的康复护理

1. 肩关节半脱位　卒中后早期就应预防患肢肩关节半脱位的发生，在卧坐站等体位中均应注意保持肩胛骨的正确位置，如患侧卧位、仰卧位时，垫软枕于肩背部，使肩前屈；坐位时，将患肢放于前方桌面上，立位时可使用肩吊带或三角巾等。还应注意在治疗中不要牵拉患肩，同时加强刺激肩关节周围起稳定作用的肌肉，促进其功能的恢复。

2. 肩手综合征　多见于脑卒中发病后 1～2 个月内，表现为突然发生手部肿痛，下垂时更明显，皮温增高，掌指关节、腕关节活动受限等症状。肩手综合征应预防为主，早发现，早治疗，早期应保持正确的坐卧姿势，避免长时间手下垂。加强患臂被动和主动运动，以免发生手挛缩和功能丧失。尽量避免患手静脉输液。

3. 关节挛缩　脑卒中偏瘫病人因瘫痪，运动过少，未行积极康复治疗及局部与环境因素等，常可出现肢体关节挛缩、强直。因此，在早期即应对病人进行体位改变，正确的摆放肢体及关节活动的护理与训练。产生关节挛缩后，可进行相应关节的被动活动，牵张训练。也可辅以水疗、热疗等方法，或借助矫形器具进行治疗。

实训十七　偏瘫病人的社区康复护理

4. 废用性骨质疏松　因长期卧床，骨骼缺乏负重及肌肉活动等刺激可致骨质脱钙，造成骨质疏松，病程越长，偏瘫越重，骨质疏松发生率越高，并易发生骨折，因此应高度重视。预防骨质疏松发生可采用负重站立训练。如病人不能进行自行站立，可用倾斜站立床帮助站立。可根据病人情况逐步增加倾斜角度，每次站立 30 分钟以上。

## 第二节　脊髓损伤的康复护理

### 走入现场

李先生，37 岁，今日上午骑自行车摔了一跤，造成突发的瘫痪，四肢乏力，麻木，伴随低热，120 急救入院。

请问：

1. 病人可能发生了什么损伤？如何确定其损伤平面及损伤程度？

2. 损伤急性期怎样进行康复护理？

脊髓损伤(spinal cord injury,SCI)是一种严重威胁人类生命健康的疾患,全球每年数以万计的人遭受 SCI 的折磨,各国统计资料显示脊髓损伤多为健康的青壮年,年龄在 40 岁以下者占 80%,男性为女性的 4 倍左右。早期、全面的医疗干预和康复治疗对减轻 SCI 病人脊髓损伤程度和提高今后的生活质量有着极其重要的影响。

## 一、概　　述

### (一)疾病概要

SCI 是由于损伤或疾病等因素引起脊髓结构、功能的损害,导致损伤水平以下运动、感觉、自主神经功能障碍,病理生理过程主要包括原发性损伤和继发性损伤两个阶段,原发性损伤由原发性机械损伤所致,而继发性损伤则由级联性炎症反应而致,其造成的损伤可能远远大于原发性打击。脊髓损伤所导致的瘫痪是一种严重的残疾,颈脊髓损伤造成四肢瘫痪时称四肢瘫;胸段以下脊髓损伤造成躯干及下肢瘫痪而未累及上肢时称截瘫。

### (二)主要功能障碍

1. 运动障碍　表现肌力、肌张力、反射的改变。肌力改变主要表现为脊髓损伤平面以下肌力减退或消失,造成自主运动功能障碍。肌张力改变主要表现脊髓损伤平面以下肌张力增高或降低,影响运动功能。反射的改变主要表现为脊髓损伤平面以下反射消失、减弱或亢进,出现病理反射。

2. 感觉障碍　主要表现为脊髓损伤平面以下感觉(痛温觉、触压觉及本体觉)的减退、消失或感觉异常。不完全性损伤:感觉障碍呈不完全性丧失,病变范围和部位差异明显;损伤部位在前,表现为痛、温觉障碍;损伤部位在后,表现为触觉和本体觉障碍;损伤部位在一侧,表现为对侧浅感觉障碍、同侧触觉及深部感觉障碍。完全性损伤:损伤平面以上可有痛觉过敏,损伤平面以下感觉完全丧失,包括肛门周围的黏膜感觉也丧失。但必须注意损伤平面以下远侧肢体有感觉异常、疼痛和感觉过敏等情况。

3. 自主性反射障碍(autonomic dysreflexia,AD)　是一种急性的交感兴奋综合征,常发生于 $T_6$ 或以上的 SCI 病人,表现为严重的高血压,搏动性头痛、眼花、视物不清、心动过缓、损伤平面以上出汗、潮红、鼻塞等症状,血压甚至高出基础血压 40mmHg 以上。

4. 呼吸系统　$T_9$ 以下平面的 SCI 病人,才具有正常的呼吸功能。损伤平面在 $T_9$ 以上因呼吸的功能和咳嗽能力降低,容易发生肺炎或肺不张和夜间呼吸暂停现象。

5. 疼痛　有运动系统疼痛、神经痛、脊髓痛、内脏痛、头痛等。

6. 神经源性皮肤　由于皮肤失去了正常的神经支配,对压力的感觉和耐受降低,皮肤血供障碍,易发生压疮。

7. 括约肌功能障碍　主要表现为膀胱括约肌和肛门括约肌功能障碍,表现为尿潴留、尿失禁和排便障碍。

## 二、康复评估

### (一)SCI 平面的确定及功能预后

SCI 平面指的是脊髓损伤后在身体两侧有正常的感觉和运动功能的最低脊髓阶段。例如 $C_5$ 损伤,意味着 $C_5 \sim C_1$ 节段仍然完好,$C_6 \sim S_5$ 节段有损伤。脊髓损伤的程度,取决于脊髓损伤的高度以及损伤的程度。损伤的节段越高越完全,损伤就越严重(表 14-2)。

表 14-2　脊髓损伤平面与功能预后

| 损伤平面 | 最低位有功能肌群 | 活动能力 | 生活能力 |
|---|---|---|---|
| $C_1 \sim C_4$ | 颈肌 | 需依赖膈肌维持呼吸(需依赖呼吸机)可用声控方式操纵某些活动 | 完全依赖 |
| $C_4$ | 膈肌、斜方肌 | 需使用电动高靠背轮椅,有时需要辅助呼吸 | 高度依赖 |
| $C_5$ | 三角肌、肱二头肌 | 可用手在平坦路面上驱动高靠背轮椅,需要上肢辅助器具及特殊推轮 | 大部分依赖 |
| $C_6$ | 胸大肌、桡侧腕伸肌 | 可用手驱动轮椅,独立穿上衣,可基本独立完成转移,可自己开特殊改装车 | 中度依赖 |
| $C_7 \sim C_8$ | 肱三头肌、桡侧腕屈肌、指深屈肌 | 轮椅实用,可独立完成床—轮椅,厕所浴室间的转移 | 小部分依赖 |
| $T_1 \sim T_6$ | 上部背肌群、上部肋间肌 | 轮椅独立,用连腰带的支具、扶拐短距离步行 | 大部分自理 |
| $T_8 \sim T_{12}$ | 腹肌、胸肌、背肌 | 用大腿支具扶拐步行,长距离行动需要轮椅 | 基本自理 |
| $L_1 \sim L_4$ | 股四头肌 | 带短腿支具扶拐步行,不需要轮椅 | 基本自理 |

(二)脊髓损伤的程度及分型

脊髓损伤的程度可分完全性和不完全性。完全性损伤指损伤平面以下无任何感觉和运动功能的保留;不完全性损伤指损伤水平以下有部分感觉或运动功能的保留。1992 年美国脊髓损伤学会(ASIA)标准的发表得到国际截瘫协会采纳(表 14-3)。

表 14-3　美国脊髓损伤学会脊髓功能损害的分级

| ASIA 分级 | 临床表现(体征) |
|---|---|
| A 完全性损害 | 在骶节段无任何感觉,运动功能的保留 |
| B 不完全性损害 | 在损伤平面以下包括骶节段($S_{4-5}$)还存在感觉功能,但无运动功能 |
| C 不完全性损害 | 在损伤平面以下存在运动功能,并且大部分关键肌群的肌力小于 3 级 |
| D 不完全性损害 | 在损伤平面以下存在运动功能,并且大部分关键肌群的肌力大于或等于 3 级 |
| E 正常 | 感觉和运动功能正常 |

(三)其他功能评定

1. 运动功能评定　可以采用 ASIA 运动评分法(motor score,MS)。

2. 感觉功能评定　通常采用 ASIA 的感觉指数评分(sensory index score,SIS)来评定感觉功能。

3. 独立功能评定 (FIM)　为充分反应脊髓损伤对病人个人生活和社会活动能力的影响及评价各种康复治疗措施的实际效果,需进行功能独立评定。

三、康复护理措施

SCI 康复护理的目的是利用以医学为主的多种手段,设法使病人受限或丧失的功能和能力恢复到可能达到的最大限度,以便他们能重返社会,过一种接近正常或比较正常的生活。

（一）损伤早期康复护理

早期康复分为急性不稳定期(伤后4周内)和急性稳定期(伤后4～10周)。

1. 急性不稳定期

(1)病人搬移:处理有脊柱或脊髓损伤的病人,切勿让病人坐起或站立,不能由一人或两人抱起或抬起病人,因为这样搬移病人往往会使脊柱骨折移位或脱位加重造成脊髓第二次损伤。正确的搬移病人的方法应该是由3～4人共同搬运病人。病人仰卧,脊柱保持直线位置,将病人水平抬起,并托起受伤部位,谨防脊柱屈曲或过伸,轻轻将病人平放在硬担架上。

(2)床和床垫:对脊柱不稳定者、伤后24小时以内选用动力床;对脊柱稳定者可使用减压床、皮垫床或一般床上加气垫。

(3)翻身:强调每2小时翻身1次,防止皮肤发生压疮。翻身时必须稳托住病人后再移动,上下沿身体轴线滚翻,防止出现脊柱扭伤。

(4)体位:病人可采用平卧位或侧卧位,但要求身体与床接触的部位全部均匀地与床接触,避免局部压力过重。在病情许可的前提下,逐渐让病人由平卧位向半卧位和坐位过渡。为了减轻体位性低血压,除了利用逐步抬高床头的方式外,还可采用下肢扎弹性绷带的方式。

(5)关节活动度训练:对颈椎不稳定者,肩关节外展不应超过90°,对胸腰椎不稳定者,髋关节屈曲不应超过90°。

(6)肌力增强训练:原则上所有能主动运动的肌肉都应当运动,这样可以预防肌肉萎缩和肌力下降。

(7)呼吸功能训练:包括胸式呼吸(胸腰段损伤)、腹式呼吸训练(颈段损伤)、体位排痰训练、胸廓被动运动训练(肋骨骨折病人禁用)等。

(8)膀胱功能训练:在急救阶段多应用留置尿管。在停止静脉补液之后,开始间歇导尿和自主排尿或反射排尿训练。

2. 急性稳定期　急性稳定期康复治疗原则是:强化康复训练内容;每日康复训练时间总量2小时左右;增加体位变换与平衡训练,转移或移乘训练,轮椅训练等;各病人训练内容、强度均有区别;注意监护心肺功能改变;在PT、OT训练室训练完成后,在病房自行训练;对需用上下肢支具者,应配戴以方便训练。

3. 损伤早期心理康复　脊髓损伤病人的早期心理康复也很有必要。帮助脊髓损伤病人正确认识康复训练的重要性,引导他们将注意力集中于康复训练,是康复的关键,同时也有利于病人缓解心理压力;对康复训练意义的评价要切合实际,既不能夸大康复训练的功效,也不能贬低康复训练的作用。

4. 损伤早期常见的并发症预防及处理

(1)皮肤问题:骨突出部位受压过长是压疮发生的关键因素。最有效预防措施在于坚持定时翻身;减轻骨突出部位受压;局部压疮保持创面干燥、定时换药;如创面有坏死组织或感染就要采取外科治疗。

(2)排尿问题:对于潴留型障碍,治疗原则在于促进膀胱排空,在早期一般予留置尿管,应注意早期留置尿管应定时开放,并每2周更换尿管,防止引起感染;对于失禁型障碍,处理原则在于促进膀胱贮尿功能,可以使用外部集尿器代替留置导尿管;除特殊情况外,不宜采用耻骨上膀胱造瘘。

(3)排便问题:脊髓损伤病人大便一般保持 2~3 天一次,养成定时排便的习惯;如有大便失禁,粪便浸泡肛门周围,容易引起糜烂,应及时处理,保持肛周皮肤洁净;可以适当使用开塞露等辅助排便;重视饮食调节,饮食应为高纤维素、高容积和高营养。

(4)呼吸困难:脊髓损伤伤员呼吸困难,临床常见有两种情况,一是颈髓损伤伴呼吸困难;二是脊髓损伤合并胸腔脏器损伤。二者的处理分别为:对于急性颈脊髓损伤,应加强预防措施,进行体位引流,呼吸功能锻炼;对于脊髓损伤合并胸腔脏器损伤,则需要实施多学科之间联合治疗。

(5)肢体肿胀问题:下肢深静脉血栓预防措施主要有卧床期间应定时变换体位,抬高患肢;卧床期间应定时做瘫痪肢体的主被动运动,结合按摩、气压泵等;瘫痪肢体穿弹力袜或应用弹力绷带;纠正高血脂、高血黏度等血液高凝状态;可预防性应用抗凝药物。而一旦出现血栓,急性期应绝对卧床 10~14 天;患肢抬高;禁止按摩患肢;请相关科室会诊进行溶栓或抗凝治疗。

(6)肢体痉挛和关节挛缩:肌肉痉挛是通过牵张反射过度活动而产生的肌肉紧张度异常增加;关节挛缩是关节周围的皮肤、肌肉、肌腱、神经、血管等病变所致的运动障碍,表现为关节活动度受限。长期肢体痉挛可以导致关节挛缩。脊髓损伤后肌痉挛的处理:伤员应早期治疗;痉挛首选药物治疗;运动疗法和物理治疗;水疗可缓解脊髓损伤导致的肢体痉挛。对于关节挛缩,伤后早期保持正确肢体位置对预防关节挛缩很重要;同时,伤后应早期开始关节活动度维持训练。

(二) 恢复期康复护理

在早期康复结束后,根据病人情况可以进行一定时间的后期康复训练,其目的是引导病人回归家庭和社会。

1. 增强肌力,促进运动功能恢复　肌力训练的目标是使肌力达到 3 级以上。脊髓损伤者为了应用轮椅、拐杖或助行器,在卧位、坐位时均应重视锻炼肩带肌力、上肢支撑力训练、肱二头肌训练和肱三头肌训练。

2. 坐位训练　正确独立的坐姿是进行转移、轮椅和步行训练的前提。方法是让病人坐在床沿,双手放在同侧大腿上,操作者帮助病人找到平衡点后,鼓励病人维持平衡,同时要注意保护安全,静坐时间约 15~30 分钟。

3. 转移训练　包括辅助转移和独立转移。辅助转移有三人帮、二人帮和一人帮。独立转移是由病人独立完成转移动作。转移训练包括床和轮椅之间的转移、轮椅和坐便器之间的转移、轮椅与地之间的转移。

4. 轮椅使用　一般 $C_7$ 水平或更低的完全性损伤病人可使用手动轮椅,$C_{5,6}$ 完全性损伤的病人以电动轮椅为主。轮椅的规格要适合病人。注意点:①使用轮椅进行转移前,一定要先刹车,确保安全。②转移前移去轮椅靠床一侧的护手。③抬臀的同时躯体前倾低头,尽量保持重心平衡等。

5. 步行训练　步行训练的基础是坐位训练、站立平衡训练、重心转移训练和髋、膝、踝关节控制能力训练。对于以上关节控制肌力经过训练仍然不能达到 3 级以上水平者,必须使用适当的支具以代偿肌肉的功能。步行训练分为平行杠内训练和拐杖步训练。先在平行杠内训练站立和步行,包括摆至步、摆过步和四点步,逐步过渡到平衡训练和持双拐或助行器行走训练。

6. 吞咽功能障碍 可用冰块训练病人的吞咽功能。冰对咽喉部的冷刺激有助于吞咽反射重建。创造良好的进食环境,吞咽前先吸气,再吞咽。

7. 日常生活活动能力的训练 对于脊髓损伤的病人而言,生活自理应包括床上活动、穿脱衣服、洗漱梳头、近视、淋雨、大小便、阅读、书写、使用电话、使用普通轮椅、穿脱矫形器等。

8. 矫形器具的使用 详见第十三章。

## 第三节 脑性瘫痪的康复护理

脑性瘫痪(cerebral palsy,CP),简称脑瘫,最早由英国医师 Little 于 1861 年报道,故又称 Little 病。积极防治脑性瘫痪,对提高儿童人口素质具有重要的现实意义。

### 一、概 述

(一)疾病概要

CP 是指在小儿出生前至出生后一个月内,由于各种致病因素所致的非进行性脑损伤综合征。病变多发生于脑形成早期,引起脑瘫的脑损伤可发生于出生前、出生中或出生后。主要表现为中枢性运动障碍及姿势异常,可伴有智力低下、惊厥、感知觉障碍等。严重影响到病儿的生长发育和今后的学习、就业,同时亦给家庭和社会带来不可估量的精神及经济负担。

(二)主要功能障碍

1. 运动障碍

(1)痉挛型:最常见,约占 70%,主要病变在锥体束,表现为肌张力不同程度增高,被动运动时有"折刀"样张力增高,运动发育迟缓和肢体异常痉挛为特征,如:上肢屈曲,下肢内收,交叉成剪刀姿势,W 状坐位。痉挛症状常在病人用力、激动时加重,安静入睡时减轻。由于关节痉挛,自主运动十分困难;严重者出现肌腱痉挛,关节畸形。

(2)手足徐动型:主要病变部位是在锥体外系。表现为难以控制的不随意运动,如上肢、手、脚、面部经常颤抖和不自主运动,手足徐动及手舞蹈样动作,以上动作白天清醒时明显,常于睡眠时消失。

(3)强直型:类同痉挛型。主要病变部位是在锥体外系,表现为肢体僵硬,活动减少。肌张力呈铅管状或齿轮状增高。

(4)弛缓型:特点是肌张力低下,肌收缩无力,关节活动度增大,缺乏保护的头部侧旋转反应,易发生呼吸道阻塞窒息的危险。弛缓型是脑瘫的暂时阶段,一般在 2~3 岁后大多转变为其他类型,如手足徐动型和痉挛型。

(5)共济失调型:主要病变在小脑,表现为以平衡功能障碍为主的症状。步履蹒跚,容易跌倒,不敢迈大步。

(6)震颤型:极少见的一种类型,多由于锥体外系损伤及小脑损伤引起。表现为静止性震颤,也有的表现为双上肢与双下肢随肩关节与髋关节震颤而出现抖动。

(7)混合性:同时具有两种以上类型的特征。

2. 其他障碍 部分患儿常有智力障碍、视力障碍、听力障碍、知觉障碍、语言障碍、情绪及行为障碍、学习障碍、癫痫、生长发育等障碍。

## 二、康复评估

**（一）健康状况评估**

包括父母亲的基本情况、家族中有无类似疾病家族史、母亲孕期有无异常、患儿出生时基本情况及患儿出生后的生长发育情况等。

**（二）躯体功能评定**

通过对患儿体格发育的评定可以看出患儿比同年龄小儿发育差别的程度和发育滞后的时间，明确是否有畸形，挛缩等情况。

**（三）运动功能的评定**

包括肌张力检查、肌力检查、关节活动范围测量、姿势与平衡能力、手-眼协调能力检查及行走能力检查等。

**（四）言语功能评估**

主要是通过交流、观察或使用通用量表，评估病人有无言语功能障碍。

**（五）感知觉功能评估**

可通过感知觉功能检查来确定障碍情况，也可通过询问家长等。

**（六）日常生活活动能力评估**

常用 Barthel 指数、功能活动问卷、快速残疾评定量表等。

**（七）心理社会评估**

由于中枢性运动障碍，患儿的恐惧心理和不安定感很强，害怕摔倒，不敢走路。患儿情绪不稳定，易激动，个性固执、孤僻、有自卑感，并常伴有学习和社交困难。

**（八）脑瘫严重程度评估**

正确判断脑瘫的严重程度对于针对性治疗脑瘫有指导作用（表 14-4）。

表 14-4　脑瘫严重程度分级

| 分级 | 粗大运动 | 精细运动 | 智商 | 言语 | 整体 |
|------|---------|---------|------|------|------|
| 轻 | 独立行走 | 不受限 | >70 | >2 字 | 独立 |
| 中 | 爬或支撑行走 | 受限 | 50~70 | 单字 | 需帮助 |
| 重 | 无活动能力 | 无 | <50 | 严重受损 | 需完全照顾 |

## 三、康复护理措施

脑瘫的康复应采用综合的康复手段，包括医学康复、心理康复、教育康复和社会康复。在康复训练过程中，广泛采用适合儿童年龄及发育特点，集变化性、趣味性、团队性于一体的方式，尽早让患儿回归家庭、回归学校、回归社会。

**（一）运动疗法**

包括头部控制能力训练、翻身训练、坐位训练、爬行训练、膝立位训练、站立训练、行走训练，以及上肢与手部训练。进行运动康复治疗，应按照小儿运动发展规律，即自上而下，由近到远，从简单到复杂，逐项训练，循序渐进。

1. 坐位训练

（1）端坐位训练：患儿髋关节、膝关节屈曲，全足底着地，双手抚膝端坐，脊柱与头颈在一条直线上。训练初期操作者需在旁边辅助,以保持稳定性。

(2)伸腿坐位训练:1)在伸腿坐位体位下,对病人进行平衡训练、重心转移、体轴回旋等训练;2)对于伸肌张力较高的患儿,可用自身带动其躯干进行相应地前屈后伸回旋运动。

(3)盘腿坐位训练:盘腿坐位时,髋关节屈曲外展、膝关节屈曲的状态下使臀部负重。操作者可首先令患儿的头部偏向一侧后抱起患儿,并使双膝关节屈曲,髋关节屈曲外旋,盘坐于操作者前面,背部靠在操作者的身体,以寻求支点,然后操作者握住肘向前,手指分开置于床面,进行一定的头部旋转诱发其躯体相应的动作。

2. 膝关节立位训练

(1)双膝立位训练:操作者双手扶患儿髋部两侧,或一手拖住臀部,一手抵住胸部,使其髋充分伸展,帮助保持正确的双膝立位姿势;也可以令患儿自己抓物维持躯干稳定。

(2)单膝立位训练:对于重心转移调节困难的脑瘫患儿,需给予足够的支持,尤其要控制住其髋部达到伸髋、屈膝的目的,使其上身保持立直。训练的同时,也可以在患儿头的左右上方悬挂色彩鲜艳、也可以发出声响的玩具,诱导其伸手抓取。

3. 站立训练　患儿能保持坐位平衡后,可进行站立训练。

(1)扶站训练:①肌张力低下患儿:操作者先固定患儿双足,然后一只手扶住其胸部,另一只手扶住其膝盖。若患儿的腰腹肌无力,脊柱不能充分伸展时,则用胸部给予支撑,用身体支持患儿站立;②痉挛型双瘫患儿:先鼓励患儿站立,头保持中立位,平视前方,以促进脊柱、髋、膝关节的伸展。必要时从患儿后面给予膝部一定的支撑,引导其向前、后、左、右进行慢慢地摆动。

(2)靠站训练:操作者可帮助站立的患儿把双手放置身体两侧,臀部、躯干靠墙,双足分开与肩同步,并固定患儿的双足,放平于地面。

(3)独站训练:独站是行走的基础。操作者双手控制肩部和腰部,双足置于其双足外缘并夹紧,双足踩在患儿的足面上固定,然后根据情况,操作者减少双手的扶持以训练其独站的能力或采用不固定双足的方法进行训练。

(二)患儿良肢位的保持

1. 痉挛型脑瘫患儿仰卧位　如肌张力亢进患儿,常常出现角弓反张及身体各部位姿势不对称的现象,可将床垫的上下部分垫高,两侧亦垫起,形成一凹窝,使患儿卧于中间,要确保仰卧位时,头部在中线位,双手放到胸前。

2. 痉挛型脑瘫患儿侧卧位　痉挛型脑瘫患儿睡眠不宜长期采用仰卧姿势,以防加重肌肉痉挛。侧卧位不仅有利于痉挛的肌肉张力得到改善,亦有利于动作对称,但双腿之间要夹一小软枕头,以免双下肢过紧引起内收肌张力过高。

3. 痉挛型脑瘫患儿俯卧位　对屈曲性痉挛重的患儿,取俯卧位,在其胸前部放一枕头,使其前臂向前伸出,当患儿头能向抬起或能转动时,可以去掉枕头。

(三)作业疗法

主要是训练患儿的日常生活活动能力。如进食训练、穿脱衣服训练、洗漱和如厕训练、集体活动训练等。

1. 进食训练　为了增强患儿进食的协调运动功能,保证各项训练的正常进行,根据功能障碍不同选择不同的进食训练方法。其中主要包括抱坐喂食(图14-1)、侧卧位进食、俯卧位进食、坐在固定椅子上进

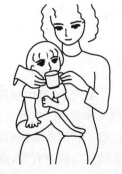

图14-1　抱坐喂食

食、用手或汤匙进食、用筷子进食等训练方式。

2. 穿脱衣服训练　主要提高患儿生活自理能力。从穿脱上衣、穿脱裤子、穿脱鞋三个方面针对性训练。

3. 洗漱和如厕训练　训练包括洗手、洗脸、刷牙、梳头、淋浴、盆浴、坐便等几个方面。

4. 集体活动训练　鼓励患儿多与其他儿童一起游戏，积极参加集体活动。提高患儿身体的协调性、灵活性等运动技能，以及与人交往、团队协作等言语、行为的能力，在活动中全面训练患儿功能。

（四）其他训练

1. 脑瘫患儿被抱姿势

（1）痉挛型下肢瘫患儿：抱时一手托住患儿臀部，一手扶住肩背部，将患儿竖直抱在怀里，将其两腿分开，分别搁置在抱人两侧髋部或一侧髋部前后侧（图14-2）。

（2）弛缓型脑瘫患儿：怀抱时要使头、躯干竖直，抱人用双手托住患儿臀部，使其背部依靠在抱人胸前（图14-3）。

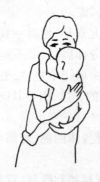
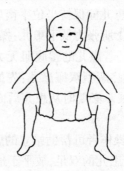

图14-2　痉挛型抱姿　　　　　图14-3　弛缓型抱姿

2. 言语训练　对有言语障碍的患儿有针对性地进行语言理解力训练、语音的训练、发音矫正训练、语句练习和交谈练习。

3. 情感和心理支持　对患儿态度和蔼、亲切，耐心细致地照顾患儿，让其感受到温暖和关爱。

# 第四节　阿尔茨海默病的康复护理

阿尔茨海默病（Alzheimer disease，AD），又称阿兹海默病，即老年性痴呆，严重影响社交、职业与生活功能。

## 一、概　　述

（一）疾病概要

AD 是一种中枢神经系统变性病，起病隐袭，病程呈慢性进行性，是阿尔茨海默病最常见的一种类型。主要表现为渐进性记忆障碍、认知功能障碍、人格改变及语言障碍等神经精神症状。病因及发病机制尚未阐明，可能与遗传、感染、免疫功能障碍、铝中毒、胆碱能神经功能缺陷等因素有关，此外，环境因素、文化程度低也是引起该病的相关因素。根据病情演变，AD 一般临床分为 1 期（病期 1～3 年）、2 期（病期 2～10 年）、3 期（病期 8～12 年）三期。

**走进历史**

## 第一个报告阿兹海默症的人——爱罗斯·阿兹海默

爱罗斯·阿兹海默（Alois Alzheimer）是一位德国精神病学家，他首先发现了"老年痴呆症"的病例，后来被命名为阿兹海默病。1901 年，阿兹海默在法兰克福精神病院观察了一位病人 D 夫人，这位 51 岁的病人有奇怪的行为症状，丧失了短时记忆。在以后数年中这位病人困扰了他。1906 年 4 月，D 夫人去世，阿兹海默将病历和脑送往他工作的慕尼黑克雷佩林实验室。2 位意大利医生和他一起工作，他使用着色技术鉴定淀粉和神经元纤维混乱。1906 年 11 月 3 日，进行了老年痴呆症首次病理学和临床症状演说。

（二）主要功能障碍

1. 记忆障碍　逐渐发生的记忆障碍（memory impairment）或遗忘是 AD 的重要特征或首发症状。

（1）近记忆障碍明显：病人不能记忆当天发生的日常琐事，记不得刚做过的事或讲过的话，忘记少用的名词、约会或贵重物件放于何处，易忘记不常用的名字，常重复发问，以前熟悉的名字易搞混，词汇减少。远事记忆可相对保留，早年不常用的词也会失去记忆。Albert 等检查病人记忆重要政治事件日期和识别过去及当前重要人物的照片，发现记忆丧失在某种程度上包括整个生命期。

（2）Korsakoff 遗忘状态：表现为近事遗忘，对 1~2 分钟前讲过的事情可完全不能记忆，易遗忘近期接触过的人名、地点和数字，为填补记忆空白，病人常无意地编造情节或远事近移，出现错构和虚构，学习和记忆新知识困难，需数周或数月重复，才能记住自己的床位和医生或护士的姓名。检查时重复一系列数字或词，即时记忆常可保持，短时和长时记忆不完整，但仍可进行某些长时间建立的模式。

2. 认知障碍　是 AD 的特征性表现，随病情进展逐渐表现明显。

（1）语言功能障碍：特点是命名不能和听与理解障碍的流利性失语，口语由于找词困难而渐渐停顿，使语言或书写中断或表现为口语空洞、缺乏实质词、冗赘而喋喋不休；如果找不到所需的词汇，则采用迂回说法或留下未完成的句子，如同命名障碍；早期复述无困难，后期困难；早期保持语言理解力，渐渐显出不理解和不能执行较复杂的指令，口语量减少，出现错语症，交谈能力减退，阅读理解受损，朗读可相对保留，最后出现完全性失语。检查方法是让受检者在 1 分钟内说出尽可能多的蔬菜、车辆、工具和衣服名称，AD 病人常少于 50 个。

（2）视空间功能受损：可早期出现，表现为严重定向力障碍，在熟悉的环境中迷路或不认家门，不会看街路地图，不能区别左、右或泊车；在房间里找不到自己的床，辨别不清上衣和裤子以及衣服的上下和内外，穿外套时手伸不进袖子，铺台布时不能把台布的角与桌子角对应；不能描述一地与另一地的方向关系，不能独自去以前常去的熟悉场所；后期连最简单的几何图形也不能描画，不会使用常用物品或工具如筷子、汤匙等，仍可保留肌力与运动协调。系由于顶-枕叶功能障碍导致躯体与周围环境空间关系障碍，以及一侧视路内的刺激忽略。

（3）失认及失用：可出现视失认和面容失认，不能认识亲人和熟人的面孔，也可出现自我认识受损，产生镜子征，病人对着镜子里自己的影子说话。可出现意向性失用，每天晨起仍可自行刷牙，但不能按指令做刷牙动作；以及观念性失用，不能正确地完成连续复杂的运用动作，如叼纸烟、划火柴和点烟等。

（4）计算力障碍：常弄错物品的价格、算错账或付错钱，不能平衡银行账户，最后连最简单的计算也不能完成。

3. 精神障碍

（1）抑郁心境，情感淡漠、焦虑不安、兴奋、欣快和失控等，主动性减少，注意力涣散，白天自言自语或大声说话，害怕单独留在家中，少数病人出现不适当或频繁发笑。

（2）部分病人出现思维和行为障碍等，如幻觉、错觉、片段妄想、虚构、古怪行为、攻击倾向及个性改变等，如怀疑自己年老虚弱的配偶有外遇，怀疑子女偷自己的钱物或物品，把不值钱的东西当作财宝藏匿，认为家人作密探而产生敌意，不合情理地改变意愿，持续忧虑、紧张和激惹，拒绝老朋友来访，言行失控，冒失的风险投资或色情行为等。

（3）贪食行为，或常忽略进食，多数病人失眠或夜间谵妄。

4. 异常行为 检查可见早期病人仍保持通常仪表，遗忘、失语等症状较轻时病人活动、行为及社会交往无明显异常；严重时表现为不安、易激惹或少动，不注意衣着，不修边幅，个人卫生不佳；后期仍保留习惯性自主活动，但不能执行指令动作。通常无锥体束征和感觉障碍，步态正常，视力、视野相对完整。如病程中出现偏瘫或同向偏盲，应注意是否合并脑卒中、肿瘤或硬膜下血肿等，疾病晚期可见四肢强直、锥体束征、小步态、平衡障碍及尿便失禁等，约5%的病人出现癫痫发作和帕金森综合征，伴帕金森综合征的病人往往不能站立和行走，整天卧床，生活完全依靠护理。

## 二、康复评估

对 AD 的评估，常用简易精神状态检查量表（mini-mental state examination，MMSE）、韦氏成人智力量表（WAIS-RC）、临床痴呆评定量表（CDR）和 Blessed 行为量表（BBBS）等，神经心理测试可确定记忆、认知、语言及视空间功能障碍的程度，建立痴呆的诊断，Hachinski 缺血积分（HIS）量表用于与血管性痴呆的鉴别。

## 三、康复护理措施

老年痴呆症是一种进行性发展的致死性神经退行性疾病，不仅病人的身心遭到损害，也会对家庭和睦造成影响。而传统单一的方法治疗老年痴呆难以达到很好的疗效，所以在配合治疗的同时进行必要的老年痴呆康复训练，会使病人的治疗效果达到最好。

（一）早期

痴呆病人发病后，会有一些伴随症状。常见的表现有运动发育落后，对外界反应迟钝，语言发育差，表情呆板或有特殊面容者。痴呆的治疗是一个漫长的过程，在痴呆的治疗过程中需要专业的操作者和病人家长的共同努力给病人进行恢复训练。下面就来对轻度痴呆的恢复做个介绍。

1. 感知能力训练 通过视觉、听觉、触觉、嗅觉、味觉训练，利用婴幼儿的感觉器官去接触、探索、学习周围的环境。

2. 运动能力训练 大运动训练：大运动是指身体姿势或全身的动作而言，如俯卧、抬头、翻身、爬行、独坐、独站、行走、跑步、跳跃等。精细动作训练:精细动作是训练手和手指的动作。如大把抓握玩具、手指捏取物件、引线穿珠、握笔写字等。训练时必须注意由大到小,由易到难,逐步加深。

3. 语言与交往能力训练　语言是思维的手段,是与人交往的工具,对于一个生活在社会中的小孩来说极为重要,痴呆儿童绝大多数都有语言障碍,因此恢复训练中,语言训练占极其重要的位置。

4. 认知能力训练　认知能力主要是指认识事物的能力,痴呆儿童这方面能力很差,主要原因是认知能力建立在概念上,而概念要用语言来表达:痴呆小孩语言差,不能用语言表达概念,因而认知能力就很差。

5. 生活自理能力训练　生活自理是指儿童在不依赖他人的帮助下,每天必须进行的最基本动作,主要包括穿衣、进食、个人清洁、如厕等自理能力。自理训练和认知、体能有着极其密切的关系,是相互影响的,因而应根据每个孩子的实际发育水平选择时机,训练越及时,效果越明显。

6. 生活适应能力训练　社会适应能力是指与他人交往的能力,作为社会的一名成员,儿童必须适应他所处社会的文化背景或要求,因此必须结合年龄教会儿童一些生活常识,以便被社会所接受。主要掌握礼貌用语、与人交往的称呼、交通规则、公共场所规则、与同伴友好相处等。

（二）中期

老年痴呆症是一种进行性发展的致死性神经退行性疾病,不仅病人的身心遭到损害,也会对家庭和睦造成影响。而传统单一的方法治疗老年痴呆难以达到很好的疗效,所以在配合治疗的同时进行必要的老年痴呆的恢复训练,会使病人的治疗效果达到最好。下面就来对中度老年痴呆的恢复训练做个介绍。

1. 示范训练　将要展现的活动通过多种感觉方式显示在病人眼前,并加以语言提示,以便病人集中注意力。如打太极拳,一边让病人看到舒展流畅的动作,一边抑扬顿挫地讲解动作要领,使病人视觉、听觉都调动起来,以强化其注意力。

2. 分类训练　多以纸笔练习为主,让病人按指示完成规定的图案描绘,或对录音带、电脑中的指示执行某个动作。还可按照持续性、选择性、交替性及分别性等注意项目分别进行训练。

3. 计算训练　如将筷子分成两堆,让病人比较哪堆多,哪堆少。或让病人进行简单的家庭消费账目计算。比如去商场购买回一些日用品后,让他计算每样物品各花费了多少钱、共消费了多少钱、还剩多少钱。

4. 语言训练　比如发音不清楚的,可教其简单的单词。也可给其看实物,比如叫其说出水杯的名称;对用词很贫乏的病人,可教其表达想法的简单用词。对简单谈话时忘词或词不达意者,应鼓励病人适当多讲话,不要怕说错。

（三）晚期

晚期病人是病情最为严重的时候,由于此期病人吃饭、穿衣、走路和刷牙等日常生活能力严重受损,康复训练有一定的难度,需要长期反复训练,才能获得一定的效果。对日常基本生活能力尚有所保留并稍能合作的病人,应从基本的生活功能着手训练。如训练其进食时,可分为喂食—自喂加协喂—自行进食三个步骤,在此过程中,把每一步的具体动作加以分解进行训练。如先训练病人的握勺动作,再训练将装饭的小勺送到嘴边,再训练向嘴里填送。当用勺进食的几个步骤熟练之后,再进行系统地训练,即:握勺—到碗中盛饭—把装有饭的小勺送到口边再送到口中,晚期是病人最难过的时期,因此,一定要给予更多的关心。

## 第五节　颈椎病的康复护理

颈椎病是中、老年人常见病、多发病之一,其发病率随年龄升高而升高,多发生在中老年人,男性发病率高于女性。

### 一、概　　述

#### (一) 疾病概要

颈椎病是由于颈椎间盘退变、突出,颈椎骨质增生、韧带增厚、钙化等退行性变刺激或压迫其神经、脊髓、血管而引起的一系列症状和体征。引发颈椎病的病因多样,病理过程复杂,颈椎间盘生理性退变或突出是本病的内因。另外,慢性劳损、急性损伤、不适当地治疗和锻炼,颈椎失稳、椎关节错位,骨质增生、颈椎先天畸形如椎体融合、先天性椎管狭窄等也易引发本病。

#### (二) 主要功能障碍

颈椎病在临床上分五种类型,其主要功能障碍为:

1. 神经根型　最常见,占60%以上。由于颈神经根受到压迫或刺激,发生水肿、炎症或粘连。临床表现为颈僵不适,活动受限,一侧或两侧颈肩疼痛,伴肩臂麻木,并可出现沿神经走向的放射痛。部位常与受累神经支配区一致。患侧上肢酸软无力,握力减退,持物易落。

2. 脊髓型　约占颈椎病的10%~15%。是颈椎病中最重的一种类型,致残率高。由于颈椎盘病变、颈椎后缘骨质增生、发育性椎管狭窄、韧带钙化压迫脊髓而产生相应的症状,病人表现为下肢无力沉重,迈步困难,步态笨拙,胸腰部束缚感,上肢麻木、无力,严重时可见大小便失控,甚至瘫痪。

3. 椎动脉型　约占10%~15%,多由颈椎或椎间盘退变,椎间隙狭窄,钩椎关节增生等刺激压迫椎动脉使之痉挛、狭窄,出现椎-基底动脉供血不足的临床表现,病人以发作性眩晕为主要症状,可同时伴有恶心、呕吐,异相睡性障碍,病人常在颈部突然转动时跌倒,但意识大都存在。常伴有头痛、耳鸣、耳聋、弱视、复视、视物模糊、视幻觉、视野缺损等症状,常与头部位置的变动有关。

4. 交感神经型　约占10%。颈椎及椎间盘病变等反射性地刺激颈交感受神经而出现一系列临床表现,可有交感神经兴奋激惹症状,少数表现为交感神经抑制症状。表现为头痛伴有头晕、恶心、呕吐、心慌、胸闷、心前区疼痛、瞳孔增大、视物模糊、失眠等交感神经兴奋症状。还有心率过缓,血压偏低,眼睑下垂等交感神经抑制症状。

5. 混合型　以上各种类型颈椎病有两种或两种以上不同时存在。

### 二、康复评估

通常采用日本学者和日本骨科学会的评价量表,对颈椎病的症状体征进行单项评估或综合评估。

### 三、康复护理措施

颈椎病的治疗主要是采用非手术疗法,康复治疗护理的目标是:减轻颈神经根、硬膜囊、椎动脉和交感神经的受压与刺激;解除神经根粘连与水肿;缓解颈、肩、臂肌痉挛;治疗软组织劳损,恢复颈椎稳定性。而对于症状严重,非手术疗法治疗无效者,可考虑手术,术后也应该尽早开始康复治疗。

1. 休息　休息是颈椎间盘疾病治疗的基础,对急性椎间盘突出,休息可促使软组织损伤修复;对慢性椎间盘病变,可减轻炎症反应。

(1)纠正生活中的不良体位:注意调整桌面或工作台高度,长时间视物时,应将物体放置于平视或略低于平视处,长时间固定某一姿势时,应每2小时改变头颈部体位,定期远视,有利于缓解眼睛和颈部疲劳。

(2)选择合适的枕头:枕头宜置于颈后,保持头部轻度后仰,使之符合颈椎的生理曲度。选择合适的枕头高度及长度,高度以侧卧时与肩同高为宜,一般为12~15cm;长度一般在40~60cm左右,或超过自己的肩宽10~16cm为宜,它可确保在睡眠体位变化时,始终能支持颈椎。

(3)保持良好的睡姿:理想的睡眠体位是使头颈部保持自然仰伸位,胸部及腰部保持自然曲度,双髋及双膝略呈屈曲状,如此可使全身肌肉、韧带及关节获得最大限度地放松与休息。因俯卧位既不利于保持颈部的平衡及生理曲度,又影响呼吸道的通畅,所以采取俯卧位是不科学的,应努力加以纠正。

(4)选择合适的床铺:合适的床铺应有较好的透气性,符合人体各部的生物力学要求,有利于保持颈椎、腰椎的正常生理曲线,维持脊柱的平衡状态。木板床可维持脊柱的平衡状态故有利于脊柱或下肢伤病人,有利于颈椎病的防治,目前使用较多,经济实惠,但透气性稍差。

2. 颈椎制动　可以解除颈部肌肉痉挛,缓解疼痛;减少突出的椎间盘或骨赘对脊髓、神经根及椎动脉的刺激;颈椎术后制动是为了使手术部位获得外在稳定,有利于手术创伤的早日康复。制动方法包括颈托、围领和支架三类。

3. 颈椎牵引的护理　颈椎牵引是目前除脊髓型颈椎病外最常用且有效的方法,疗效也已得肯定。最常用的是枕颌布带牵引法:通常采用坐位牵引(如年老体弱、眩晕或病情较重,也可采用仰卧位牵引),头部稍前屈约20°。牵引重量可从6kg开始,渐增至12~15kg,但以不超过体重的1/4为宜,以能取得疗效又能易于耐受为度。牵引时间以10~30分钟为宜,1次/天,10次为一疗程,直至症状消失。

4. 关节松动技术　主要适用于神经根型颈椎病。目前国内常用的是Maitland手法(澳氏手法)。即在有压痛小关节及其上下两个椎骨的棘突上,垂直向下有节律地震动。震动频率为1~2次/秒,每次治疗持续60秒。每个部位重复操作2~3遍。

5. 运动疗法　选用颈椎体操。适用于家庭或社区内进行,简单易学。急性症状减轻后即可开始应用。所有操练应平稳慢速地进行,并在能耐受的情况下,逐渐加大动作幅度或所用阻力,持之以恒,长期坚持,才能取得较好疗效。

6. 推拿疗法　常用部位有风池、天柱、缺盆、肩井、曲池、手三里、合谷、内关、外关、神门等穴。

## 第六节 腰椎间盘突出症的康复护理

腰椎间盘突出症是腰腿痛最常见的原因之一,以青壮年为最多,男性较女性多,20岁以内占6%左右,老年人发病率低。

### 一、概　述

（一）疾病概要

腰椎间盘突出症是因椎间盘变性,纤维环破裂,髓核突出刺激或压迫神经根、马尾神经所表现的一种综合征,主要表现为腰痛、坐骨神经痛,同时可伴有腰部活动受限,受累神经根支配区的感觉、运动和反射改变。其中以 $L_4 \sim L_5$、$L_5 \sim S_1$ 间隙发病率最高,约占90% ~ 96%,多个椎间隙同时发病者仅占5% ~22%。

（二）主要功能障碍

1. 腰痛及放射性下肢痛　是大多数本病病人最先出现的症状,发生率约91%。多数病人先有腰痛后有腿痛,部分病人腰痛和腿痛同时发生,少数病人只有腿痛。

2. 麻木无力　受累神经根受到较重损害时,所支配的肌肉力量减弱,感觉减退,轻者可出现痛觉过敏,重者肌肉瘫痪,出现无力症状。

3. 步态和姿势异常　轻者无明显变化,较重者步态拘谨、步行缓慢,常伴有间歇性跛行,同时可有脊柱侧弯畸形。

4. 大小便功能变化　椎间盘突出压迫硬膜囊较重时,马尾神经损害可引起便秘、排便困难,尿频、尿急、尿潴留或尿失禁,会阴部感觉减退或消失,以及性功能障碍。

### 二、康复评估

可从疼痛程度、肌力、腰椎活动度、腰骶段曲度、对工作、生活影响程度等几方面进行评估,结合体格检查和影像学检查。

（一）腰椎活动度评定

1. 前屈　正常腰椎最大屈曲活动度为40° ~60°。

2. 后伸　正常腰椎后伸最大活动度为20° ~35°。

3. 侧屈　正常腰椎侧屈最大活动度为15° ~20°。

4. 旋转　正常腰椎旋转最大活动度为20°。

5. 复合动作检查　如前屈时侧屈、后伸时侧屈、前屈和旋转、后伸和旋转等。

（二）腰椎肌力和耐力评定

包括躯干屈肌、躯干伸肌、腹内和腹外斜肌肌力评定,躯干屈肌、伸肌耐力评定。

（三）腰椎特殊检查

见《健康评估》相关内容。

### 三、康复护理措施

康复护理的目的:缓解疼痛、消除肌肉痉挛、增加关节活动度、提高肌力、矫正姿势、改善功能。

1. 卧床休息　适用于急性发作期症状较重的病人。卧硬板床,取自由位,时间约1~3周左右。待疼痛缓解后可在宽硬腰围保护下逐步起床活动,并进行如腰椎骨盆牵引、推拿等治疗。

2. 运动疗法　进行腰背肌和腹肌锻炼,每一动作重复 6 ~ 20 次,循序渐进。方法:

(1)挺胸:仰卧位,双肘支撑床面,抬起肩部和胸部。

(2)半桥:仰卧位,双腿屈曲,抬起臀部同时挺胸挺腰。

(3)俯卧撑:俯卧位,双手支撑床面,先将头抬起,然后上身和头部抬起并使头部后伸。

(4)"燕飞式":俯卧位,双手和后臂后伸,躯干和下肢都同时用力后伸,两膝伸直,使之成为反弓状。

3. 腰椎牵引　仰卧位,用两个牵引套分别固定骨盆和胸部或腰部,进行对抗牵引。牵引重量通常从 20kg 开始,逐渐增至相当于病人体重的 1/2 重量。每次牵引 20 ~ 30 分钟,每日 1 次。

4. 推拿治疗　推拿治疗有解痉止痛、改善血液循环、消炎消肿、纠正腰椎错位和松解神经根粘连等作用。

5. 针灸治疗　针灸治疗可缓解疼痛,促进神经根水肿和炎症的吸收和消散,一般用体针治疗,根据突出部位取穴,每次选 5 ~ 8 个穴位,每日 1 次,一般采用中等刺激,痛甚者可给予更强刺激。

6. 药物治疗　只在急性期应用。选用 20% 甘露醇注射液 250ml 静脉滴注。

# 第七节　冠心病的康复护理

冠心病即冠状动脉粥样硬化性心脏病,也称缺血性心脏病,是当今威胁人类健康的主要疾病之一。近 40 年来,对冠心病的处理,在观念上发生了变化。过去对急性心肌梗死(acute myocardial infarction,AMI)病人的治疗,主张卧床数周,尽量避免活动。现在从心脏病康复的观点强调三个环节:即早期下床和运动训练、对病人和其家属进行宣教、早期及重复运动试验。

## 一、概　述

(一)疾病概要

冠心病是冠状动脉血管发生动脉粥样硬化病变而引起血管腔狭窄或阻塞,造成心肌缺血、缺氧或坏死而导致的心脏病。WHO 将冠心病分为 5 大类:无症状心肌缺血(隐匿性冠心病)、心绞痛、心肌梗死、缺血性心力衰竭(缺血性心脏病)和猝死 5 种临床类型。主要危险因素有年龄、性别、高血脂、高血压、糖尿病、高凝状态、吸烟、肥胖、遗传因素、体力活动、饮食、生活方式、情绪等,可通过干预和治疗这些因素来减少发病率。

(二)主要功能障碍

1. 心功能障碍　急性心肌梗死可引起心功能衰竭,陈旧性心肌梗死可引起慢性心功能不全。判断心功能水平,目前常用美国纽约心脏病学会(NYHA)的分级方案,共分 4 级。

Ⅰ级:病人患有心脏病,但活动量不受限制,平时一般活动不引起疲乏,心悸、呼吸困难或心绞痛。

Ⅱ级:心脏病病人,体力活动受到轻度限制,休息时无自觉症状,但平时一般活动可出现疲乏、心悸、呼吸困难或心绞痛。

Ⅲ级:心脏病病人,体力活动明显受限,小于平时一般活动即可引起上述症状。

Ⅳ级:心脏病病人,不能从事任何体力活动,休息状态下也出现心衰的症状,体力活动后加剧,心功能减退,妨碍病人正常的生活学习和工作。

2. 运动耐力下降　冠心病和运动缺乏均会导致机体摄氧能力减退、肌肉萎缩和氧化代谢能力降低,引起运动耐力下降。

3. 日常活动受限 因坏死的心肌需 6 周左右才能愈合,因此要求心肌梗死病人在急性期限制一些活动,以防出现室壁瘤或心脏破裂。

4. 心理障碍 有冠心病病人,只要诱因存在,随时都有可能发生心肌缺血而出现心绞痛等临床表现,这给病人造成极大的心理压力和精神负担,严重影响病人的正常学习、工作与生活。

5. 行为障碍 具有不良的生活方式和个人习惯等。

## 二、康复评估

冠心病的康复评估包括病史、体格检查、冠心病危险因素的评估、心理社会评定以及心肺功能的专项检查,其中心电运动试验是心脏负荷试验的一种,是无创伤性、可靠、安全的心脏功能评定方法,也是冠心病中主要和常用的评定方法。

(一) 运动试验

分级运动试验在冠心病康复医疗期间不仅是安全和可行的,而且是必需的。为掌握 AMI 早期活动和运动训练的运动量,在康复早期(国外为 AMI 后 2 ~ 3 周)、冠脉搭桥术后等住院过程中,以及出院前评价,应用 6 分钟步行或低水平运动试验;康复中后期制订运动处方时,应用运动量较大的症状及心电限制性运动试验。

(二) 危险性分层

对急性心肌梗死病人进行危险性分层是运动康复训练的基础。根据病人的临床特点,将冠心病急性心肌梗死病人分为低危层、中危层和高危层。

1. 低危层(每一项都存在时为低危) 住院时无临床并发症;无心肌缺血的证据;心脏功能容量≥7METs;左室功能正常(LVEF≥50%);无休息或运动引起的复杂心律失常。

2. 中危层(不符合典型的低危或高危者设为中危) ST 段呈水平型或斜下型压低≥2mm;冠状动脉核素心肌灌注显像异常为可逆性的;左室功能中等或较佳(LVEF35% ~ 49%);心绞痛发作的形式改变或新近发生心绞痛。

3. 高危层(任意危险因素存在时为高危) 以前或新近心肌梗死波及左室≥35%;休息时 LVEF <35%;运动负荷试验时收缩压下跌或收缩压上升≤10mmHg;入院后缺血性胸痛持续或反复发作≥24 小时;心脏功能容量 <5METs,运动试验时伴有低血压反应或 ST 段下降 >1mm;住院期间有充血性心力衰竭症状;在峰值心率≤135 次/分钟时 ST 段压低≥2mm;休息或运动引起的复杂室性心率失常。

## 三、康复护理措施

冠心病康复是指通过医疗性运动(有氧训练、力量性训练等),配合心理康复、作业疗法、行为疗法和危险因素的纠正等使冠心病病人重新获得正常或接近正常的生活状态。国际上一般将冠心病的康复治疗分三期进行。

(一) Ⅰ期(住院期康复)

一般在发病后 2 周以内,目前发达国家急性心肌梗死的平均住院时间为 3 ~ 7 天。此时病人生命体征稳定,无明显心绞痛,安静心率低于 110 次/分钟,无并发症或并发症完全控制,血压基本正常,体温正常。

1. 目标

(1)减轻绝对卧床休息对心脏功能和体力活动能力的不利影响,防止制动综合征(如静脉血栓、肺栓塞、肩手综合征和体位性低血压等)的发生,预防术后综合征。

(2)减少焦虑、抑郁等的发生,促进心理调整。

(3)改变病人的不良行为类型以减少危险因素。

2. 内容和方法

(1)心理治疗:向病人及家属进行有关的卫生宣教,并有针对性地进行个别心理咨询及指导,特别强调戒烟、低脂低盐饮食、规律的生活、保持情绪稳定等。

(2)早期活动及运动训练:①床上活动:一般从床上肢体活动开始,先活动远端肢体小关节,再逐渐过渡到抗阻运动,如捏气球、皮球或拉皮筋。吃饭、洗脸、刷牙、穿衣等日常生活活动可以早期进行。②呼吸训练:训练腹式呼吸。要点是在吸气时腹部隆起,让膈肌尽量下降;呼气时腹部收缩,把肺的气体尽量排出。③坐位训练:开始时可将床头抬高,把枕头或被子放在背后,让病人逐步过渡到无依托独立坐。④步行训练:步行训练从床边站立开始,先克服直立性低血压。在站立无问题之后,开始床边步行(1.5~2.0METs),此阶段开始时最好进行心电监护。⑤保持大便通畅:在床边放置简易的坐便器,尽量让病人坐位大便,其心脏负荷和能量消耗均小于卧床大便(3.6METs),也比较容易排便。禁忌蹲位大便或在大便时过分用力。如果出现便秘,应该使用通便剂。⑥上下楼梯:缓慢上下楼,尤其必须保持非常缓慢的上楼速度。一般每上一级台阶可以稍事休息,以保证没有任何症状。

(3)康复方案调整与监护:如果病人在训练过程中没有不良反应,运动或活动时心率增加<10次/分钟,次日训练可以进入下一阶段。运动中心率增加在20次/分钟左右,则需要继续同一级别的运动。心率增加超过20次/分钟,或出现任何不良反应,则应该退回到前一阶段运动,甚至暂时停止运动训练。

(二) Ⅱ期(出院后康复)

出院后至病程12周左右。对 AMI 和(或)急性冠脉综合征(ACS)恢复期、稳定型心绞痛、经皮冠状动脉介入治疗(PCI)或冠状动脉旁路移植术(CABG)后6个月内的病人,建议尽早进行康复计划。同时应除外暂缓康复治疗的病人,即不稳定型心绞痛,心功能Ⅳ级,未控制的严重心律失常,未控制的高血压[静息收缩压>160mm Hg(1mm Hg=0.133kPa)或静息舒张压>100mm Hg]。

1. 目标

(1)恢复心脏功能能力和体力活动能力,减少心绞痛和运动诱发的心律失常,使运动能力达到4~6MET。

(2)调整生活方式,减少对药物依赖。

(3)为重返工作或恢复病前活动水平做好准备。

2. 内容和方法　心肌梗死瘢痕形成需要6周左右的时间,而在心肌瘢痕形成之前,病人病情仍然有恶化的可能,进行较大强度的运动危险性较大,因此在此期主要是保持适当的体力活动,逐步适应家庭活动,耐心等待病情稳定性完全确立。可参考南京医科大学的冠心病Ⅱ期康复程序(表14-5)。

此期活动强度为40%~50%最大心率(HRmax),活动时主观劳累程度不超过13~15。一般活动无须医务监测,在进行较大强度活动时可采作远程心电图监护系统监测,或由有经验的康复治疗人员观察数次康复治疗过程,以确立安全性。无并发症的病人可在家属帮助下逐步过渡到无监护活动。注意此期活动时不能有气喘和疲劳,禁止过分用力,每周需要门诊随访1次。当病人有任何不适均应暂停运动,及时就诊。

表 14-5　冠心病Ⅱ期康复参考方案

| 活动内容 | 第一周 | 第二周 | 第三周 | 第四周 |
|---|---|---|---|---|
| 门诊宣教 | 1 次 | 1 次 | 1 次 | 1 次 |
| 散步 | 15min | 20min | 30min | 30min ×2 次 |
| 厨房工作 | 5min | 10min | 10min ×2 次 | 10min ×3 次 |
| 看书或电视 | 15min ×2 次 | 20min ×2 次 | 30min ×2 次 | 30min ×2 次 |
| 保健按摩 | 保健按摩学习 | 保健按摩 ×1 次 | 保健按摩 ×2 次 | 保健按摩 ×2 次 |
| 缓慢上下梯 | 1 层 ×2 次 | 2 层 ×2 次 | 3 层 ×1 次 | 3 层 ×2 次 |

（三）Ⅲ期（慢性期康复）

病程的 12 周以后至 6～12 个月。

1. 目标

（1）进一步增强心脏功能和体力工作能力并加以保持,有可能超过 AMI 前或术前水平。

（2）减少 AMI 复发,减少冠心病易患因素,提高生活质量（增强对压力的耐受、性生活能力等）。

2. 内容及方法　此期相当于 AMI 的复原、维持期,病人在家中已恢复原来的体力活动或已返回工作岗位。运动训练按运动处方在家中或社区进行。运动方式包括:有氧训练,力量训练,柔韧性训练,作业训练,医疗体操,气功等;运动形式可分为间断性运动和连续性运动;避免竞争性强的运动;避免在饱餐、喝浓茶等 2 小时内锻炼;避免在运动后立即洗热水澡,至少应休息 15 分钟;高温或严寒季节,应减少运动量;运动中或后出现心绞痛,休息数分钟后心律仍 >110 次/分钟,伴胸闷、气促、乏力、面色苍白或发绀、腿痛、恶心等,应停止运动,及时检查处理;再次训练应包括准备活动,训练活动和结束活动。在疗程方面,国外一般为 2～3 个月,最少为 1 个月。根据我国的实际情况,上述程序和疗程基数定为 1 个月。如继续治疗,运动强度或运动量可按每周 5% 左右的幅度递增。

**边学边练**

实训十八　社区常见病症的康复护理教育

**慧心笔录**

社区康复已纳入国家发展建设规划,开展社区康复是使功能障碍及失能人士机会均等地享受康复资源,实现人人享有基本医疗、保健、康复的重要环节,是病伤残功能障碍者得到持续医疗康复服务的保障。作为社区康复护士,要深刻认识社区康复医疗工作对象,除了残疾者,更多的还是心血管疾病、脑血管疾病、高血压、糖尿病等慢性病病人,以及其他老年病病人等;要重视社区康复护理过程中对病人的人文关怀,把社区康复、保健、医疗、预防融为一体,担负起家庭康复医疗、康复护理、生活指导,健康教育的责任,这也是社区康复医疗发展的趋势。

（吴淑娥）

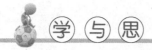 学 与 思

1. 徐先生,男,60 岁,脑卒中经过一段时间的康复治疗,大小便能自我控制,自己可以完成日常的进食、洗澡、修饰、穿衣、上厕所、转移、上下楼梯、步行需部分帮助,请问:

(1)这位病人的 Barthel 指数评分是多少?

(2)如何预防病人肩关节半脱位?

2. 长期以来,脊髓损伤康复被认为应是在脊髓损伤后期或恢复期进行的,认为康复治疗是临床治疗的延续。

(1)你认为这种说法的误区在哪?

(2)为什么说脊髓损伤的康复是从车轮下开始的?

# 实训指导

## 实训一　建立居民健康档案

【目的】

通过社区居民健康档案的建立,掌握个人、家庭健康档案的内容和特点,逐步学会使用计算机建立居民健康档案。

【内容】

1. 物品　个人健康档案、家庭健康档案表格、笔。

2. 案例　病人,男性,53岁,某工厂工人,患有糖尿病12年,近一年来两小腿感觉麻木,有时出现针刺样跳痛,双上肢也发麻,全身乏力。在社区门诊就诊,体检结果:身高167cm、体重80kg、血压126/83mmHg、心率82次/分,四肢呈"手套、袜套"样对称性感觉障碍,双膝反射减弱,心电图正常,其余未见异常。一家三口居住在本厂职工宿舍,住房位于一楼,较潮湿而且采光不好,面积仅仅60平方米。妻子比他小6岁,原来是同厂的工人,现在已经下岗。两夫妻育有一子,大学毕业一年后还未找到合适的工作,在家待业。

【步骤】

1. 学生分组　将全班学生分组,每3~4位同学为一组。熟悉居民健康档案表格的相关内容

2. 案例展示分析　老师将准备好的病例资料分发给学生。教师引导学生对案例资料进行分析评估,提炼案例中相关的健康信息。

3. 模拟建档　教师引导学生根据案例资料,模拟进行健康档案的建立。

4. 课堂讨论、总结　小组选派代表讲述在模拟建档中的体会,各组之间相互交流、讨论,最后教师给予点评、总结。

5. 布置实训作业　请每位同学试着为自己的家庭建立一份健康档案。

【注意事项】

1. 健康档案应该保存于社区卫生服务机构内,由专人保管,每次使用后应归回原位。

2. 强调档案资料管理的可靠性。

3. 社区卫生服务机构必须设立专门的档案柜,编制家庭健康档案号码,并使家庭内所有成员的个人健康档案放在一起,以方便查阅和利用。

## 实训二　制订社区健康教育计划

【目标】

1. 熟悉社区健康教育的程序。

2. 准确掌握社区健康教育评估资料的收集方法。

3. 能准确快速发现社区居民目前或潜在的健康问题及影响健康的危险因素并能迅速明确制订社区健康教育计划的方法及步骤。

4. 能正确地制订相应的社区健康教育计划及有效实施社区健康教育活动。

【内容】

1. 准确收集社区居民健康教育需求的资料。

2. 确定社区健康教育诊断。

3. 制订合理的社区健康教育计划。

【步骤】

1. 教师准备　课前需充分准备相关案例。

案例一：某社区位于某市繁华地带，居民大多为各行业老板，生活富裕，但近 2 年，该社区 2 型糖尿病病人大幅增加。该社区护士小敏对本社区成年人进行了相关普查，发现该社区 2 型糖尿病发病率高达 18%，知晓率 15%，治疗率 12%。为了准确评估及确定该社区居民的健康问题，小敏对糖尿病人群进行进一步调查，并进行危险因素分析，发现该社区人群生活极不规律，经常熬夜加班、外出应酬较多，超重、肥胖者居多；且社区内男性吸烟现象很普遍。社区卫生服务中心决定让社区护士小敏开始研究并着手制订社区糖尿病管理计划并及时开展社区居民的健康教育工作。

案例二：某市城乡结合部建立一新兴温馨家园居民住宅小区，居民大多为中年知识分子及一线岗位工作人员，工作强度大，精神压力大，无暇顾及身体，近年来小区附近某一工地开工建设，人多、车多、噪声大、灰层大。严重影响居民休息。该社区居民健康观念不强，大多数人认为"无病无痛就是健康"保健意识淡薄，不太愿意花时间接受健康教育。近 1 年，该社区高血压的病人大幅增加。该社区卫生服务机构护士小王对本社区成年人进行了相关普查，发现该社区高血压发病率高达 21.1%，高于全国成人高血压患病率。其中疾病知晓率 10%，治疗率 8%。为了准确评估及确定该社区居民的健康问题，小王对高血压人群进行进一步调查，并进行危险因素分析，发现该社区大多人群生活极不规律，经常熬夜加班、超重、肥胖者居多；喜欢咸食，缺乏高血压疾病相关知识，缺乏自我保健知识及保健意识。针对该小区的情况，社区护士小王开始研究并着手制订社区高血压病管理计划并及时开展社区居民的健康教育工作。

2. 学生准备　仪表端庄，服装整洁，态度认真；课前预习并完善相关知识；课前学生按每班实际人数分 2 ~ 3 组，每组又分若干小组，每组指定一名同学负责本组活动。

3. 发放案例　老师将准备的病例资料分发给学生，做好课前预习准备工作。

4. 引导病案分析　课程中教师引导学生对案例资料进行分析评估，通过对社区居民群体健康状况、居民生活习惯及社区环境等方面了解，分析、整理社区居民的健康状况、一般情况、生活方式、社区环境、卫生状况、健康知识掌握情况及医疗卫生服务资源等各方面资料。

5. 明确健康教育诊断　教师引导学生根据评估资料，对社区居民进行社区健康教育诊断，并明确其首优问题。

6. 制订健康教育计划　教师引导学生制订一份合理、有效的社区健康教育计划，明确健康教育的目标，标明实施的地点、时间、方法及内容，并以小组为单位制订完整的社区健康教育计划。

7. 讲述、总结　小组选派代表讲述本组健康教育计划，各组之间相互交流、讨论，教师及时给予点评、总结。

8. 每位学生书写作业并及时上交给教师批改。

【注意事项】

1. 课前充分准备。

2. 评估方法正确、资料全面可靠、结果准确无误。

3. 制订的社区健康教育计划合理、有效。

## 实训三　绘制家系图

【目标】

1. 掌握家系图的绘制。

2. 学会评估、识别及判断家庭中的危险因素和高危人员的筛查。

【内容】

**案例:**钱苗苗,29 岁,7 天前剖宫产下一名男婴 8.2 斤,其丈夫赵小明,32 岁,警察。赵小明父亲 76 岁时因突发心肌梗死去世,母亲今年 74 岁,患有糖尿病、高血压;大哥 36 岁,有一儿一女,分别为 1 岁和 7 岁;二姐 35 岁,未婚,是一名医生。钱苗苗父亲 60 岁,今年刚刚退休在家,母亲 54 岁,企业职工,妹妹 22 岁,今年刚刚大学毕业。

社区护士到钱苗苗家进行初次家访,为了提供更好的家庭护理计划,准备绘制一张家系图,以便更好的分析钱苗苗的家庭状况,为其制定独特的家庭护理方案。

【步骤】

1. **布置案例**　将学生分组,每组 6 人,讨论并绘制家系图。

2. **代表展示**　请两名学生代表至黑板展示本组讨论绘制的家系图,并进行解读,指出家庭中的危险因素和筛查出高危人员。

3. **课堂讨论**　各组之间互评,讨论并绘制出正确的家系图。讨论此案例的主要家庭问题和健康问题,筛查出高危人员,提出合理的护理措施,给予科学的家庭保健意见,最后老师进行总结。

【注意事项】

1. 家系图绘制正确。

2. 指出了主要家庭问题和家庭健康问题。

3. 提出的护理措施合理、可行。

## 实训四　家庭访视

【目标】

1. 了解家庭访视的工作程序和工作内容。

2. 掌握家庭访视的工作方法,推进社区护理工作。

【内容】

**案例:**光明小区 5 号楼 102 室这周搬进新住户周老师一家,居委会提供信息,周老师是一名大学教师,其妻子小王上个月在老家产下一名男婴,坐完月子回到本市。目前家中周老师的母亲和小王的母亲共同照顾产妇和孩子。因地域文化的不同在照顾产妇饮食、休养和孩子喂养等问题上产生分歧,小王为知识女青年,从网上学习了许多国外喂养孩子的经验,与孩子奶奶和姥姥的喂养理念均不同。周老师正面临课题结题的关键时刻,孩子的回归打破他的作息,睡眠的不足最近感觉头晕不适。社区护士至新生儿家庭家访。

【步骤】

1. 布置案例  将学生分组,每组 6 人,分饰角色。

角色一:周老师;角色二:小王;角色三:周老师母亲;角色四:小王母亲;角色五:社区护士小李;角色六:社区实习护士小杨。

2. 情景表演  小组讨论家访的程序、家庭评估的内容并模拟表演。

3. 课堂讨论  各组之间互评,全班讨论此案例中的主要家庭问题和健康问题,筛查出家庭中的高危人员,提出科学可行的解决问题意见,最后老师进行总结。

【注意事项】

1. 人人参与、个个关心。

2. 情景模拟真实,表演自然。

3. 家庭访视工作程序正确。

## 实训五  社区老年人的自我健康管理指导

【目标】

1. 能正确地为社区老年人进行健康评估。

2. 能根据不同的服务对象给予相应的自我健康管理指导。

【内容】

1. 对服务对象进行健康评估,以躯体健康评估为主。

2. 对服务对象进行相应地自我健康管理指导。

【步骤】

1. 选取 4 位分别患有冠心病、糖尿病、慢性阻 3 塞性肺气肿、高血压老年人为服务对象。

2. 学生分为 4 组,分别对老年人进行健康评估,包括一般资料、心理状态、服药情况、生命体征、家庭支持系统。

3. 学生根据老年人健康评估结果,利用网络或书籍进行资料收集,为老年人制订自我健康管理计划。

4. 将制订的内容形成书面文字,由代表进行讲解,其他学生对其内容进行评议。

【注意事项】

1. 对服务对象健康史保密。

2. 评估方法正确、资料全面、结果准确。

3. 对老人自我健康管理指导全面、正确。

## 实训六  老年人的心理评估

【目标】

1. 能熟练掌握各种量表的解析。

2. 能准确指导老年人填写各种量表。

3. 能通过对量表的总结发现老年人存在的心理问题。

【内容】

1. 选择相对应的量表,对量表中的各项指标进行精准解析。

2. 对老年人进行心理评估。

3. 根据心理评估结果,对服务对象进行相应地心理健康指导。

【步骤】

见实训表6-1。

实训表6-1　心理状态评估

| 操作步骤 | 操作说明 |
|---|---|
| 核对解释 | 备好量表,选择安静环境,核对老人姓名,向老人及家属解释评估目的,取得配合 |
| 解析量表 | 向老人展示各项量表文书,耐心细致地解析量表中各项指标的具体内容,避免使用医学术语,深入浅出,通俗易懂 |
| 填写量表 | 根据量表设定的内容,引导老年人填写各项内容 |
| 分析打分 | 仔细分析量表;对照量表要求打分 |
| 找出问题 | 找出老年人心理问题 |
| 护理指导 | 并制定出相应的护理措施,给出解决老年人心理问题的指导意见 |
| 整理用物 | 收齐各项量表,装订成册;纸、笔归类 |

【注意事项】

1. 注意沟通中语言通俗易懂、态度亲切、交流自然。

2. 注意保护老年人隐私,防止外人在场。

3. 对量表的各项指标解析必须准确到位。

# 实训七　集尿袋的更换

【目标】

1. 能熟练掌握更换集尿袋的要求。

2. 能为留置导尿的老年人更换尿袋。

【准备】

1. 评估老年人年龄、病情、自理能力、心理状态、对集尿袋更换的了解;向患病老年人及家属解释集尿袋更换的方法及注意事项。

2. 老人准备　了解集尿袋更换的目的、操作过程及配合方法。

3. 护理人员准备　着装整洁,取下手上佩饰,洗手,戴口罩。

4. 用物准备　集尿袋、碘伏、棉签、别针、一次性手套、止血钳、笔、记录单,并检查集尿袋是否过期、破损,所使用的消毒液、棉签、手套确保在有效期内。

5. 环境准备　环境整洁、明亮,保护隐私时,可用床帘遮挡。

【步骤】

见实训表7-1。

实训表 7-1　集尿袋的更换

| 操作步骤 | 操作说明 |
|---|---|
| 评估解释 | 核对老年人排尿情况,向老年人及家属解释操作目的,以取得配合;评估留置导尿管有无脱出,保持管道通畅。 |
| 更换尿袋 | 换尿袋前应先仔细观察尿液颜色、性状和尿量,尿量观察时,视线应与刻度保持水平;打开尿袋放尿端口,排空尿袋内余尿,再关闭放尿端口,夹闭尿袋引流管上的开关;准备好新的集尿袋,戴好手套,用止血钳夹住留置导尿管开口上端 3~5cm,再分离留置导尿管与尿袋;尿袋取下后放置于治疗车下方;用碘伏消毒留置导尿管端口及外周,检查并旋紧新集尿袋的放尿端口;摘掉新集尿袋引流管端口的盖帽,并插入至留置导尿管内;将集尿袋用别针挂置于床旁;松开止血钳,观察排尿情况,如引流通畅,可关闭集尿袋引流管上的开关,每 2小时放一次尿。 |
| 整理用物 | 一次性物品以及已被尿液污染的用物应严格按医疗垃圾分类处理;手消毒后,协助老年人采取舒适卧位 |
| 记录 | 做好更换记录,特别是记录引流尿液的颜色、剂量和性状。 |

【注意事项】

1. 更换集尿袋时应注意观察尿液的性状、颜色和尿量。

2. 导尿管安置时,要保持导尿管通畅,避免受压、反折、扭曲导致引流不畅。

3. 集尿袋固定时,引流管末端放置高度要始终低于老年人尿道口平面,避免尿液反流造成逆行感染。

4. 更换集尿袋时,需注意观察与留置导尿管接触的会阴部位皮肤情况,如出现红肿、破损等情况应及时处理。

# 实训八　肠造瘘粪袋的更换

【目标】

1. 熟悉肠造瘘粪袋的款式和使用方法。

2. 能为有肠造瘘的老年人更换粪袋。

【准备】

1. 评估老年人年龄、病情、自理能力、心理状态、对肠瘘粪袋更换的了解;向老年人及家属解释肠瘘粪袋更换的方法及注意事项。

2. 老年人准备　了解肠瘘粪袋更换的目的、操作过程及配合方法。

3. 护士准备　着装整洁,取下手上佩饰,洗手,戴口罩。

4. 用物准备　清洁、干燥的肠瘘粪袋 1 个,检查是否在有效期内并有无破损、温水、脸盆、毛巾、卫生纸和便盆。

5. 环境准备　环境整洁、明亮,室内温度控制在 18~22℃,湿度 50%~60% 为宜,注意保护隐私,可用床帘遮挡。

【步骤】

见实训表 8-1。

实训表 8-1　肠造瘘粪袋的更换

| 操作步骤 | 操作说明 |
|---|---|
| 评估解释 | 核对老年人排便情况,向老年人及家属解释操作目的,以取得配合;评估粪袋内容物是否超过1/3,如已超过应立即更换粪袋。 |
| 更换肠造瘘粪袋 | 更换粪袋前应先协助老年人暴露造瘘口的部位,将纸巾垫于人工肛门处的身下;打开粪袋与造瘘口连接处的底盘扣环,取下粪袋放于便盆中;观察造口周围的皮肤,如无异常可用卫生纸擦拭干净,再用温热毛巾清洗净周围皮肤并擦干;连接清洁粪袋与腹部造瘘口底盘的扣环,扣紧后用手向下牵拉粪袋以确定是否固定紧密,然后将粪袋下口封闭。 |
| 整理用物 | 被污染的用物应严格按医疗垃圾分类处理:粪便倾倒于厕所内,清水清洗粪袋;手消毒后,协助老年人采取舒适卧位。 |
| 记录 | 做好更换记录,特别是记录造瘘口有无回缩、出血及坏死,以及造口周围皮肤有无发红、肿痛及溃烂等情况。 |

【注意事项】

1. 餐后2～3小时内因肠蠕动较活跃,为避免更换时发生排便情况,不宜为老年人更换粪袋。

2. 操作中要注意保护老年人隐私,并注意保暖。

3. 安装粪袋动作要轻巧,避免造瘘口周围皮肤摩擦破损。

# 实训九　肌张力与肌力的评估

【目的】

1. 学会肌张力的评估方法。

2. 学会徒手肌力评定和器械肌力评定的评估方法。

【内容】

1. 物品准备　记录笔和纸,握力计,捏力计,拉力计等。

2. 肌张力评估内容　肌张力评估是检查肌肉松弛时被动运动中所遇到的阻力。主要评估内容有:①操作者被动运动病人肢体,注意所感受到的阻力,并两侧对比;②采用临床辅助试验进行评估。

3. 肌力评估内容　肌力评估是评估病人在主动运动时所呈现的肌肉收缩力量。主要评估内容为先进行徒手肌力评估,再进行器械肌力评估。

【步骤】

1. 肌张力评估

（1）手法评估:让病人处于全身放松状态,观察肌肉的体积,触摸肌肉的紧张度;操作者握持病人肢体,以不同速度和幅度进行有规律或无规律的来回活动其各个关节,如前臂内旋、外旋,下肢屈曲、伸直等,以感受其阻力,并对比两侧。

（2）试验评估:①头部下坠试验:病人放松仰卧,操作者左手放病人枕部,嘱病人闭眼,操作者用右手托起病人头部并随即放开。正常时病人头部立刻坠落到检查者左手;锥体外系性强直者,头部下落迟缓。②肢体下坠试验:病人闭眼仰卧,操作者举起其一个肢体后突然放开。肌张力增高者下坠比正常慢,肌张力减低者下坠比正常快。③摇肩试验:操作者和病人相对而立,扶住病人两肩,快速转动或前后推动。肌张力减低者上肢晃动幅度增加;锥体外系性强直者晃动幅度减少。

2. 肌力评估

(1)徒手肌力评估:分别评估上下肢体远端和近端伸屈肌群的力量。使肢体在床面平移,抬离床面,伸屈肘关节、肩关节、膝关节、髋关节对抗阻力及躯干肌对抗阻力(实训表9-1)。

(2)器械肌力评估:分别使用握力计、捏力计、拉力计进行评估。

实训表 9-1　主要肌肉 MMT 评估法

| 运动 | 主动肌 | 评定 | 图示 |
|---|---|---|---|
| 颈屈 | 斜角肌<br>颈长肌<br>头长肌<br>胸锁乳突肌 | 5 仰卧抬头,能抗较大阻力<br>4 仰卧抬头,能抗中等阻力<br>3 仅能抬头,不能抗阻力<br>2 侧卧托住头部可屈颈<br>1 用力时,可扪及肌肉收缩 | 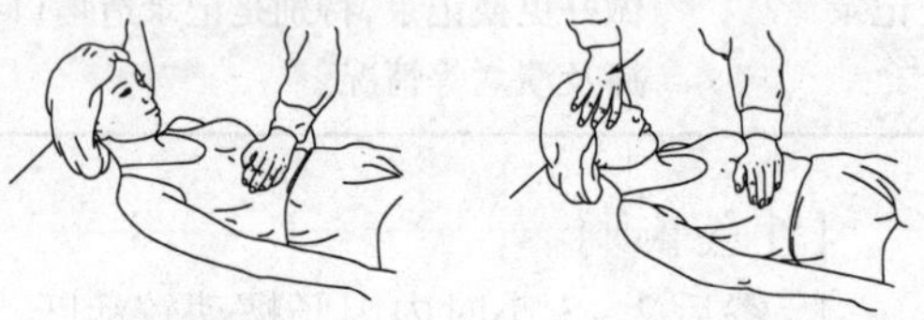 |
| 颈伸 | 斜方肌<br>颈部骶棘肌 | 5 俯卧抬头,能抗较大阻力<br>4 俯卧抬头,能抗中等阻力<br>3 俯卧,仅能抬头,不能抗阻力<br>2 侧卧托住头部可仰头<br>1 用力时,可扪及斜方肌收缩 | 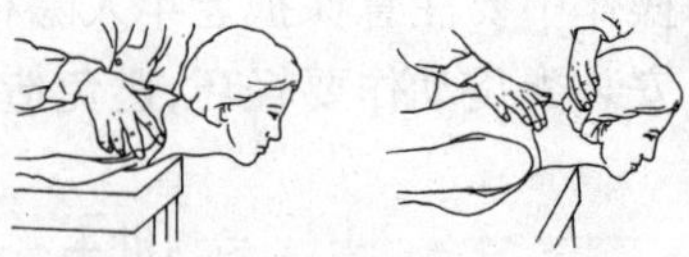 |
| 躯干屈 | 腹直肌 | 5 双手抱头仰卧起坐,双肩胛下角完全离开台面<br>4 双臂前伸仰卧起坐,双肩胛下角完全离开台面<br>3 同4,仅能抬头和肩胛<br>2 仅能与仰卧位屈颈抬头<br>1 仰卧,用力抬头时,可扪及上腹部肌肉收缩 | 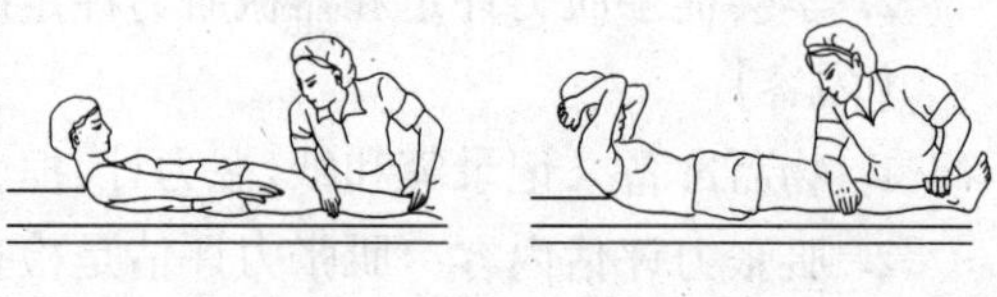 |
| 躯干伸 | 骶棘肌<br>腰方肌 | 5 俯卧位,抗充分阻力,躯干充分上抬<br>4 俯卧位,抗中等阻力,躯干充分上抬<br>3 俯卧位,仅能抗重力,躯干充分上抬<br>2 俯卧位,能抬起头<br>1 俯卧位,用力抬头时,可扪及背肌收缩 | 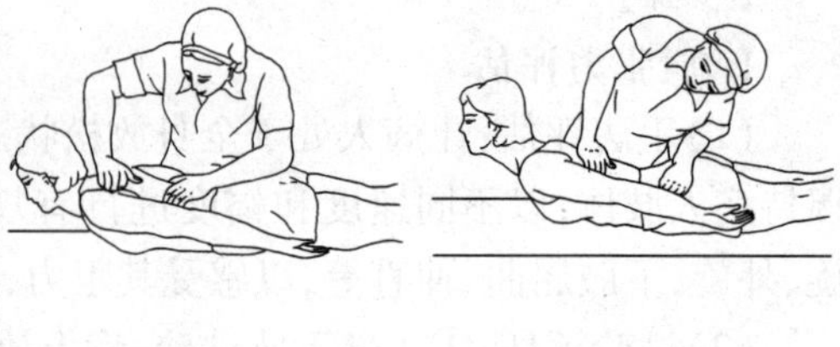 |

续表

| 运动 | 主动肌 | 评定 | 图示 |
|---|---|---|---|
| 肩前屈 | 三角肌前群<br>喙肱肌 | 5 坐位,抗充分阻力,全范围前屈运动<br>4 坐位,抗中等阻力,全范围前屈运动<br>3 坐位,仅能抗重力,全范围前屈运动<br>2 对侧卧位,肩水平主动全范围前屈<br>1 仰卧位,用力前屈时可扣及三角肌前群收缩 | 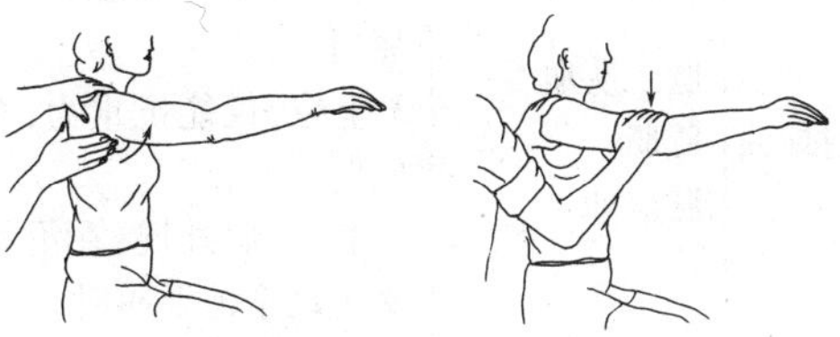 |
| 肩后伸 | 背阔肌<br>大圆肌<br>三角肌后群 | 5 俯卧,抗充分阻力,全范围后伸<br>4 俯卧,抗中等阻力,全范围后伸<br>3 俯卧,仅能抗重力,全范围后伸<br>2 对侧卧位,肩水平主动全范围后伸<br>1 俯卧位,用力时可扣及大圆肌、背阔肌收缩 | 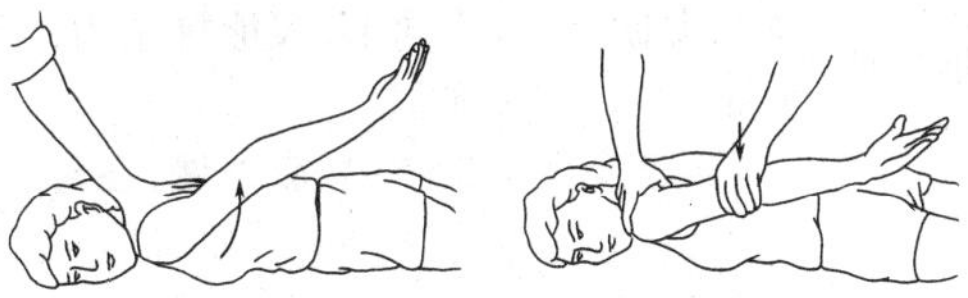 |
| 肩外展 | 三角肌中群<br>冈上肌 | 5 坐位,抗充分阻力,全范围外展运动<br>4 坐位,抗中等阻力,全范围外展运动<br>3 坐位,仅能抗重力,全范围外展运动<br>2 仰卧位,肩水平主动全范围外展<br>1 坐位,用力外展时可扣及三角肌收缩 | 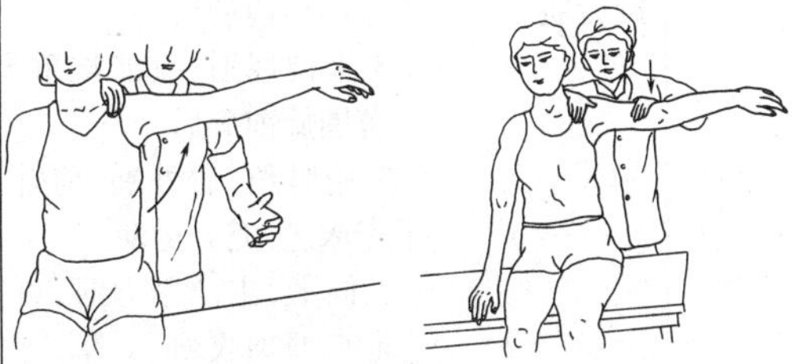 |
| 肩前平屈 | 胸大肌 | 5 仰卧,抗充分阻力,全范围前平屈<br>4 仰卧,抗中等阻力,全范围前平屈<br>3 仰卧,仅能抗重力,全范围前平屈<br>2 坐位,肩外展,在滑板上主动全范围前平屈<br>1 同上,主动用力前平屈时,可扣及胸大肌收缩 | 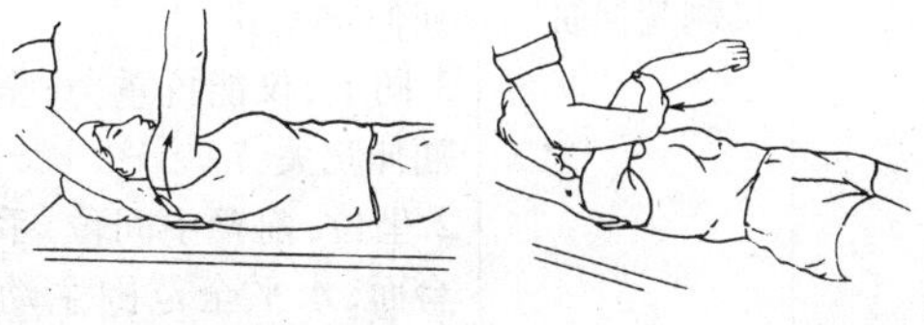 |

续表

| 运动 | 主动肌 | 评定 | 图示 |
|---|---|---|---|
| 肘屈曲 | 肱二头肌<br>肱肌<br>肱桡肌 | 5 坐位,抗充分阻力,全范围屈肘<br>4 坐位,抗中等阻力,全范围屈肘<br>3 坐位,仅能抗重力,全范围屈肘<br>2 坐位,肩外展,在滑板上水平主动全范围屈肘<br>1 同上,主动用力时,可扣及相应肌肉收缩 | 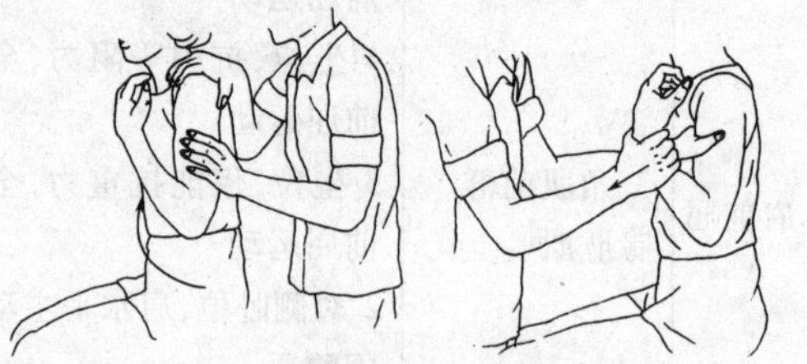 |
| 肘伸展 | 肱三头肌<br>肘肌 | 5 俯卧位,肩外展,抗充分阻力,全范围伸肘<br>4 同上,抗中等阻力,全范围伸肘<br>3 同上,仅能抗重力,全范围伸肘<br>2 坐位,肩外展,在滑板上水平主动充分屈肘<br>1 同上,主动用力时,可扣及相应肌肉收缩 | 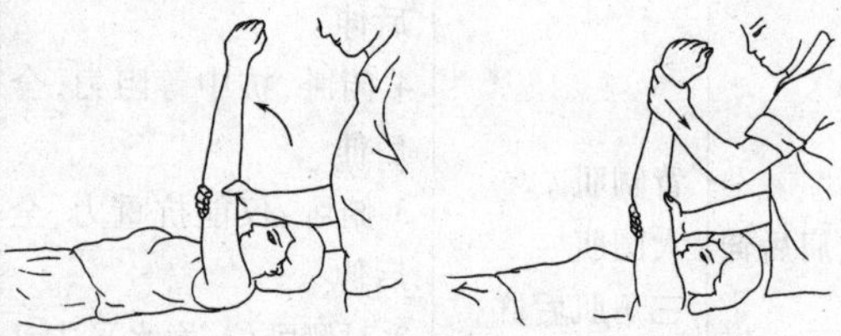 |
| 前臂旋前旋后 | 旋前圆肌<br>旋前方肌<br>肱二头肌<br>旋后肌 | 5 坐位屈肘,抗充分阻力,全范围旋前旋后<br>4 坐位屈肘,抗中等阻力,全范围旋前旋后<br>3 坐位屈肘,仅能抗重力,全范围旋前旋后<br>2 俯卧位,肩外展,前臂下垂于床边,充分运动<br>1 同上,主动用力时,可扣及相应肌肉收缩 | 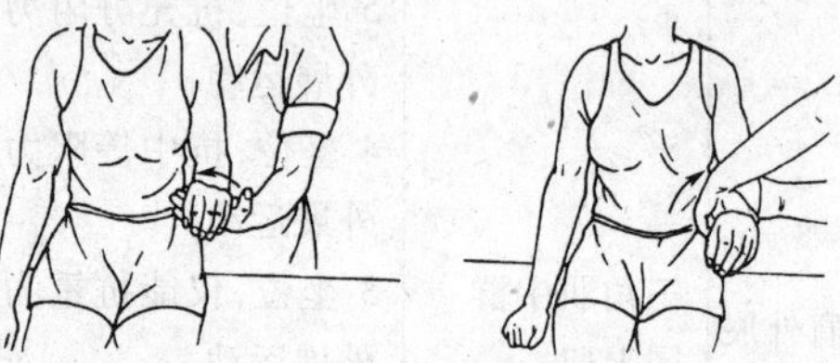 |
| 腕屈伸 | 桡侧腕屈肌<br>尺侧腕屈肌<br>桡侧腕长伸肌<br>桡侧腕短伸肌<br>尺侧腕伸肌 | 5 坐位,前臂旋后(腕屈)、旋前(腕伸),抗充分阻力,全范围屈伸腕关节。<br>4 同上,抗中等阻力,全范围屈伸腕关节<br>3 同上,仅能抗重力,全范围屈伸腕关节<br>2 坐位,前臂中间位,手置于台面,水平全范围主动屈伸腕关节。<br>1 同上,主动用力时,可扣及相应肌肉收缩 | 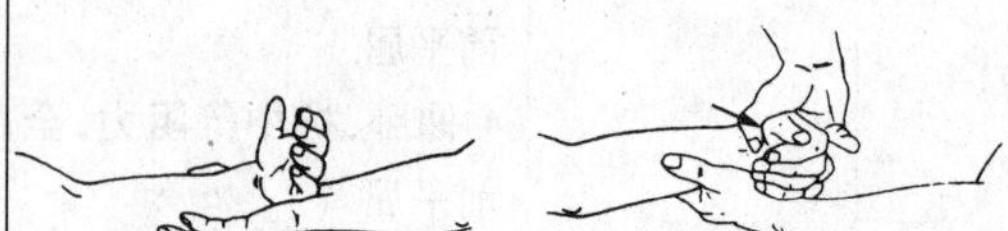 |

续表

| 运动 | 主动肌 | 评定 | 图示 |
|------|--------|------|------|
| 髋伸展 | 臀大肌<br>腘绳肌 | 5 俯卧位,抗充分阻力,全范围后伸髋关节<br>4 俯卧位,抗中等阻力,全范围后伸髋关节<br>3 俯卧位,仅能抗重力,全范围后伸髋关节<br>2 同侧侧卧位,在滑板上,全范围水平后伸<br>1 俯卧位,用力后伸时,可扪及相应肌肉收缩 | |
| 髋内收 | 长收肌、短收肌<br>大收肌、股薄肌<br>耻骨肌 | 5 同侧卧位,抗充分阻力,全范围内收<br>4 同侧卧位,抗中等阻力,全范围内收<br>3 同侧卧位,仅能抗重力,全范围内收<br>2 仰卧位,髋外展,可在滑板上水平全范围内收<br>1 同上,用力内收时,可扪及相应肌肉收缩 | |
| 髋外展 | 臀中肌<br>臀小肌<br>扩筋膜张肌 | 5 对侧卧位,抗充分阻力,全范围外展<br>4 对侧卧位,抗中等阻力,全范围外展<br>3 对侧卧位,仅能抗重力,全范围外展<br>2 仰卧位,可在滑板上水平全范围外展<br>1 同上,用力外展时,可扪及相应肌肉收缩 | |
| 膝屈曲 | 股二头肌<br>半腱肌<br>半膜肌 | 5 俯卧位,抗充分阻力,全范围屈膝<br>4 俯卧位,抗中等阻力,全范围屈膝<br>3 俯卧位,仅能抗重力,全范围屈膝<br>2 同侧卧位,在滑板上全范围主动屈膝<br>1 俯卧位,用力屈膝时,可扪及相应肌肉收缩 | |

| 运动 | 主动肌 | 评定 | 图示 |
|------|--------|------|------|
| 踝跖屈 | 腓肠肌 比目鱼肌 | 5 单腿伸膝站立,连续 4~5 次抬高足跟,充分跖屈,不出现明显疲劳。<br>4 同上,连续 2~3 次无明显疲劳。<br>3 同上,仅能足跟离地。<br>2 侧卧位,可水平充分跖屈。<br>1 同上,用力跖屈时,可扪及相应肌肉收缩 | |
| 踝背屈 | 胫前肌 | 5 坐位,小腿下垂,抗充分阻力,全范围背屈<br>4 坐位,小腿下垂,抗中等阻力,全范围背屈<br>3 同上,仅能抗重力,全范围踝背屈<br>2 侧卧位,在滑板上全范围主动背屈<br>1 同上,用力背屈时,可扪及胫前肌收缩 | |

【注意事项】

1. 肌张力评估必须在温暖的环境和舒适的体位中进行,评估中应避免泌尿系结石、膀胱充盈、疼痛等使肌张力增高的因素。

2. 肌力评估应采取标准姿势,以防止某些肌肉对受评估肌肉的替代动作;应先评估健侧后评估患侧,并注意对比;评估时应先抗重力后抗阻力,且阻力必须使用同一强度,阻力应施加在被评估关节的远端(非肢体远端);关节不稳定、骨折未愈、急性滑膜炎、严重疼痛、急性扭伤等禁忌评估。

# 实训十　关节活动度与协调功能的评估

【目的】

1. 学会使用通用量角器测量肩、肘、膝、髋关节在各方向上的主动活动度。

2. 学会通过辅助试验评估协调功能。

【内容】

1. 物品准备　记录笔和纸,通用量角器等。

2. 关节活动度评估内容　测量各大关节活动度,包括肩关节(屈曲、伸展、外展、内旋、外旋)、肘关节(屈曲、伸展)、前臂(旋前、旋后)、腕关节(屈曲、伸展、桡偏、尺偏)、髋关节(屈曲、伸展、外展、内收、内旋、外旋)、膝关节(屈曲、伸展)、踝关节(背屈、跖屈)。

3. 协调功能评估内容　通过指鼻试验、对指试验、轮替试验、鼻-指-鼻试验、拇指对指试验、跟-膝-胫试验进行协调功能评估。

【步骤】

1. 关节活动度评估

在特定体位下,运用通用量角器测量各个关节的最大活动范围。本次实训先进行上肢评估,再进行下肢评估(见实训表10-1~实训表10-2)。

实训表10-1　上肢ROM评估法

| 部位 | 运动 | 评估体位 | 量角器放置方法 | | | 正常活动范围 |
| --- | --- | --- | --- | --- | --- | --- |
| | | | 轴心 | 固定臂 | 移动臂 | |
| 肩 | 屈、伸 | 坐位或立位,臂置于体侧,肘伸直 | 肩峰 | 与腋中线平行 | 与肱骨纵轴平行 | 屈:0°~180°<br>伸:0°~50° |
| | 外展 | 坐位,臂置于体侧,肘伸直 | 同上 | 与躯体正中线平行 | 同上 | 0°~180° |
| | 内旋、外旋 | 仰卧位,肩外展90°,肘屈90° | 尺骨鹰嘴 | 与地面垂直 | 与尺骨平行 | 0°~90° |
| 肘 | 屈、伸 | 仰卧位或坐位或立位,臂取解剖位 | 肱骨外上髁 | 与肱骨纵轴平行 | 与桡骨平行 | 0°~150° |
| | 旋前、旋后 | 坐位,上臂置于体侧,屈肘90° | 中指尖 | 与地面垂直 | 与包括伸展拇指的手掌平行 | 0°~90° |
| 腕 | 屈、伸 | 坐位或立位,前臂完全旋前 | 尺骨茎突 | 与前臂纵轴平行 | 与第2掌骨纵轴平行 | 屈:0°~90°<br>伸:0°~70° |
| | 尺偏、桡偏(尺、桡侧外展) | 坐位,屈肘,前臂旋前,腕中立位 | 腕背侧中点 | 前臂背侧中线 | 第3掌骨纵轴 | 桡偏:0°~25°<br>尺偏:0°~55° |

实训表10-2　下肢ROM评估法

| 部位 | 运动 | 评估体位 | 量角器放置方法 | | | 正常活动范围 |
| --- | --- | --- | --- | --- | --- | --- |
| | | | 轴心 | 固定臂 | 移动臂 | |
| 髋 | 屈 | 仰卧位或侧卧位,对侧下肢伸直(屈膝时) | 股骨大转子 | 与身体纵轴平行 | 与股骨纵轴平行 | 0°~125° |
| | 伸 | 侧卧位,被测下肢在上 | 同上 | 同上 | 同上 | 0°~15° |
| | 内收外展 | 仰卧 | 髂前上棘 | 左右髂前上棘连线的垂直线 | 髂前上棘至髌骨中心的连线 | 0°~45° |
| | 内旋、外旋 | 仰卧位,两小腿悬于床缘外 | 髌骨下端 | 与地面垂直 | 与胫骨纵轴平行 | 同上 |
| 膝 | 屈、伸 | 俯卧位或仰卧位或坐在椅子边缘 | 膝关节或腓骨小头 | 与股骨纵轴平行 | 与胫骨纵轴平行 | 屈:0°~150°<br>伸:0° |

续表

| 部位 | 运动 | 评估体位 | 量角器放置方法 | | | 正常活动范围 |
| --- | --- | --- | --- | --- | --- | --- |
| | | | 轴心 | 固定臂 | 移动臂 | |
| 踝 | 背屈、跖屈、内翻、外翻 | 仰卧位,膝关节屈曲,踝处于中立位;或俯卧位,足置于床缘外 | 腓骨纵轴线与足外缘交叉处;踝后方,内外踝中点 | 与腓骨纵轴平行;小腿后纵轴 | 与第5跖骨纵轴平行;轴心与足跟中线的连线 | 背屈:0°~20°<br>跖屈:0°~45°<br>内翻:0°~35°<br>外翻:0°~25° |

**2. 协调功能评估**

依次进行指鼻试验、对指试验、轮替试验、鼻-指-鼻试验、拇指对指试验、跟-膝-胫试验来评估协调功能(参见第十一章内容)。

【注意事项】

1. 关节活动度评估需充分暴露相应关节,操作者与病人必须保持正确体位;被动运动关节时手法要柔和,速度要缓慢、均匀,尤其对伴疼痛和痉挛者不能做快速运动;注意两侧对比。

2. 协调功能评估应注意运动完成情况是否直接、精确,睁眼与闭眼时有无差异。

# 实训十一 关节运动

【目标】

1. 了解关节活动度测量的注意事项。

2. 熟悉人体各主要关节的 ROM 正常值。

3. 掌握被动关节活动技术方法。

【内容】

1. 器材:持续被动关节运动器(CPM)、PT 床、轮椅、哑铃等。

2. 项目:被动运动、主动运动。

【步骤】

## 第一部分 上肢关节活动技术

(一)肩部关节

1. 肩关节活动范围。见实训表 11-1。

实训表 11-1 肩关节的运动

| 关节运动 | 运动轴 | 运动幅度 | 动作举例 |
| --- | --- | --- | --- |
| 屈伸 | 额状轴 | 0°~180° | 前后摆臂动作 |
| 外展 | 矢状轴 | 0°~120° | 直立飞鸟动作 |
| 内旋外旋 | 垂直轴 | 90°~120° | 武术勾手亮掌动作 |
| 换转 | | | 武术抡臂动作 |
| 水平屈伸 | | 约180° | 扩胸动作 |

2. 被动关节活动技术

（1）肩关节前屈：病人仰卧位。

操作方法：操作者立于患侧，一手握住患侧腕关节，另一只手握住肘关节上方，然后慢慢把病人上肢沿矢状面向上高举过头。

（2）肩关节后伸：病人仰卧位。

操作方法：操作者立于患侧，一手握住患侧腕关节处，另一只手握住肘关节稍上方，然后慢慢把病人上肢沿矢状面向上高举过头。

（3）肩关节外展：病人仰卧位。

操作方法：操作者立于患侧，一手握住患侧腕关节处，另一只手握住肘关节稍上方，然后慢慢把患侧上肢沿额状面外展，但当病人上肢被移动到外展90°时，要注意将上肢外旋后再继续移动直至接近病人同侧耳部。

（4）肩关节水平外展和内收：病人仰卧位。

操作方法：操作者立于病人身体及外展的上肢之间，一手握住患侧腕关节处，另一只手握住肘关节稍上方，然后慢慢把患侧上肢沿水平面先做外展后内收。

（5）肩关节内外旋：病人仰卧位。

操作方法：患侧肩关节外展90°，肘关节屈曲，操作者立于患侧，一手固定肘关节，另一只手握住腕关节，以肘关节为轴，将患侧前臂沿肱骨干轴线向头，向足方向运动，使肩关节被动外旋或内旋。

（6）肩胛骨被动活动：病人健侧卧位，患侧在上，屈肘，前臂放在腹部。

操作方法：操作者面对病人站立，一手放在肩峰部以控制动作方向，一手从上臂下面穿过，拇指与四指分开，固定肩胛骨内缘和下角。双手同时向各个方向活动肩胛骨。

3. 主动主力活动技术　常用的有器械练习和滑轮练习，此外，还包括肩轮、肋木、调换等训练方法。

4. 主动活动技术　基本动作为肩关节的前曲-后伸，外展-内收，水平外展-内收，内旋-外旋。练习时动作要平稳，每个关节必须进行全方位范围的关节活动。

（二）肘关节

1. 肘关节活动范围　见实训表11-2。

实训表11-2　肘关节的运动

| 关节运动 | 运动轴 | 运动幅度 | 动作举例 |
| --- | --- | --- | --- |
| 屈伸 | 额状轴 | 0°～135° | 负重弯举 |
| 旋内旋外 | 垂直轴 | 140°～180° | 乒乓球正反手扣球 |

2. 被动活动技术

（1）肘关节屈曲和伸展：病人仰卧位。

操作方法：操作者一手扶持患肢腕关节上方，另一手固定肱骨远端，在完成肘关节屈曲的同时前臂旋后，完成肘伸展的同时前臂旋前。

（2）前臂旋转：病人仰卧位，患侧肩关节外展位，使肘关节屈曲90°。

操作方法：操作者一手托住肘后部，另一手握住前臂远端，沿前臂骨干轴线完成旋前，旋后动作。

3. 主动助力活动技术　常用的有器械练习、滑轮练习和前臂旋转训练器等。

4. 主动活动技术　基本动作为肘关节屈曲-伸展,前臂旋转。病人双手靠近身体,弯曲手臂触肩后再伸直。也可以手肘弯曲成直角,置于桌上,将手掌心向上和向下翻转。练习时动作要平稳,并且每个关节必须进行全方位范围的关节活动。

（三）腕关节

1. 腕关节活动范围　见实训表11-3。

实训表 11-3　桡腕关节的运动

| 关节运动 | 运动轴 | 运动幅度 | 动作举例 |
|---|---|---|---|
| 屈伸 | 额状轴 | 约150° | 投篮动作 |
| 尺偏、桡偏 | 矢状轴 | 约60° | 武术挑掌 |
| 环转 | 混合轴 | | 跳绳的摇绳动作 |

2. 活动技术

（1）被动活动技术:病人仰卧位或坐位,肘关节处于屈曲位。

操作方法:操作者一手握住患侧前臂远端,另一只手抓握患侧手指,做腕关节的屈曲、伸展、外展、内收动作。

（2）主动活动技术:病人双手拖住一体操球,进行腕关节的屈曲、伸展、外展、内收动作。也可以握住腕关节屈曲训练器,进行腕关节的屈曲、伸展动作等。

（四）手指关节

1. 解剖学概要　手指关节包括掌指关节和指骨间关节。

2. 关节活动技术

（1）被动活动技术:

掌指关节活动:病人仰卧位或坐位。

操作方法:操作者一手握住患侧的掌部,另一只手活动手指,分别作掌指关节屈曲、伸展、外展、内收动作。

指骨间关节的活动:病人仰卧位或坐位。

操作方法:操作者一手握住患侧掌部,另一只手活动手指,分别做近侧和远侧指骨间关节屈曲、伸展动作。

（2）主动活动技术

病人结合日常生活姿势进行掌指关节屈曲、伸展、内收、外展动作及指骨间关节的屈曲、伸展动作。

第二部分　下肢关节活动技术

（一）髋关节

1. 髋关节活动范围　见实训表11-4。

实训表 11-4　髋关节的运动

| 关节运动 | 运动轴 | 运动幅度 | 动作举例 |
| --- | --- | --- | --- |
| 屈 | 冠状轴 | 0°~120° | 前摆腿 |
| 伸 | 冠状轴 | 0°~15°(30°)30 | 后踢腿 |
| 外展 | 矢状轴 | 45° | 侧摆腿 |
| 内收 | 矢状轴 | 30° | 内摆腿 |
| 旋内 | 垂直轴 | 40°~45° | 外脚背踢球 |
| 旋外 | 垂直轴 | 45°~50° | 内侧足弓传球 |
| 环转 | 混合轴 | | 体操托马斯全选动作 |

2. 髋关节被动活动技术

(1)髋关节前屈：病人仰卧位。

操作方法：操作者立于患侧，一手拖住患侧小腿近膝关节处，另一手用手心托住患侧足跟处，双手将患侧大腿沿矢状面向上弯曲，使大腿前部尽量接近病人腹部。

(2)髋关节后伸：病人俯卧位。

操作方法：操作者立于患侧，一手抓握患侧踝关节上浮，另一手从下方抓住患侧膝关节前部，并用前臂托住患侧小腿和膝关节部位，用力向上抬，被动伸展髋部。

(3)髋关节内收、外展：病人仰卧位，下肢伸展位。

操作方法：操作者一手托膝关节后方，前臂支撑大腿远端，另一手握住足跟，在髋关节轻度屈曲的状态下，完成髋关节外展，然后返还原来的位置。

(4)髋关节内旋、外旋：病人仰卧位，下肢伸展位。

操作方法：操作者一手固定病人膝关节上方，另一手固定踝关节上方，完成下肢轴位的旋转，足尖向内侧为髋关节外旋，足尖向外侧和髋关节内旋。

也可以令病人髋关节呈屈曲位，操作者一手扶持病人小腿近端，另一手固定足跟，以髋关节为轴，向内、向外侧摆动小腿，完成髋关节内旋、外旋。

3. 主动助力活动技术

(1)髋关节屈曲训练：病人仰卧位。

操作方法：先将滑轮套带套在踝关节上方，再将绳子通过滑轮，绳索两端固定把手，滑轮位于正前上方，病人双手握住绳两端把手向下拉力，完成髋关节的屈曲运动。

(2)髋关节内收、外展训练：病人仰卧位。

操作方法：先将滑轮套带套在踝关节上，再将绳通过滑轮，绳索两端固定，病人近似水平位进行髋关节内收、外展训练。

4. 主动活动技术

基本动作为髋关节的前屈-后身、外展-内收、内旋-外旋。练习时动作要平稳。

(二)膝关节

1. 膝关节活动范围　见实训表 11-5。

实训表 11-5　膝关节的运动

| 关节运动 | 运动轴 | 运动幅度 | 动作举例 |
|---|---|---|---|
| 屈、伸 | 冠状轴 | 0°~135° | 高抬腿跑 |
| 旋内 | 垂直轴 | 10°~30° | 足外脚背踢球 |
| 旋外 | 垂直轴 | 10°~40° | 足内脚背踢球 |

2. 膝关节活动技术

(1)被动活动技术:病人仰卧位。

操作方法:操作者一手托膝关节后方,另一手托足跟进行膝关节的屈曲。然后再髋关节屈曲状态下完成膝关节伸展。

(2)主动助力活动技术:病人仰卧位,髋关节屈曲90°。

操作方法:先将滑轮套带套在踝关节上,再将绳子通过滑轮,绳索两端固定把手,滑轮位于正前上方,病人双手握住绳子两端的把手向下拉力,完成膝关节伸展运动。

3. 主动活动技术　病人体位:仰卧位。

操作方法:主动进行膝关节伸展训练。

(三)踝及足关节

1. 踝关节活动范围　见实训表 11-6。

实训表 11-6　踝关节的运动

| 关节运动 | 运动轴 | 运动幅度 | 动作举例 |
|---|---|---|---|
| 屈(跖屈) | 冠状轴 | 0°~45° | 绷足运动 |
| 伸(背屈) | 冠状轴 | 0°~20° | 勾足踮球 |

2. 踝关节被动活动技术

(1)踝关节背屈:病人仰卧位,下肢伸展。

操作方法:操作者一手固定踝关节上方,另一手握住足跟,在牵拉跟腱的同时,利用操作者的铅笔屈侧推压足跟。

(2)踝关节跖屈:病人仰卧位,下肢伸展。

操作方法:操作者固定踝关节上方的手移到足背,在下压足背的同时,另一手将足跟上提。

(3)踝关节内翻、外翻:病人仰卧位,下肢伸展。

操作方法:操作者一手固定踝关节,另一手进行内、外翻运动。

(4)跗横关节旋转:病人仰卧位,下肢伸展。

操作方法:操作者一手固定距骨和跟骨,另一手握住手舟骨和股骨,轻柔地进行旋转运动。

(5)趾间关节和跖趾关节的屈曲和外展、内收:病人仰卧位,下肢伸展。

操作方法:操作者用手固定活动的近端关节,再活动远端关节。其运动原则和方法与活动掌指关节相同。

3. 主动助力活动

(1)踝关节屈伸训练器:病人坐位,双足放在训练器上,用带固定足前部,双手抓住助力杆做前后摆动。

（2）踝关节内翻、外翻训练器：病人坐位，双足放在训练器上，用带固定足前部，双手抓住助力杆做左右摆动。

4. 主动活动技术　病人取坐位或卧位，主动进行踝关节各方向活动训练。

### 第三部分　躯干活动技术

（一）颈区

（1）被动活动技术：病人仰卧位，下肢伸展。操作方法：操作者双手固定头部两侧，依次做颈部的基本动作：前屈、后伸、侧屈、左右旋转活动。

（2）主动活动技术：病人坐位，分别作颈的基本动作：前屈和后伸，侧屈，左右旋转活动。

（二）腰区

（1）被动活动技术：病人侧卧位，上面的下肢膝屈曲，下面的下肢伸展。

操作方法：操作者一手固定病人上面的髋关节，另一只手放在同侧骨盆部位，使髋和骨盆方向相反的方向旋转并停留数秒，以达到充分牵拉躯干的作用。

（2）主动活动技术：病人站位，分别做腰区的前屈和后伸，侧屈，左右旋转活动。

【注意事项】

1. 熟悉关节的结构。

2. 早期活动　在不加重病情、疼痛的情况下，尽早进行因伤病而暂时不能活动关节的被动活动，活动范围应尽可能接近正常最大限度的活动。

3. 全范围活动　关节活动范围的维持训练应包括身体的各个关节，并且每个关节必须进行全方位范围的关节活动。但每次活动只针对一个关节，在运动该关节时，要给予该关节一定的牵拉力，这样可减轻关节面之间的摩擦力，使训练操作容易进行，并能保护关节，防止关节面挤压。

4. 与肌肉牵伸结合　对于跨越两个关节面的肌群，应在完成逐个关节的活动后，对该肌群进行牵张。对于那些活动受限的关节或长期处于内收、屈曲位的关节，要多做被动牵拉运动。

## 实训十二　言语治疗技术

【目的】

1. 了解失语症的治疗形式

2. 熟悉构音器官运动功能的训练

3. 掌握构音障碍的训练方法

【内容】

1. 器材：舌肌训练器、图片、实物、压舌板、笔式手电筒、长棉棒、指套、秒表等。

2. 项目：失语症治疗、构音障碍训练

【步骤】

1. 失语症治疗形式

（1）Schuell 刺激疗法：

①听理解训练：操作者把 5～10 张图片摆放在桌面上，由操作者说出一张图片的名称，

让病人指出相应的图片。

②称呼训练:操作者向病人出示一张张图片,或者逐张问"这是什么?"由病人回答。答不出或错答时,操作者可用词头音或图的用途等提示。

③复述:由操作者拿图片向病人出示,并反复说几遍一组图片的名称,再让病人复述。注意根据病人能自然正确的复述可变换刺激强度、速度,以及复述词、句的长度等。

④读解:常用的方式有词图匹配或图词匹配,是让病人拿着词卡或图片读解后选择面前摆放的图片或词卡。

⑤书写:如先由词词匹配开始进行抄写训练,逐步过渡到看图命名书写和听写等。以上的训练方法,应根据情况灵活应用,并注意治疗后再评价,以决定是维持还是修订训练计划,最终完成治疗目标。

(2)交流促进法:适用于刺激治疗后症状已有改善,而需促进其交流能力的病人。其目的是利用接近实际交流的对话结构、信息,在操作者和病人之间双向交流传递,使病人尽量调动自己的残存能力,以获得实用的交流技能。

2. 构音器官运动功能的训练

(1)呼吸训练:呼吸是发音的动力,而且必须形成一定的声门压力才能有理想的发音。呼吸训练要有良好的坐姿,尽量延长呼气的时间。如病人呼吸时间短而弱,可以手法介入,令病人仰卧位,操作者的手放在病人的腹部,在吸气末推压腹部以助延长呼气。

(2)舌唇运动训练:训练病人唇的张开、闭合、前突、缩回。舌的前伸、后缩、上举、向两侧的运动等。训练时面对镜子,使病人便于模仿和纠正动作。较重病人可以用压舌板和手法协助他完成,另外,可以用冰块摩擦面部、唇,以促进运动。

(3)下颌运动训练:可以把左手放在颌下,右手放在病人的头部,帮助下颌肌麻痹的病人做下颌上举和下拉运动,帮助双唇闭合。

(4)腭咽功能训练:由于软腭咽肌无力或不协调,使腭咽闭锁功能障碍,鼻音过重。训练目的主要是加强软腭肌肉强度。可克服鼻音过重。

①推撑法:是让病人用两手掌相对推或两手掌同时向上、向下推并同时发出"啊"音,随着一组肌肉的突然收缩,促进其他肌肉也趋向收缩,从而增强腭肌的功能,这种方法可与打哈欠、叹息等方法结合应用,效果更好。

②引导气流法:是引导气流通过口腔,减少鼻漏气,如吹吸管、吹哨子、吹喇叭、吹蜡烛、吹奏乐器等,可用来集中和引导气流,操作者可诱导病人持续发音,长呼气。

3. 构音训练

(1)发音的训练:先训练发元音,然后发辅音,辅音先由双唇音开始如[p]、[p']、[m]等。能发辅音后,辅音与元音相结合,发音节[pɑ]、[p'ɑ]、[mɑ]、[fɑ]等,元音加辅音再加元音的形式,最后过渡到字、单词和句子的训练。在训练发音之前,要依据构音检查中构音类似运动障碍的结果,进行该音训练,使音发准确,然后再纠正其他音。

(2)辨音训练:病人对音的分辨能力对准确发音很重要,所以要训练病人对音的分辨,首先要能分辨出错音,可以通过口述或放录音。

(3)减慢言语速度:利用节拍器控制速度,由慢开始逐渐变快,病人随节拍器的节拍发音可明显增加言语清晰度和理解度。不适合重症肌无力的病人。

(4)克服费力的训练:费力音是由于声带过分内收所致,声音好似挤出来的。治疗的目的是获得容易发音的方式,如采用打哈欠的方法,让病人在打哈欠呼气时发出词和短句;

也可应用头颈部为中心的放松训练;以拼音"h"训练发音;以咀嚼训练使声带放松等方法来克服费力音。

(5)克服气息音的训练:气息音是由于声门闭合不充分引起。上述"推撑"法可以促进声门闭合;另一种方法是用一个元音或双元音结合辅音和另一个元音发音。对单侧声带麻痹的病人,注射硅可用来增加声带的体积,当声带接进中线时,可能会产生较好的声带震动。

(6)语调训练:训练时要指出病人的音调问题,训练时发音由低向高,也可借用乐器的音阶变化来进行音调训练。

(7)音量训练:首先要训练病人强有力的呼气并延长呼气的时间,这对音量的调控很重要。另外成人可用具有监视器的语言训练器,病人在发音时观看图形变化,训练和调节发音的音量。

【注意事项】

1. 国际音标的发音。

2. 构音类似运动判定标准。

3. 构音障碍不伴随语迟,训练中不应有语迟训练。

4. 交谈、训练过程中身体的姿势和态度要适合。

# 实训十三　矫　形　器

【目标】

1. 了解康复工程的内容。

2. 熟悉矫形器的选择。

3. 掌握矫形器的使用方法。

【内容】

1. 器材:各式矫形器(上肢矫形器、下肢矫形器、脊柱矫形器)。

2. 项目:针对不同疾病的康复要求选择合适的矫形器。

【步骤】

1. 播放介绍矫形器知识的相关视频。

2. 老师实地介绍矫形器的构造要件。

3. 老师实地介绍不同类型矫形器的使用范围。

4. 老师向学生们演示各种矫形器的操作技法。

5. 在老师的指导和保护下学生们分组练习。

6. 指导病人及家属矫形器的使用技术。

【注意事项】

1. 各种矫形器的适应证。

2. 矫形器的选择要有针对性。

3. 矫形器规格要因人而异。

4. 指导病人正确穿戴矫形器。

## 实训十四　体位与体位转换训练

【目标】

1. 掌握体位与体位转换的方法。

2. 能制定体位转换的训练方案并给予准确指导。

3. 熟悉体位转换的原则与注意事项。

4. 学会运用节力技术。

【内容】

根据下列案例制订该病人康复护理计划并加以实施,重点对病人进行合适的体位转换训练及指导。

案例:陈某,女,55 岁,因一月前于农活时突感左侧肢体活动不利,被送至医院,CT 查示脑出血,予保守治疗后病情平稳,回家自行康复。病人有高血压病史 2 年余,平时服用降压药,血压可控制在 130/85mmHg,无其他不适。专科检查,神清,听理解可,语利,对答切题。可在一人辅助下步行,浅感觉(左侧)正常,左侧深感觉减退,左侧腱反射亢进,左巴氏征( + ),左踝阵挛( + ),肌力(MMT):左上肢:肩前屈、外展 2 级,肩后伸 0 级,肘屈 2 级,肘伸 1 级,腕伸 2 级,腕屈曲 1 级;左下肢:髋屈伸 3 级,膝屈 3 级,伸 4 级,踝背伸 0 级,跖屈 2 级。肌张力(mA):左屈肘肌 1 + 级,左伸肘肌 1 级,左腕伸肌 1 级,左指屈肌 1 + 级,左小腿三头肌 1 级,关节被动活动度:左踝背伸至 0°时受限,坐位平衡 3 级,立位平衡 2 级。左侧 Brunnstrom 分级:Ⅲ - Ⅱ - Ⅳ。ADL(MBI)中,床椅转移 10 分,平平地走 5 分。辅检:头颅 MRI:右侧基底节区出血。初步诊断:1、脑出血后遗症,左侧偏瘫;2、高血压病。

【步骤】

(一)操作准备

1. 评估解释　评估病人年龄、病情、体重、肢体活动能力;向病人解释体位转换的目的、简要配合方法等。

2. 病人准备　了解体位转移的目的、操作过程及配合方法。

3. 护士准备　衣帽整洁,取下手上佩饰,修剪指甲,洗手;根据病人情况确定训练方法。

4. 用物准备　靠背椅、软枕、轮椅、拐杖、康复治疗床及床上用物。

5. 环境准备　温湿度适宜、安静、整洁,地面平坦。

(二)分析病例制定康复目标

1. 1 周目标:教会病人家属病人正确的体位摆放;

2. 2 ~ 3 周目标:辅助完成转移;

3. 4 ~ 8 周目标:独立完成转移。

(三)指导病人训练

1. 指导病人家属帮助病人正确的体位摆放 (1 次/2 小时)　①左侧卧位;②右侧卧位;③仰卧位;④床上坐位。

2. 指导病人家属协助病人体位转移

(1)协助卧位病人移向床头;

(2)协助床边坐起;

(3)使用拐杖的步行训练:①交替拖地步行;②同时拖地步;行③摆至步;④摆过步;⑤四

点步行;⑥两点步行;⑦三点步行。

3. 指导病人独立体位转移训练（2 次/天，20 分钟/次）

(1)床上翻身训练;

(2)床上翻身坐起训练;

(3)床边坐起训练,从健侧、患侧坐起;

(4)独立行走训练;

(5)上下楼梯训练。

【注意事项】

1. 根据需要,选择适当体位及转移的方式、方法、范围等。

2. 转移前,向病人家属说明转移的要求和目的,取得家属的理解和配合。

3. 转移中,应做到动作协调轻稳,不可拖拉,并鼓励病人尽可能发挥自己的现有能力,同时给予必要的指导和协助。

4. 转移后,确保病人舒适、稳定和安全,并保持肢体的功能位。

5. 运动量不宜过大;渐次起坐;注意生命体征的变化,控制血压;注意卒中后抑郁等心理问题;鼓励病人在自主运动时要持之以恒,循序渐进。

## 实训十五　进食与吞咽训练

【目标】

1. 掌握进食与吞咽训练的规范技术操作,能制定相应的训练方案并给予准确的指导。

2. 熟悉进食与吞咽训练的适应证、禁忌证与注意事项。

3. 具有高度的同情心和责任心,关爱病人。

【内容】

根据下列案例制订该病人的康复护理计划,并加以实施,重点是对病人进行合适地进食与吞咽训练及指导。

**案例:**王先生,58 岁,2 年前发生脑梗死,经医院治疗后出院,但出现吞咽障碍,右侧偏瘫,构音障碍及右侧肢体共济失调。现查体:意识清醒,语言发音不清;右侧肢体肌力 3 ~ 4级,肌张力正常,可独坐;呕吐反射缺失;自主咳嗽减弱;舌肌有震颤,力量减弱;咽反射差;饮水试验 4 级;FOIS 功能分级 3 级。病人希望尽快恢复其吞咽与进食功能。

【步骤】

（一）操作准备

1. 评估解释

(1)评估病人年龄、病情、肢体活动能力,吞咽功能评定。采用洼田氏提出的 30ml 饮水试验作为评价吞咽功能的床边检查方法。

(2)向病人及家属解释进食与吞咽训练的目的、简要配合方法

2. 护士准备　衣帽整洁,取下手上佩饰,修剪指甲,洗手;根据病人情况确定训练方法。

3. 用物准备　餐具、量杯、床上小桌、康复治疗床及床上用物。

4. 环境准备　温湿度适宜、安静、整洁。

（二）分析病例,制定康复目标

1. 1 ~2 周目标　教会病人进行吞咽功能基础训练;

2. 3~5 周目标　指导病人及家属进行进食训练;

3. 5~6 周目标　病人可自主进食,吞咽障碍症状明显改善。

（三）指导病人训练

1. 吞咽功能基础训练

(1)舌肌训练;

(2)呼吸功能训练;

(3)舌肌感觉刺激;

(4)吞咽反射重建训练;

(5)运动性构音训练;

(6)头部控制训练。

2. 辅助吞咽动作练习、进食训练指导

【注意事项】

1. 吞咽训练宜循序渐进:根据病人的功能障碍情况进行治疗和训练,并逐步增加进食量;开始训练时时间不宜过长;

2. 要将治疗和训练相结合:在训练的基础上,通过合理的刺激,促进吞咽障碍的功能恢复;

3. 根据病人个人情况选择餐具,创造良好的进食环境,培养良好的进食习惯;

4. 选择安全的食品,酸性和含脂肪多的物质吸入易发生肺炎,应予以注意。

5. 保持口腔清洁,减少误咽细菌和胃液反流。为防止食管误吸,进食后上抬头部,保持数十分钟坐位。

6. 鼓励家属参与,指导家属掌握吞咽训练的方法、喂食方法、食物选择以及并发症的观察等。

# 实训十六　日常生活技能训练

【目标】

1. 掌握穿脱衣物、个人卫生训练的方法,能制订合适的训练方案并给予准确的指导。

2. 熟悉穿脱衣物、个人卫生训练的原则与注意事项。

3. 具有良好的沟通交流、与人合作的能力。

【内容】

根据下列案例制订该病人的康复护理计划,并加以实施,重点是对病人进行穿脱衣物、个人卫生训练及指导。

**案例:**万奶奶,73 岁,3 个月前起床后倒在床边,当时神志不清,口角歪斜,入院诊断为脑卒中,高脂血症。经治疗,现神志清楚,精神差,右侧肢体功能障碍,病人大部分时间卧床,仅每日坐轮椅共约 1 小时,言语表达不清,ADL 评分:60 分(吃饭 5 分,穿衣 5 分,大小便各 10 分,上厕所 5 分,床椅转移 10 分,活动 5 分,上下楼梯 5 分,修饰、洗澡 0 分)。

【步骤】

（一）操作准备

1. 评估解释

(1)评估病人在日常生活技能方面具有的功能条件和潜力,找出不利因素与问题。

（2）向病人及家属解释日常生活技能训练的目的、简要配合方法。

2. 病人准备  了解日常生活活动能力训练的目的、操作过程及配合方法。在训练中找出解决问题的方式。协助病人排空二便。

3. 护士准备  衣帽整洁,取下手上佩饰,修剪指甲,洗手;根据病人情况确定训练方法。

4. 用物准备  前开襟上衣、套头上衣、裤子、鞋袜、脸盆、毛巾、杯子、牙刷、座厕、康复治疗床及床上用物。

5. 环境准备  温湿度适宜、安静、整洁,浴室环境安全,用具高度适合。

（二）分析病例制定康复目标

1. 1～2周目标  教会病人及家属在帮助下完成日常生活训练;

2. 3～4周目标  指导病人在家属的监护下进行日常生活训练;

3. 5～6周目标  病人能独立完成日常生活活动。

（三）指导病人训练

1. 更衣训练  单手穿、脱上衣、裤子、鞋袜训练,主要是指导病人掌握原则:穿衣时先穿瘫痪侧,然后穿健侧,脱衣服时先脱健侧,然后再脱患侧。

2. 个人卫生训练  坐位、卧位进行洗脸、刷牙。开始时用健手洗脸、漱口、梳头,以后逐步用患手协助健手。

3. 洗澡训练  最初需有人协助,淋浴或盆浴均可,洗澡时间不宜过长,逐渐增加次数,然后再逐渐让病人单独试行洗浴。

4. 如厕训练  指导转移的方法,如有便秘、尿潴留或大小便失禁者,需给予相应处理。

【注意事项】

1. 衣服以宽松为宜,穿脱方便,质地宜柔软、平滑、防潮和有弹性,穿着舒适;

2. 纽扣应用尼龙搭扣或大的按扣,裤带可选用松紧带,使病人操作方便;

3. 袜子和鞋应放在身边容易拿到的地方,并且位置要固定,鞋子大小要合适,鞋带不得过紧,要改成尼龙搭扣或是带环的扣带;

4. 洗澡水温一般在38～42℃;

5. 出入浴室时应穿防滑拖鞋,并要有人在旁保护;

6. 浴盆内的水不宜过满,病人洗澡时间不宜过长。

7. 病人接受ADL康复训练的需求程度取决于病人的动机和对于不同独立水平的需要。因此,训练内容应与病人的需要相结合,增加病人主动参与的积极性,提高疗效。

# 实训十七  偏瘫病人的社区康复护理

【目的】

1. 能充分利用社区资源对偏瘫病人进行康复护理。

2. 学会根据偏瘫病人功能情况确定康复护理目标。

3. 学会制订康复护理计划并正确实施。

【内容】

1. 准备  以校内社区康复实训中心为实训场地,首先由教师说明实训课安排流程,并分配课程任务,确保每一名同学都了解任务。学生分组,3～4人一组,轮流1人做模特。模特模拟出偏瘫病人的各种功能障碍,由同组学生讨论制订康复护理计划并实施操作。

2. 器材　白纸、笔、多媒体、PT床、椅、平衡杠、阶梯等。

3. 项目　针对偏瘫病人的康复问题制定康复护理计划并实施操作。

【步骤】

1. 设定康复目标　在社区中偏瘫病人常见的功能障碍包括感觉和功能障碍、言语和吞咽障碍、认知障碍等,常见并发症有肩关节半脱位、患侧肿胀、足内翻畸形等,需根据病人情况制定具体的康复护理目标。

2. 制订社区康复护理计划　针对偏瘫病人设定的目标,需要从预防并发症、翻身坐起、坐到站转移、站立平衡、步行、上下楼梯及参与社区活动等方面考虑,合理应用社区资源,制订可行的康复护理计划。

3. 实施康复护理计划　主要包括 ADL 训练、肢体功能训练、上下台阶训练、言语功能训练、拐杖轮椅的使用训练、家居环境的布置或改造、康复保健体操等等。

4. 教师巡回指导学生实训,学生实训后形成实训报告,报告内容包括:社区康复护理计划、实训的每一种康复方法具体操作、实训总结等。

【注意事项】

1. 模特模拟时最好能用服装颜色区分"健"、"患"。

2. 制订康复护理计划时需与病人协商,取得同意。

3. 实施康复操作时有爱伤观念,指导得力。

# 实训十八　社区常见病症的康复护理教育

【目标】

1. 能正确掌握脑卒中、脊髓损伤、脑性瘫痪、阿尔茨海默病、颈椎病、腰椎间盘突出症、冠心病等社区常见病症康复的基本理论。

2. 学会进行社区常见病症的康复护理教育。

3. 学会制作社区常见病损康复指导单。

【内容】

1. 器材　白纸、笔、多媒体。

2. 项目　制订社区康复教育开展计划;设计制作教育单。

【步骤】

1. 带教老师介绍本次实践的具体安排及要求。

2. 学生分成六组,一种病症作为一项任务,每组学生分别选取一项任务。

3. 学生根据任务要求,充分利用网络、现有图书资料,结合社区实际情况,考虑采取何种方式达到教育目标,并制定社区康复教育开展计划,包括:教育目的、方式、内容等。

4. 根据各自掌握资料,设计制作教育单,并尝试利用课余时间在社区中发放。

5. 各组派代表讲解康复教育开展计划,其他学生评议其计划是否可行,最后形成本班级常见病症康复指导报告。

【注意事项】

1. 康复教育计划要能切实开展。

2. 教育单内容符合病症的康复理论,文字通俗易懂,能做到图文并茂、喜闻乐见。

# 附　录

## 附录一

### 个人基本信息表

姓名：　　　　　　　　　　　　　　　　　　　编号□□□□□□□□

| 性别 | 0 未知性别　1 男　2 女　3 未说明性别　□ | | 出生日期 | |
|---|---|---|---|---|
| 身份证号 | | | 工作单位 | |
| 本人电话 | | 联系人 | 联系人电话 | |
| 常住类型 | 1 户籍　2 非户籍　□ | | 民族 | 1 汉族　2 少数民族_____□ |
| 血型 | 1 A 型　2 B 型　3 O 型　4 AB 型　5 不详/RH 阴性:1 否　2 是　3 不详　□/□ | | | |
| 文化程度 | 1 文盲及半文盲　2 小学　3 初中　4 高中/技校/中专　5 大学专科及以上　6 不详　□ | | | |
| 职业 | 1 国家机关、党群组织、企业、事业单位负责人　2 专业技术人员　3 办事人员和有关人员 4 商业、服务业人员　5 农、林、牧、渔、水利业生产人员　6 生产、运输设备操作人员及有关人员　7 军人　8 不便分类的其他从业人员□ | | | |
| 婚姻状况 | 1 未婚　2 已婚　3 丧偶　4 离婚　5 未说明婚姻状况 | | □ | |
| 医疗费用支付方式 | 1 城镇职工基本医疗保险　2 城镇居民基本医疗保险　3 新型农村合作医疗　4 贫困救助　5 商业医疗保险　6 全公费 7 全自费　8 其他_____ | | □/□/□ | |
| 过敏史 | 1 无　有:2 青霉素　3 磺胺　4 链霉素　5 其他 | | □/□/□/□ | |
| 暴露史 | 1 无　有:2 化学品　3 毒物　4 射线 | | □/□/□ | |

| 既往史 | 疾病 | 1 无　2 高血压　3 糖尿病　4 冠心病　5 慢性阻塞性肺疾病　6 恶性肿瘤_____　7 脑卒中　8 严重精神疾病　9 结核病　10 肝炎　11 其他法定传染病　12 职业病_____　13 其他_____ | | | | |
|---|---|---|---|---|---|---|
| | | □ 确诊时间　　年　　月/□ 确诊时间　　年　　月/□ 确诊时间　　年　　月 □ 确诊时间　　年　　月/□ 确诊时间　　年　　月/□ 确诊时间　　年　　月 | | | | |
| | 手术 | 1 无　2 有:名称 1 _____时间_____/名称 2 _____时间_____ | | | □ | |
| | 外伤 | 1 无　2 有:名称 1 _____时间_____/名称 2 _____时间_____ | | | □ | |
| | 输血 | 1 无　2 有:原因 1 _____时间_____/原因 2 _____时间_____ | | | □ | |

| 家族史 | 父亲 | □/□/□/□/□_____ | 母亲 | □/□/□/□/□_____ |
|---|---|---|---|---|
| | 兄弟姐妹 | □/□/□/□/□_____ | 子女 | □/□/□/□/□_____ |
| | 1 无　2 高血压　3 糖尿病　4 冠心病　5 慢性阻塞性肺疾病　6 恶性肿瘤　7 脑卒中　8 严重精神疾病　9 结核病　10 肝炎　11 先天畸形　12 其他 | | | |

| 遗传病史 | 1 无　2 有:疾病名称 _____ | □ |
| --- | --- | --- |
| 残疾情况 | 1 无残疾　2 视力残疾　3 听力残疾　4 言语残疾　5 肢体残疾　6 智力残疾　7 精神残疾　8 其他残疾_____ | □/□/□/□/<br>□/□ |
| 生活环境 | 厨房排风设施　1 无　2 油烟机　3 换气扇　4 烟囱 | □ |
| | 燃料类型　1 液化气　2 煤　3 天然气　4 沼气　5 柴火　6 其他 | □ |
| | 饮水　1 自来水　2 经净化过滤的水　3 井水　4 河湖水　5 塘水　6 其他 | □ |
| | 厕所　1 卫生厕所　2 一格或二格粪池式　3 马桶　4 露天粪坑　5 简易棚厕 | □ |
| | 禽畜栏　1 单设　2 室内　3 室外 | □ |

## 附录二

健康体检表

姓名：　　　　　　　　　　　　　编号□□□-□□□□□

| 体检日期 | 　　年　　月　　日 | | 责任医生 | | |
|---|---|---|---|---|---|
| 内容 | 检查项目 | | | | |
| 症状 | 1 无症状 2 头痛 3 头晕 4 心悸 5 胸闷 6 胸痛 7 慢性咳嗽 8 咳痰 9 呼吸困难 10 多饮 11 多尿 12 体重下降 13 乏力 14 关节肿痛 15 视力模糊 16 手脚麻木 17 尿急 18 尿痛 19 便秘 20 腹泻 21 恶心呕吐 22 眼花 23 耳鸣 24 乳房胀痛 25 其他_____<br>　　　　　　　　　　　　　　□/□/□/□/□/□/□/□/□ | | | | |

| 一般状况 | 体温 | | ℃ | 脉率 | | 次/分钟 |
|---|---|---|---|---|---|---|
| | 呼吸频率 | | 次/分钟 | 血压 | 左侧 | 　　　/　　　 mmHg |
| | | | | | 右侧 | 　　　/　　　 mmHg |
| | 身高 | | cm | 体重 | | kg |
| | 腰围 | | cm | 体质指数（BMI） | | kg/m² |
| | 老年人健康状态自我评估* | 1 满意　2 基本满意　3 说不清楚　4 不太满意　5 不满意 | | | | □ |
| | 老年人生活自理能力自我评估* | 1 可自理（0~3分）　2 轻度依赖（4~8分）<br>3 中度依赖（9~18分）　4 不能自理（≥19分） | | | | □ |
| | 老年人认知功能* | 1 粗筛阴性<br>2 粗筛阳性，简易智力状态检查，总分_____ | | | | □ |
| | 老年人情感状态* | 1 粗筛阴性<br>2 粗筛阳性，老年人抑郁评分检查，总分_____ | | | | □ |

| 生活方式 | 体育锻炼 | 锻炼频率 | 1 每天　2 每周一次以上　3 偶尔　4 不锻炼 | | □ |
|---|---|---|---|---|---|
| | | 每次锻炼时间 | 　　分钟 | 坚持锻炼时间 | 　　年 |
| | | 锻炼方式 | | | |
| | 饮食习惯 | 1 荤素均衡　2 荤食为主　3 素食为主　4 嗜盐　5 嗜油　6 嗜糖 | | | □/□/□ |
| | 吸烟情况 | 吸烟状况 | 1 从不吸烟　　2 已戒烟　　3 吸烟 | | □ |
| | | 日吸烟量 | 平均　　　支 | | |
| | | 开始吸烟年龄 | 　　岁 | 戒烟年龄 | 　　岁 |
| | 饮酒情况 | 饮酒频率 | 1 从不　2 偶尔　3 经常　4 每天 | | □ |
| | | 日饮酒量 | 平均　　　两 | | |
| | | 是否戒酒 | 1 未戒酒　2 已戒酒，戒酒年龄：_____岁 | | □ |
| | | 开始饮酒年龄 | 　　岁 | 近一年内是否曾醉酒　1 是　2 否 | □ |
| | | 饮酒种类 | 1 白酒 2 啤酒 3 红酒 4 黄酒 5 其他_____ | | □/□/□/□ |

| 生活方式 | 职业病危害因素接触史 | 1 无　2 有(工种_____从业时间____年) | ☐ |
| | | 毒物种类　粉尘_____防护措施 1 无 2 有____ | ☐ |
| | | 放射物质_____防护措施 1 无 2 有____ | ☐ |
| | | 物理因素_____防护措施 1 无 2 有____ | ☐ |
| | | 化学物质_____防护措施 1 无 2 有____ | ☐ |
| | | 其他_____防护措施 1 无 2 有____ | ☐ |
| 脏器功能 | 口腔 | 口唇 1 红润 2 苍白 3 发绀 4 皲裂 5 疱疹 | ☐ |
| | | 齿列 1 正常 2 缺齿—┼— 3 龋齿 —┼— 4 义齿(假牙)—┼— | ☐ |
| | | 咽部 1 无充血 2 充血 3 淋巴滤泡增生 | ☐ |
| | 视力 | 左眼____右眼_____(矫正视力:左眼_____右眼_____) | |
| | 听力 | 1 听见 2 听不清或无法听见 | ☐ |
| | 运动功能 | 1 可顺利完成　2 无法独立完成其中任何一个动作 | ☐ |
| 查体 | 眼底* | 1 正常　2 异常_____ | ☐ |
| | 皮肤 | 1 正常　2 潮红　3 苍白　4 发绀　5 黄染　6 色素沉着　7 其他_____ | ☐ |
| | 巩膜 | 1 正常　2 黄染　3 充血　4 其他_____ | ☐ |
| | 淋巴结 | 1 未触及　2 锁骨上　3 腋窝　4 其他_____ | ☐ |
| | 肺 | 桶状胸:1 否　　2 是 | ☐ |
| | | 呼吸音:1 正常　2 异常_____ | ☐ |
| | | 啰音:1 无　　2 干啰音　3 湿啰音　4 其他_____ | ☐ |
| | 心脏 | 心率_____次/分钟　　心律:1 齐　2 不齐　3 绝对不齐 | ☐ |
| | | 杂音:1 无　2 有_____ | ☐ |
| | 腹部 | 压痛:1 无　2 有_____ | ☐ |
| | | 包块:1 无　2 有_____ | ☐ |
| | | 肝大:1 无　2 有_____ | ☐ |
| | | 脾大:1 无　2 有_____ | ☐ |
| | | 移动性浊音:1 无　2 有_____ | ☐ |
| | 下肢水肿 | 1 无　2 单侧　3 双侧不对称　4 双侧对称 | ☐ |
| | 足背动脉搏动 | 1 未触及　2 触及双侧对称　3 触及左侧弱或消失　4 触及右侧弱或消失 | ☐ |
| | 肛门指诊* | 1 未及异常　2 触痛　3 包块　4 前列腺异常　5 其他_____ | ☐ |
| | 乳腺* | 1 未见异常 2 乳房切除 3 异常泌乳 4 乳腺包块 5 其他_____ | ☐/☐/☐/☐ |
| | 妇科* 外阴 | 1 未见异常　2 异常_____ | ☐ |
| | 阴道 | 1 未见异常　2 异常_____ | ☐ |
| | 宫颈 | 1 未见异常　2 异常_____ | ☐ |
| | 宫体 | 1 未见异常　2 异常_____ | ☐ |
| | 附件 | 1 未见异常　2 异常_____ | ☐ |
| | 其他* | | |

续表

| 辅助检查 | 血常规 * | 血红蛋白_____ g/L 白细胞_____ ×10⁹/L 血小板_____ ×10⁹/L<br>其他_____ | |
|---|---|---|---|
| | 尿常规 * | 尿蛋白_____尿糖_____尿酮体_____尿隐血_____<br>其他_____ | |
| | 空腹血糖 * | _____ mmol/L 或 _____ mg/dl | |
| | 心电图 * | 1 正常　2 异常_____ | □ |
| | 尿微量白蛋白 * | _____ mg/dl | |
| | 大便隐血 * | 1 阴性　2 阳性 | □ |
| | 糖化血红蛋白 * | _____% | |
| | 乙型肝炎<br>表面抗原 * | 1 阴性　2 阳性 | □ |
| | 肝功能 * | 血清谷丙转氨酶_____ U/L　　　血清谷草转氨酶_____ U/L<br>白蛋白_____ g/L　　　总胆红素_____ μmol/L<br>结合胆红素_____ μmol/L | |
| | 肾功能 * | 血清肌酐_____ μmol/L　　血尿素氮_____ mmol/L<br>血钾浓度_____ mmol/L　　血钠浓度_____ mmol/L | |
| | 血脂 * | 总胆固醇_____ mmol/L　　甘油三酯_____ mmol/L<br>血清低密度脂蛋白胆固醇_____ mmol/L<br>血清高密度脂蛋白胆固醇_____ mmol/L | |
| | 胸部 X 线片 * | 1 正常　2 异常_____ | □ |
| | B 超 * | 1 正常　2 异常_____ | □ |
| | 宫颈涂片 * | 1 正常　2 异常_____ | □ |
| | 其他 * | | |
| 中医体质辨识 * | 平和质 | 1 是　　2 基本是 | □ |
| | 气虚质 | 1 是　　2 倾向是 | □ |
| | 阳虚质 | 1 是　　2 倾向是 | □ |
| | 阴虚质 | 1 是　　2 倾向是 | □ |
| | 痰湿质 | 1 是　　2 倾向是 | □ |
| | 湿热质 | 1 是　　2 倾向是 | □ |
| | 血瘀质 | 1 是　　2 倾向是 | □ |
| | 气郁质 | 1 是　　2 倾向是 | □ |
| | 特秉质 | 1 是　　2 倾向是 | □ |
| 现存主要健康问题 | 脑血管疾病 | 1 未发现　2 缺血性卒中　3 脑出血　4 蛛网膜下腔出血　5 短暂性脑缺血发作　6 其他_____ | □/□/□/□/□ |
| | 肾脏疾病 | 1 未发现　2 糖尿病肾病　3 肾衰竭　4 急性肾炎　5 慢性肾炎<br>6 其他_____ | □/□/□/□/□ |

| 现存主要健康问题 | 心脏疾病 | 1 未发现　2 心肌梗死　3 心绞痛　4 冠状动脉血运重建　5 充血性心力衰竭<br>6 心前区疼痛　7 其他＿＿＿＿＿＿＿　□/□/□/□/□ | | | | |
| | 血管疾病 | 1 未发现　2 夹层动脉瘤　3 动脉闭塞性疾病　4 其他＿＿＿＿＿　□/□/□ | | | | |
| | 眼部疾病 | 1 未发现　2 视网膜出血或渗出　3 视乳头水肿　4 白内障<br>5 其他＿＿＿＿＿＿＿＿　□/□/□ | | | | |
| | 神经系统疾病 | 1 未发现　2 有＿＿＿＿＿＿＿＿＿＿　□ | | | | |
| | 其他系统疾病 | 1 未发现　2 有＿＿＿＿＿＿＿＿＿＿　□ | | | | |

| 住院治疗情况 | 住院史 | 入/出院日期 | 原因 | 医疗机构名称 | 病案号 | |
| | | / | | | | |
| | | / | | | | |
| | 家庭病床史 | 建/撤床日期 | 原因 | 医疗机构名称 | 病案号 | |
| | | / | | | | |
| | | / | | | | |

| 主要用药情况 | 药物名称 | 用法 | 用量 | 用药时间 | 服药依从性<br>1 规律　2 间断　3 不服药 | |
| | 1 | | | | | |
| | 2 | | | | | |
| | 3 | | | | | |
| | 4 | | | | | |
| | 5 | | | | | |
| | 6 | | | | | |

| 非免疫规划预防接种史 | 名称 | 接种日期 | 接种机构 | |
| | 1 | | | |
| | 2 | | | |
| | 3 | | | |

| 健康评价 | 1 体检无异常　　　　　　　　　　　　　　　　　　　　　　　□<br>2 有异常<br>异常 1 ＿＿＿＿＿＿＿＿＿＿＿＿＿＿＿＿＿＿＿＿＿<br>异常 2 ＿＿＿＿＿＿＿＿＿＿＿＿＿＿＿＿＿＿＿＿＿<br>异常 3 ＿＿＿＿＿＿＿＿＿＿＿＿＿＿＿＿＿＿＿＿＿<br>异常 4 ＿＿＿＿＿＿＿＿＿＿＿＿＿＿＿＿＿＿＿＿＿ |

| 健康指导 | 1 纳入慢性病病人健康管理<br>2 建议复查<br>3 建议转诊<br>　　　　　　　　　　　　　　□/□/□/□ | 危险因素控制：　　□/□/□/□/□/□<br>1 戒烟　2 健康饮酒　3 饮食　4 锻炼<br>5 减体重(目标＿＿＿＿＿＿＿＿＿)<br>6 建议接种疫苗＿＿＿＿＿＿＿＿＿<br>7 其他＿＿＿＿＿＿＿＿＿＿＿＿＿ |

## 附录三

### 预防接种卡

姓名：_____　编号□□□-□□□□□

性别：_____ 出生日期：_____年_____月_____日

监护人姓名：_____与儿童关系：_____联系电话：_____

家庭现住址：_____县(区)_____乡镇(街道)_____

户籍地址：1 同家庭地址　2 _____省_____市_____县(区)____乡镇（街道）

迁入时间：_____年__月__日　迁出时间：_____年__月__日　迁出原因：_____

疫苗异常反应史：_____

接种禁忌：_____

传染病史：_____

建卡日期：_____年___月___日　　　　　　　　建卡人：_____

| 疫苗与剂次 | | 接种日期 | 接种部位 | 疫苗批号 | 接种医生 | 备注 |
|---|---|---|---|---|---|---|
| 乙肝疫苗 | 1 | | | | | |
| | 2 | | | | | |
| | 3 | | | | | |
| 卡介苗 | | | | | | |
| 脊灰疫苗 | 1 | | | | | |
| | 2 | | | | | |
| | 3 | | | | | |
| | 4 | | | | | |
| 百白破疫苗 | 1 | | | | | |
| | 2 | | | | | |
| | 3 | | | | | |
| | 4 | | | | | |
| 白破疫苗 | | | | | | |
| 麻风疫苗 | | | | | | |
| 麻腮风疫苗 | 1 | | | | | |
| | 2 | | | | | |
| 麻腮疫苗 | | | | | | |
| 麻疹疫苗 | 1 | | | | | |
| | 2 | | | | | |
| A群流脑疫苗 | 1 | | | | | |
| | 2 | | | | | |
| A＋C群流脑疫苗 | 1 | | | | | |
| | 2 | | | | | |

续表

| | | | | | | |
|---|---|---|---|---|---|---|
| 乙脑(减毒)活疫苗 | 1 | | | | | |
| | 2 | | | | | |
| 乙脑灭活疫苗 | 1 | | | | | |
| | 2 | | | | | |
| | 3 | | | | | |
| | 4 | | | | | |
| 甲肝减毒活疫苗 | | | | | | |
| 甲肝灭活疫苗 | 1 | | | | | |
| | 2 | | | | | |
| 其他疫苗 | | | | | | |
| | | | | | | |
| | | | | | | |

# 附录四

## 高血压病人随访服务记录表

姓名： 编号□□□-□□□□□

| 随访日期 | | 年 月 日 | 年 月 日 | 年 月 日 | 年 月 日 |
|---|---|---|---|---|---|
| 随访方式 | | 1 门诊 2 家庭 3 电话 □ | 1 门诊 2 家庭 3 电话 □ | 1 门诊 2 家庭 3 电话 □ | 1 门诊 2 家庭 3 电话 □ |
| 症状 | 1 无症状<br>2 头痛头晕<br>3 恶心呕吐<br>4 眼花耳鸣<br>5 呼吸困难<br>6 心悸胸闷<br>7 鼻出血不止<br>8 四肢发麻<br>9 下肢水肿 | □/□/□/□/□/□/□<br>其他： | □/□/□/□/□/□/□<br>其他： | □/□/□/□/□/□/□<br>其他： | □/□/□/□/□/□/□<br>其他： |
| 体征 | 血压(mmHg) | | | | |
| | 体重(kg) | / | / | / | / |
| | 体质指数 | / | / | / | / |
| | 心 率 | | | | |
| | 其 他 | | | | |
| 生活方式指导 | 日吸烟量(支) | / | / | / | / |
| | 日饮酒量(两) | / | / | / | / |
| | 运 动 | 次/周 分钟/次<br>次/周 分钟/次 | 次/周 分钟/次<br>次/周 分钟/次 | 次/周 分钟/次<br>次/周 分钟/次 | 次/周 分钟/次<br>次/周 分钟/次 |
| | 摄盐情况(咸淡) | 轻/中/重 /轻/中/重 | 轻/中/重 /轻/中/重 | 轻/中/重 /轻/中/重 | 轻/中/重 /轻/中/重 |
| | 心理调整 | 1 良好 2 一般 3 差 □ | 1 良好 2 一般 3 差 □ | 1 良好 2 一般 3 差 □ | 1 良好 2 一般 3 差 □ |
| | 遵医行为 | 1 良好 2 一般 3 差 □ | 1 良好 2 一般 3 差 □ | 1 良好 2 一般 3 差 □ | 1 良好 2 一般 3 差 □ |
| 辅助检查 * | | | | | |
| 服药依从性 | | 1 规律 2 间断 3 不服药□ | 1 规律 2 间断 3 不服药□ | 1 规律 2 间断 3 不服药□ | 1 规律 2 间断 3 不服药□ |
| 药物不良反应 | | 1 无 2 有_____ □ | 1 无 2 有_____ □ | 1 无 2 有_____ □ | 1 无 2 有_____ □ |
| 此次随访分类 | | 1 控制满意 2 控制不满意<br>3 不良反应 4 并发症<br>□ | 1 控制满意 2 控制不满意<br>3 不良反应 4 并发症<br>□ | 1 控制满意 2 控制不满意<br>3 不良反应 4 并发症<br>□ | 1 控制满意 2 控制不满意<br>3 不良反应 4 并发症<br>□ |
| 用药情况 | 药物名称1 | | | | |
| | 用法用量 | 每日 次 每次 mg | 每日 次 每次 mg | 每日 次 每次 mg | 每日 次 每次 mg |
| | 药物名称2 | | | | |
| | 用法用量 | 每日 次 每次 mg | 每日 次 每次 mg | 每日 次 每次 mg | 每日 次 每次 mg |
| | 药物名称3 | | | | |
| | 用法用量 | 每日 次 每次 mg | 每日 次 每次 mg | 每日 次 每次 mg | 每日 次 每次 mg |
| | 其他药物 | | | | |
| | 用法用量 | 每日 次 每次 mg | 每日 次 每次 mg | 每日 次 每次 mg | 每日 次 每次 mg |
| 转诊 | 原 因 | | | | |
| | 机构及科别 | | | | |
| 下次随访日期 | | | | | |
| 随访医生签名 | | | | | |

# 附录五

## 家庭健康档案

### 家庭基本情况

建档日期　　　　年　　　月　　　日　　　　档案号：

建档单位＿＿＿＿＿＿　　建档医生＿＿＿＿＿＿　　建档护士＿＿＿＿＿＿　　责任医生＿＿＿＿＿＿

1. 户主姓名＿＿＿＿＿　家庭人口数(户口数)＿＿＿＿＿　＿＿＿＿人　现住人口数＿＿＿＿＿人

2. 家庭平均月收入：(指全家成员年收入总和除以12)＿＿＿＿＿＿＿＿＿＿＿(元)

3. 住房类型：□平房　　□楼房(半地下　一层以上)　　住房使用面积＿＿＿＿＿＿m²

4. 家庭燃料类型：□煤气/天然气　□电　□煤炉　□沼气　□其他＿＿＿＿＿＿＿＿＿

5. 厕所类型：□居室内厕所：A 冲水式　　B 非冲水式　　□居室外厕所　　□公共厕所

### 家庭其他成员信息

| 序号 | 姓名 | 健康档案号 | 与户主关系 | 主要健康问题 | 档案存放地 |
|------|------|------------|------------|--------------|------------|
|      |      |            |            |              |            |
|      |      |            |            |              |            |
|      |      |            |            |              |            |
|      |      |            |            |              |            |

家系图：(包括居民本人的父母、祖父母及子女的信息)

### 家庭主要健康问题目录

| 序号 | 问题名称 | 发生日期 | 记录日期 | 接诊医生 | 确诊医院 |
|------|----------|----------|----------|----------|----------|
|      |          |          |          |          |          |
|      |          |          |          |          |          |
|      |          |          |          |          |          |
|      |          |          |          |          |          |

# 附录六

## 焦虑量表和抑郁量表

### 附表 6-1　汉密尔顿焦虑量表

| 项目 | 主要表现 |
|---|---|
| 1. 焦虑心境 | 担心、担忧,感到最坏的事情将要发生,容易激惹 |
| 2. 紧张 | 紧张感、易疲劳、不能反应,易哭、颤抖、感到不安 |
| 3. 害怕 | 害怕黑暗、陌生人、一人独处、动物、乘车或旅游、公共场合 |
| 4. 失眠 | 难以入睡、易醒、睡眠浅、多梦、夜惊、醒后感觉疲倦 |
| 5. 认知功能 | 注意力不能集中、注意障碍、记忆力差 |
| 6. 抑郁心境 | 丧失兴趣、抑郁、对以往爱好缺乏快感 |
| 7. 躯体性焦虑(肌肉系统) | 肌肉酸痛、活动不灵活、肌肉和肢体抽动、牙齿打颤、声音发抖 |
| 8. 躯体性焦虑(感觉系统) | 视物模糊、发冷发热、软弱无力感、浑身刺痛 |
| 9. 心血管系统症状 | 心动过速、心悸、胸痛、血管跳动感、昏倒感、心搏脱落 |
| 10. 呼吸系统症状 | 胸闷、窒息感、叹息、呼吸困难 |
| 11. 胃肠道症状 | 吞咽困难、嗳气、消化不良(进食后腹痛、腹胀、恶心、胃部饱感)、肠蠕动感、肠鸣、腹泻、体重减轻、便秘 |
| 12. 生殖泌尿系统症状 | 尿频、尿急、停经、性冷淡、早泄、阳痿 |
| 13. 自主神经系统症状 | 口干、潮红、苍白、易出汗、紧张性头痛、毛发竖起 |
| 14. 会谈时行为表现 | ①一般表现:紧张、不能松弛、忐忑不安、咬手指,紧握拳、面肌动、手发抖、皱眉、表情僵硬、肌张力高、叹息样呼吸、面色苍白<br>②生理表现:吞咽、打嗝儿、安静时心率快、呼吸快、腱反射亢进,震颤、瞳孔放大、眼睑跳动、易出汗、眼球突出 |

备注:

1. 0 = 无症状;1 = 轻度;2 = 中度,有肯定的症状,但不影响生活和劳动;3 = 重度,已影响生活和劳动,需要进行处理;4 = 极重,症状极重,严重影响生活

2. 总分大于 29 为严重焦虑;总分大于 21 为明显焦虑;总分大于 14 为有肯定的焦虑;总分大于 7 为可能有焦虑;总分小于 7 为无焦虑

3. 因子分计算:精神性焦虑因子,第 1~6 项与第 14 项分数之和除以 7;躯体性焦虑因子,第 7~13 项分数之和除以 7。因子分提示病人焦虑症状的特点

附表 6-2　抑郁自评量表

| | 没有或很少时间 | 小部分时间 | 相当多时间 | 绝大部分或全部时间 |
|---|---|---|---|---|
| 1. 我觉得闷闷不乐,情绪低沉(抑郁) | ☐ | ☐ | ☐ | ☐ |
| *2. 我觉得一天中早晨最好(晨重晚轻) | ☐ | ☐ | ☐ | ☐ |
| 3. 我一阵阵哭出来或觉得想哭(易哭) | ☐ | ☐ | ☐ | ☐ |
| 4. 我晚上睡眠不好(睡眠障碍) | ☐ | ☐ | ☐ | ☐ |
| *5. 我吃的跟平常一样多(食欲减退) | ☐ | ☐ | ☐ | ☐ |
| *6. 我与异性密切接触时和以往一样感到愉快(性兴趣减退) | ☐ | ☐ | ☐ | ☐ |
| 7. 我发觉我的体重在下降(体重减轻) | ☐ | ☐ | ☐ | ☐ |
| 8. 我有便秘的苦恼(便秘) | ☐ | ☐ | ☐ | ☐ |
| 9. 我心跳比平常快(心悸) | ☐ | ☐ | ☐ | ☐ |
| 10. 我无缘无故地感到疲乏(易倦) | ☐ | ☐ | ☐ | ☐ |
| *11. 我的头脑跟平常一样清楚(思考困难) | ☐ | ☐ | ☐ | ☐ |
| *12. 我觉得经常做的事情并没有困难(能力减退) | ☐ | ☐ | ☐ | ☐ |
| 13. 我觉得不安而平静不下来(不安) | ☐ | ☐ | ☐ | ☐ |
| *14. 我对将来抱有希望(绝望) | ☐ | ☐ | ☐ | ☐ |
| 15. 我比平常容易生气激动(易激惹) | ☐ | ☐ | ☐ | ☐ |
| *16. 我觉得作出决定是容易的(决断困难) | ☐ | ☐ | ☐ | ☐ |
| *17. 我觉得自己是个有用的人,有人需要我(无用感) | ☐ | ☐ | ☐ | ☐ |
| *18. 我的生活过得很有意思(生活空虚感) | ☐ | ☐ | ☐ | ☐ |
| 19. 我认为如果我死了,别人会生活得好些(无价值感) | ☐ | ☐ | ☐ | ☐ |
| *20. 平常感兴趣的事我仍然照样感兴趣(兴趣丧失) | ☐ | ☐ | ☐ | ☐ |

备注:

1. 抑郁自评量表(SDS)按症状出现频度评分,分 4 个等级:没有或很少时间;少部分时间;相当多时间;绝大部分或全部时间。若为正向评分题,依次为粗分 1、2、3、4。反向评分题(前有 * 号者),则评功 4、3、2、1

2. SDS 的主要统计指标是总分,但要经过一次转换。自评结束后,把 20 个项目的各项得分分数相加,即得到总粗分 X,然后通过公式 Y = 1.25X 转换。即用总粗分乘以 1.25 后,取其整数部分,就得到标准总分 Y

3. 按中国常模结果,正常人 SDS 总粗分的分界值为 41 分,标准分为 51 分

附表 6-3　老年抑郁量表

指导语:请选择最切合您最近一周来感受的答案

| 项目 | 回答 | |
|---|---|---|
| 1. 你对生活基本满意吗? | 是 | 否 |
| 2. 你是否已放弃了许多活动与兴趣? | 是 | 否 |
| 3. 你是否觉得生活空虚? | 是 | 否 |
| 4. 你是否常感到厌倦? | 是 | 否 |
| 5. 你觉得未来有希望吗? | 是 | 否 |
| 6. 你是否因为脑子里一些想法摆脱不掉而烦恼? | 是 | 否 |
| 7. 你是否大部分时间精力充沛? | 是 | 否 |
| 8. 你是否害怕会有不幸的事落到你头上? | 是 | 否 |
| 9. 你是否大部分时间感到幸福? | 是 | 否 |
| 10. 你是否常感到孤立无援? | 是 | 否 |
| 11. 你是否经常坐立不安、心烦意乱? | 是 | 否 |
| 12. 你是否希望待在家里而不愿去做些新鲜事? | 是 | 否 |
| 13. 你是否常常担心将来? | 是 | 否 |
| 14. 你是否觉得记忆力比以前差? | 是 | 否 |
| 15. 你觉得现在活得很惬意吗? | 是 | 否 |
| 16. 你是否常感到心情沉重、郁闷? | 是 | 否 |
| 17. 你是否觉得像现在这样活着毫无意义? | 是 | 否 |
| 18. 你是否总为过去的事忧愁? | 是 | 否 |
| 19. 你觉得生活很令人兴奋吗? | 是 | 否 |
| 20. 你开始一件新的工作很困难吗? | 是 | 否 |
| 21. 你觉得生活充满活力吗? | 是 | 否 |
| 22. 你是否觉得你的处境已毫无希望? | 是 | 否 |
| 23. 你是否觉得大多数人比你强得多? | 是 | 否 |
| 24. 你是否常为些小事伤心? | 是 | 否 |
| 25. 你是否常觉得想哭? | 是 | 否 |
| 26. 你集中精力有困难吗? | 是 | 否 |
| 27. 你早晨起来很快活吗? | 是 | 否 |
| 28. 你希望避开聚会吗? | 是 | 否 |
| 29. 你做决定很容易吗? | 是 | 否 |
| 30. 你的头脑像往常一样清晰吗? | 是 | 否 |

# 教 学 大 纲

（供中高职对接护理专业用）

## 一、课程任务

社区健康服务是中高职对接课程体系中综合了社区护理、老年护理、康复护理的一门专业拓展课程。本课程的主要内容包括社区护理、老年护理、康复护理的基本理论、基本知识和基本技能，可分为专业基本知识和实训指导两部分。本课程的任务是培养学生掌握必要的社区、老年、康复护理基本理论、基本知识以及相关的基本技能，并能运用所学知识和技能为社区居民、老年人和残疾人提供良好的护理服务，为学生毕业后从事社区护理、老年护理和康复护理工作奠定基础。

## 二、课程目标

通过本课程的学习，学生能够达成以下目标。

1. 掌握社区护理、老年护理、康复护理的基本知识和技能，具备从事相关护理工作的基本能力。

2. 具有规范、熟练的相关护理操作技能。

3. 具有分析和解决社区居民、老年人、残疾人常见护理问题的能力。

4. 具有良好的人际沟通能力、团队合作精神和服务意识以及严谨求实的工作作风。

5. 具有以服务对象健康为中心的理念，能将人文关怀精神贯穿于护理工作中。

## 三、教学时间分配

本课程建议总学时为 85 学时，其中理论 49 学时，实践 36 学时。

| 教学内容 | 学时 | | |
| --- | --- | --- | --- |
| | 理论 | 实践 | 合计 |
| 第一章　社区护理概论 | 2 | 0 | 2 |
| 第二章　社区预防保健及护理 | 2 | 2 | 4 |
| 第三章　社区健康教育与健康促进 | 2 | 2 | 4 |
| 第四章　家庭健康保健 | 4 | 4 | 8 |
| 第五章　社区突发公共卫生事件管理与护理 | 2 | 0 | 2 |
| 第六章　老年护理概述 | 2 | 0 | 2 |
| 第七章　老年人的健康管理 | 2 | 2 | 4 |

| 教学内容 | 学时 | | |
|---|---|---|---|
| | 理论 | 实践 | 合计 |
| 第八章　老年人的心理与精神健康 | 4 | 2 | 6 |
| 第九章　老年人日常生活护理 | 4 | 4 | 8 |
| 第十章　社区康复护理概述 | 2 | 0 | 2 |
| 第十一章　社区康复护理评估 | 5 | 4 | 9 |
| 第十二章　社区康复治疗技术 | 6 | 6 | 12 |
| 第十三章　社区康复护理技术 | 6 | 6 | 12 |
| 第十四章　社区常见病康复护理 | 6 | 4 | 10 |
| 合计 | 49 | 36 | 85 |

## 四、教学内容和要求

| 单元 | 教学内容 | 教学要求 | 教学活动参考 | 参考学时 | |
|---|---|---|---|---|---|
| | | | | 理论 | 实践 |
| 一、社区护理概论 | | | 讲授、举例、多媒体演示 | 2 | 0 |
| | （一）社区 | | 讲授、举例 | | |
| | 1. 社区概念及构成要素 | 掌握 | 讲授、举例 | | |
| | 2. 社区的类型及功能 | 熟悉 | 讲授、举例 | | |
| | （二）社区卫生服务 | | 讲授、举例 | | |
| | 1. 社区卫生服务的概述 | 了解 | 讲授 | | |
| | 2. 社区卫生服务的内容 | 掌握 | 讲授、举例 | | |
| | 3. 社区卫生服务机构设置要求 | 熟悉 | 讲授、举例 | | |
| | （三）社区护理 | | 讲授、举例、多媒体演示 | | |
| | 1. 社区护理的概念及发展 | 了解 | 讲授 | | |
| | 2. 社区护理的特点与内容 | 掌握 | 讲授、举例、多媒体演示 | | |
| | 3. 社区护士及角色要求 | 熟悉 | 讲授 | | |
| | 4. 社区护士的任职条件及能力 | 掌握 | 讲授、举例 | | |
| | 5. 老年护理的职业道德 | 掌握 | 讲授、举例 | | |
| 二、社区预防保健及护理 | | | 讲授、演示、举例、实训 | 2 | 2 |
| | （一）社区预防保健概述 | | 讲授、举例 | | |
| | 1. 社区预防保健基本原则及内容 | 了解 | 讲授 | | |

续表

| 单元 | 教学内容 | 教学要求 | 教学活动参考 | 参考学时 理论 | 参考学时 实践 |
|------|----------|----------|--------------|------|------|
| 二、社区预防保健及护理 | 2. 社区预防保健措施 | 熟悉 | 讲授、举例 | | |
| | (二)社区健康检查方法与社区卫生服务常用评价指标 | | 讲授、举例、演示 | | |
| | 1. 社区健康普查与筛检 | 熟悉 | 讲授、举例 | | |
| | 2. 社区卫生服务常用评价指标 | 掌握 | 讲授、举例、演示 | | |
| | (三)社区居民健康档案 | | 讲授、举例、演示、实训 | | |
| | 1. 健康档案的概述 | 了解 | 讲授 | | |
| | 2. 社区居民健康档案的基本内容 | 掌握 | 讲授、举例、演示、实训 | | |
| | 3. 健康档案建立和管理的服务流程 | 熟悉 | 讲授、举例 | | |
| | 4. 社区居民健康档案的管理 | 了解 | 讲授 | | |
| | 实训:居民健康档案的建立 | 学会 | 实训 | | |
| | 1. 常见心理问题的护理 | 熟悉 | 讲授、举例 | | |
| | 2. 离退休综合征的护理 | 掌握 | 讲授、举例 | | |
| | 3. 空巢综合征的护理 | 掌握 | 讲授、举例 | | |
| | 4. 高楼住宅综合征的护理 | 了解 | 讲授、举例 | | |
| | 实训:评估老年人心理健康水平 | 学会 | 实训 | | |
| 三、社区健康与健康促进 | | | 讲授、演示 实训 | 2 | 2 |
| | (一)社区健康教育概述 | | | | |
| | 1. 健康教育的概念、意义及目的 | 了解 | 讲授 | | |
| | 2. 健康教育的相关理论 | 了解 | 讲授 | | |
| | (二)社区健康教育的方法 | | | | |
| | 1. 社区不同人群健康教育特点 | 熟悉 | 讲授、多媒体演示 | | |
| | 2. 社区健康教育的内容 | 熟悉 | 讲授、案例分析 | | |
| | 3. 社区健康教育程序 | 掌握 | 讲授、多媒体演示 | | |
| | 4. 社区健康教育的策略 | 掌握 | 讲授、举例 | | |
| | (三)社区健康促进 | | | | |
| | 1. 健康促进概念 | 掌握 | 讲授、 | | |
| | 2. 影响健康促进的因素 | 掌握 | 讲授、提问法 | | |

| 单元 | 教学内容 | 教学要求 | 教学活动参考 | 参考学时 | |
|---|---|---|---|---|---|
| | | | | 理论 | 实践 |
| 三、社区健康与健康促进 | 3. 健康促进的策略 | 掌握 | 讲授、归纳、举例 | | |
| | 实训：制订社区健康教育计划 | 学会 | 实训 | | |
| 四、家庭健康保健 | | | 讲授、演示、举例、实训 | 4 | 4 |
| | （一）家庭概述 | | 讲授 | | |
| | 1. 家庭的概念 | 了解 | 讲授 | | |
| | 2. 家庭的类型 | 了解 | 讲授、举例 | | |
| | 3. 家庭的结构与功能 | 了解 | 讲授、举例 | | |
| | 4. 家庭生活周期 | 熟悉 | 讲授、演示、举例 | | |
| | （二）家庭健康 | | 讲授、举例 | | |
| | 1. 健康家庭的概述 | 掌握 | 讲授 | | |
| | 2. 家庭对健康的影响 | 了解 | 讲授、举例 | | |
| | 3. 家庭健康护理 | 掌握 | 讲授、举例 | | |
| | （三）家庭健康评估 | | 讲授、举例、演示、实训 | | |
| | 1. 评估内容 | 熟悉 | 讲授、举例 | | |
| | 2. 评估工具 | 掌握 | 讲授、举例、演示、实训 | | |
| | 3. 注意事项 | 掌握 | 讲授 | | |
| | （四）家庭访视 | | 讲授、举例、演示、实训 | | |
| | 1. 家庭访视的概念及类型 | 熟悉 | 讲授、举例 | | |
| | 2. 家庭访视的对象及频率 | 熟悉 | 讲授、举例 | | |
| | 3. 家庭访视的过程 | 掌握 | 讲授、演示、举例、实训 | | |
| | 4. 家庭访视时的注意事项 | 掌握 | 讲授、演示 | | |
| | （五）居家护理 | | 讲授、举例 | | |
| | 1. 居家护理的概述 | 了解 | 讲授 | | |
| | 2. 居家护理的对象及内容 | 了解 | 讲授 | | |
| | 3. 居家护理的形式 | 了解 | 讲授、举例 | | |
| | 实训：绘制家系图 | 学会 | 实训 | | |
| | 实训：家庭访视的情景模拟 | 学会 | 实训 | | |
| | 4. 作业治疗的注意事项 | 掌握 | 讲授 | | |
| | 5. 作业治疗与物理治疗的区别 | 熟悉 | 讲授 | | |
| | （六）言语治疗 | | 讲授 | | |
| | 1. 治疗原则 | 掌握 | 讲授 | | |

| 单元 | 教学内容 | 教学要求 | 教学活动参考 | 参考学时 理论 | 参考学时 实践 |
|---|---|---|---|---|---|
| 四、家庭健康保健 | 2. 康复治疗方法 | 掌握 | 讲授、举例、演示 | | |
| | 实训:言语治疗技术 | 学会 | 实训 | | |
| | (七)传统康复疗法 | | 讲授 | | |
| | 1. 针灸疗法 | 了解 | 讲授、演示 | | |
| | 2. 推拿疗法 | 熟悉 | 讲授、演示 | | |
| | 3. 传统康复疗法的特点和优势 | 掌握 | 讲授 | | |
| | (八)康复工程 | | 讲授 | | |
| | 1. 矫形器 | 掌握 | 讲授、举例、演示 | | |
| | 实训:矫形器的使用法 | 学会 | 实训 | | |
| | 2. 假肢 | 了解 | 讲授 | | |
| | 3. 自助具 | 了解 | 讲授、演示 | | |
| | 4. 助行器 | 熟悉 | 讲授、举例、演示 | | |
| 五、社区突发公共卫生事件管理与护理 | | | 讲授、举例、多媒体演示 | 2 | 0 |
| | (一)概述 | | 讲授 | | |
| | 1. 突发公共卫生事件的概念与分类 | 掌握 | 讲授、案例分析 | | |
| | 2. 社区突发公共卫生事件报告制度 | 熟悉 | 讲授、举例 | | |
| | 3. 社区突发公共卫生事件预防 | 掌握 | 讲授、引导、提问 | | |
| | (二)社区突发公共卫生事件的救护 | | 讲授 | | |
| | 1. 突发公共卫生事件的预检分诊 | 熟悉 | 讲授、多媒体演示、 | | |
| | 2. 突发公共卫生事件的现场救护 | 掌握 | 讲授、多媒体演示 | | |
| | 3. 突发公共卫生事件的转运救护 | 掌握 | 讲授、多媒体演示 | | |
| | 4. 突发公共卫生事件修复期的健康管理 | 掌握 | 讲授、提问、引导 | | |
| 六、老年护理概述 | | | 讲授、演示 | 2 | 0 |
| | (一)老化与人口老龄化 | | 讲授 | | |
| | 1. 老化概念及特点 | 熟悉 | 讲授、举例 | | |

续表

| 单元 | 教学内容 | 教学要求 | 教学活动参考 | 参考学时 | |
|------|---------|---------|-------------|------|------|
| | | | | 理论 | 实践 |
| 六、老年护理概述 | 2. 人的寿命与老年人年龄划分标准 | 了解 | 讲授 | | |
| | 3. 人口老龄化 | 熟悉 | 讲授、举例 | | |
| | (二)老年护理概述 | | 讲授 | | |
| | 1. 老年护理的概念、目标与原则 | 掌握 | 讲授、举例、演示 | | |
| | 2. 中外老年护理的发展 | 了解 | 讲授 | | |
| | 3. 老年护理的职业道德 | 掌握 | 讲授、举例 | | |
| 七、老年人的健康管理 | | | 讲授、演示 | 2 | 2 |
| | (一)老年保健 | | 讲授 | | |
| | 1. 老年保健的概念 | 熟悉 | 讲授 | | |
| | 2. 我国老年保健的基本原则 | 熟悉 | 讲授 | | |
| | 3. 我国老年保健策略 | 熟悉 | 讲授、演示、举例 | | |
| | 4. 我国老年保健的服务重点人群 | 熟悉 | 讲授 | | |
| | (二)老年人自我及家庭的健康管理 | | 讲授 | | |
| | 1. 老年人的自我健康管理 | 掌握 | 讲授、举例、演示 | | |
| | 2. 老年人的家庭健康管理 | 了解 | 讲授 | | |
| | (三)老年人的社区健康管理 | | 讲授、举例 | | |
| | 1. 社区老年人的健康评估 | 掌握 | 讲授、角色扮演 | | |
| | 2. 社区老年人健康管理的内容 | 熟悉 | 讲授、举例 | | |
| | (四)养老院老年人的健康管理 | | 讲授 | | |
| | 1. 我国养老服务的形式 | 熟悉 | 讲授、举例 | | |
| | 2. 环境要求及日常生活管理 | 了解 | 讲授、视频演示 | | |
| | 3. 身心健康的管理 | 了解 | 讲授、举例 | | |
| | 4. 家庭及社会的关爱 | 了解 | 讲授 | | |
| | 实训:指导老年人进行自我健康管理 | 学会 | 实训 | | |
| 八、老年人的心理与精神健康 | | | 讲授、演示 | 4 | 2 |
| | (一)老年人心理的变化 | | 讲授 | | |

| 单元 | 教学内容 | 教学要求 | 教学活动参考 | 参考学时 | |
|---|---|---|---|---|---|
| | | | | 理论 | 实践 |
| 八、老年人的心理与精神健康 | 1. 老年人心理变化特点 | 熟悉 | 讲授、举例 | | |
| | 2. 老年人心理变化的影响因素 | 掌握 | 讲授、举例 | | |
| | (二)老年人心理健康的维护 | | 讲授 | | |
| | 1. 老年人心理健康的标准 | 掌握 | 讲授、举例 | | |
| | 2. 老年人心理健康维护的方法 | 熟悉 | 讲授、举例 | | |
| | 3. 与老年人的沟通与交流 | 了解 | 讲授、举例 | | |
| | (三)老年人的常见心理问题与护理 | | 讲授 | | |
| | 1. 常见心理问题的护理 | 熟悉 | 讲授、举例 | | |
| | 2. 离退休综合征的护理 | 掌握 | 讲授、举例 | | |
| | 3. 空巢综合征的护理 | 掌握 | 讲授、举例 | | |
| | 4. 高楼住宅综合征的护理 | 了解 | 讲授、举例 | | |
| | 实训:评估老年人心理健康水平 | 学会 | 实训 | | |
| 九、老年人日常生活护理 | | | 讲授、多媒体演示、实训 | 4 | 4 |
| | (一)老年人睡眠护理 | | 讲授、演示 | | |
| | 1. 老年人睡眠障碍的相关知识 | 了解 | 讲授 | | |
| | 2. 促进睡眠的方法 | 掌握 | 讲授、举例 | | |
| | (二)老年人饮食与营养 | | 讲授、演示 | | |
| | 1. 老年人的饮食原则与营养要求 | 掌握 | 讲授、举例 | | |
| | 2. 老年人的饮食护理 | 掌握 | 讲授、演示 | | |
| | (三)老年人排泄护理 | | 讲授、演示、实训 | | |
| | 1. 老年人排泄功能的特点 | 了解 | 讲授、演示 | | |
| | 2. 老年人常见排泄问题及护理方法 | 熟悉 | 讲授 | | |
| | 3. 集尿袋和肠造瘘粪袋的更换方法 | 掌握 | 讲授、演示、举例 | | |
| | (四)老年人安全防护 | | 讲授、演示 | | |
| | 1. 老年人安全用药原则与护理 | 熟悉 | 讲授、演示 | | |
| | 2. 老年人生活环境的安全保护 | 熟悉 | 多媒体演示 | | |
| | (五)老年人的活动 | | 讲授、演示、 | | |
| | 1. 老年人的活动原则 | 了解 | 讲授 | | |
| | 2. 老年人的活动项目 | 了解 | 讲授、举例 | | |

| 单元 | 教学内容 | 教学要求 | 教学活动参考 | 参考学时 理论 | 参考学时 实践 |
|---|---|---|---|---|---|
| 九、老年人日常生活护理 | 3. 患病老年人的活动指导 | 熟悉 | 讲授、演示 | | |
| | 实训:集尿袋的更换方法 | 学会 | 实训 | | |
| | 实训:肠造瘘粪袋的更换方法 | 学会 | 实训 | | |
| 十、社区康复护理概述 | | | 讲授、案例 | 2 | 0 |
| | (一)康复与康复医学 | | | | |
| | 1. 康复 | 掌握 | 讲授 | | |
| | 2. 康复医学 | 熟悉 | 讲授 | | |
| | (二)康复护理与社区康复护理 | | | | |
| | 1. 康复护理 | 熟悉 | 讲授、举例 | | |
| | 2. 社区康复护理 | 熟悉 | 讲授 | | |
| | (三)残疾 | | | | |
| | 1. 概述 | 熟悉 | 讲授 | | |
| | 2. 残疾分类 | 了解 | 讲授、举例 | | |
| | 3. 残疾预防 | 熟悉 | 讲授、举例 | | |
| 十一、社区康复护理评估 | | | 讲授、示教 | 5 | 4 |
| | (一)运动功能评估 | | | | |
| | 1. 肌力评估 | 掌握 | 讲授、示教 | | |
| | 2. 肌张力评估 | 掌握 | 讲授、示教 | | |
| | 实训:肌张力与肌力的评估 | 学会 | 实训 | | |
| | 3. 关节活动度评估 | 掌握 | 讲授、示教 | | |
| | 4. 平衡与协调能力评估 | 熟悉 | 讲授、示教 | | |
| | 实训:关节活动度与协调功能的评估 | 学会 | 实训 | | |
| | 5. 步态分析 | 熟悉 | 讲授、举例 | | |
| | (二)言语与吞咽功能评估 | | | | |
| | 1. 言语功能评估 | 熟悉 | 讲授、举例 | | |
| | 2. 吞咽功能评估 | 熟悉 | 讲授 | | |
| | (三)日常生活活动能力和生活质量的评估 | | | | |
| | 1. 日常生活活动能力评估 | 熟悉 | 讲授、举例 | | |
| | 2. 生活质量评估 | 了解 | 讲授 | | |

续表

| 单元 | 教学内容 | 教学要求 | 教学活动参考 | 参考学时 理论 | 参考学时 实践 |
|------|----------|----------|--------------|------|------|
| 十二、社区康复治疗技术 | | | 讲授、多媒体演示、实训 | 6 | 6 |
| | （一）物理治疗 | | 讲授 | | |
| | 1. 运动疗法 | 掌握 | 讲授、举例 | | |
| | 实训：关节运动 | 学会 | 实训 | | |
| | 2. 物理因子疗法 | 掌握 | 讲授、举例 | | |
| | （二）作业治疗 | | 讲授 | | |
| | 1. 作业治疗的种类 | 了解 | 讲授、举例、演示 | | |
| | 2. 作业治疗的作用 | 掌握 | 讲授 | | |
| | 3. 作业治疗的训练内容 | 熟悉 | 讲授、举例 | | |
| | 4. 作业治疗的注意事项 | 掌握 | 讲授 | | |
| | 5. 作业治疗与物理治疗的区别 | 熟悉 | 讲授 | | |
| | （三）言语治疗 | | 讲授 | | |
| | 1. 治疗原则 | 掌握 | 讲授 | | |
| | 2. 康复治疗方法 | 掌握 | 讲授、举例、演示 | | |
| | 实训：言语治疗技术 | 学会 | 实训 | | |
| | （四）传统康复疗法 | | 讲授 | | |
| | 1. 针灸疗法 | 了解 | 讲授、演示 | | |
| | 2. 推拿疗法 | 熟悉 | 讲授、演示 | | |
| | 3. 传统康复疗法的特点和优势 | 掌握 | 讲授 | | |
| | （五）康复工程 | | 讲授 | | |
| | 1. 矫形器 | 掌握 | 讲授、举例、演示 | | |
| | 实训：矫形器 | 学会 | 实训 | | |
| | 2. 假肢 | 了解 | 讲授 | | |
| | 3. 自助具 | 了解 | 讲授、演示 | | |
| | 4. 助行器 | 熟悉 | 讲授、举例、演示 | | |
| 十三、社区康复护理技术 | | | 讲授、举例、演示、案例分析、实训 | 6 | 6 |
| | （一）体位及体位转移 | | | | |
| | 1. 体位摆放 | 掌握 | 讲授、举例 | | |
| | 2. 体位转移 | 掌握 | 讲授、演示、案例分析 | | |
| | 实训：体位摆放与体位转移训练 | 学会 | 实训 | | |
| | （二）进食与吞咽训练 | | | | |
| | 1. 吞咽功能基础训练 | 熟悉 | 讲授、 | | |
| | 2. 摄食训练 | 掌握 | 讲授、演示、案例分析 | | |

| 单元 | 教学内容 | 教学要求 | 教学活动参考 | 参考学时 | |
|---|---|---|---|---|---|
| | | | | 理论 | 实践 |
| 十三、社区康复护理技术 | 3. 代偿训练 | 熟悉 | 讲授 | | |
| | 4. 吞咽体操训练 | 熟悉 | 讲授 | | |
| | 实训:进食与吞咽训练 | 学会 | 实训 | | |
| | (三)排痰护理技术 | | | | |
| | 1. 体位引流 | 掌握 | 讲授、举例 | | |
| | 2. 振动排痰治疗仪排痰 | 熟悉 | 讲授 | | |
| | 3. 辅助排痰的其他方法 | 熟悉 | 讲授 | | |
| | (四)放松训练技术 | | | | |
| | 1. 渐进性放松训练 | 熟悉 | 讲授、演示 | | |
| | 2. 想象性放松法 | 熟悉 | 讲授、演示 | | |
| | 3. 深呼吸放松法 | 熟悉 | 讲授、演示 | | |
| | (五)日常生活技能训练 | | | | |
| | 1. 概述 | 了解 | 讲授 | | |
| | 2. 更衣训练 | 掌握 | 讲授、演示、案例分析 | | |
| | 3. 个人卫生训练 | 掌握 | 讲授、演示、案例分析 | | |
| | 实训:穿脱衣与个人卫生技能训练 | 学会 | 实训 | | |
| 十四、社区常见病症的康复护理 | | | 讲授、案例分析、视频、实训 | 6 | 4 |
| | (一)脑卒中的康复护理 | | | | |
| | 1. 概述 | 了解 | 讲授 | | |
| | 2. 康复评估 | 熟悉 | 讲授 | | |
| | 3. 康复护理措施 | 掌握 | 讲授、案例分析、观看视频 | | |
| | (二)脊髓损伤的康复护理 | | | | |
| | 1. 概述 | 了解 | 讲授 | | |
| | 2. 康复评估 | 熟悉 | 讲授 | | |
| | 3. 康复护理措施 | 掌握 | 讲授、案例分析、观看视频 | | |
| | (三)脑性瘫痪的康复护理 | | | | |
| | 1. 概述 | 了解 | 讲授 | | |
| | 2. 康复评估 | 熟悉 | 讲授 | | |
| | 3. 康复护理措施 | 掌握 | 讲授、案例分析、观看视频 | | |
| | (四)阿尔茨海默病的康复护理 | | | | |
| | 1. 概述 | 了解 | 讲授 | | |

续表

| 单元 | 教学内容 | 教学要求 | 教学活动参考 | 参考学时 理论 | 参考学时 实践 |
|---|---|---|---|---|---|
| 十四、社区常见病症的康复护理 | 2. 康复评估 | 熟悉 | 讲授 | | |
| | 3. 康复护理措施 | 掌握 | 讲授、案例 | | |
| | (五)颈椎病的康复护理 | | | | |
| | 1. 概述 | 了解 | 讲授 | | |
| | 2. 康复评估 | 熟悉 | 讲授 | | |
| | 3. 康复护理措施 | 掌握 | 讲授、案例 | | |
| | (六)腰椎间盘突出症的康复护理 | | | | |
| | 1. 概述 | 了解 | 讲授 | | |
| | 2. 康复评估 | 熟悉 | 讲授 | | |
| | 3. 康复护理措施 | 掌握 | 讲授、案例 | | |
| | (七)冠心病的康复护理 | | | | |
| | 1. 概述 | 了解 | 讲授 | | |
| | 2. 康复评估 | 熟悉 | 讲授 | | |
| | 3. 康复护理措施 | 掌握 | 讲授、案例 | | |
| | 实训:社区常见病症的康复护理教育 | 学会 | 实训 | | |
| | 实训:偏瘫病人的社区康复护理 | 学会 | 实训 | | |

## 五、大纲说明

1. 本教学大纲主要为中高职对接护理专业教学使用,总学时为 85 学时,其中理论学时 49 学时,实践学时 36 学时,各校可以根据实际情况加以调整。

2. 本课程对理论部分教学要求分为:了解、熟悉、掌握三个层次。了解:指对基本知识、基本理论能有一定的认识,能够识记所学的知识要点。熟悉:指能够领会概念、原理的基本含义,解释护理现象。掌握:指对基本知识、基本理论有较深刻的认识,并能综合、灵活地运用所学知识分析问题、解决问题。

3. 本课程对实践部分的教学要求为:学会。重点突出以能力为本的教学理念,学生在教师指导下能独立、正确、规范地完成常用技术操作。

4. 教学建议:教师在教学中应以工作情景导入的方式,展开教学内容学习。通过工作情景将护理理论与临床实践紧密联系,由浅入深,循序渐进,激发学生的学习兴趣。运用任务引领、问题讨论、案例分析等多种教学手段,调动学生积极性和主动性,鼓励学生创新思维,引导学生综合运用所学知识,独立解决实际问题。在实践技能训练时,可采取角色扮演法、情境教学、多媒体教学、技能表演、比赛等灵活多样的教学方法,鼓励学生主动、自觉反复练习护理操作技术,融会贯通形成系统化能力体系。

5. 本课程重点强调对学生基本知识和能力水平的测试。评价方法可采用理论测试和实践技能考核相结合,必考和抽考相结合,演练与仿真操作相结合,案例分析与情境教学相结合等方式,培养学生具备良好的职业道德和基本的职业能力。

# 参 考 文 献

1. 何新华,廖晓春. 社区护理. 北京:人民卫生出版社,2015.

2. 姜丽萍. 社区护理学. 3 版. 北京:人民卫生出版社,2014.

3. 李春玉. 社区护理学. 3 版. 北京:人民卫生出版社,2012.

4. 黄惟清,张中平. 社区护理. 北京:北京出版社,2015.

5. 田玉梅,李自琼. 社区护理学. 北京:科学技术文献出版社,2014.

6. 李春玉,薛雅卓. 社区护理学. 北京:北京大学医学出版社,2015.

7. 李春玉. 社区护理. 3 版. 北京:人民卫生出版社,2015.

8. 化前珍. 老年护理学. 3 版. 北京:人民卫生出版社,2012.

9. 朱源源,廖承红. 老年护理. 北京:人民卫生出版社,2015.

10. 唐凤平. 老年护理. 北京:人民卫生出版社,2010.

11. 邓一洁. 老年护理学. 北京:北京出版社,2014.

12. 邓宝凤. 养老护理员. 北京:中国劳动社会保障出版社,2013.

13. 黄一凡. 老年护理学. 南昌:江西科学技术出版社,2013.

14. 邹继华. 老年护理. 2 版. 北京:高等教育出版社,2009.

15. 黄晓琳,燕铁斌等. 康复医学. 北京:人民卫生出版社,2013.

16. 石海兰,菅辉勇. 公共卫生学基础. 2 版. 西安:第四军医大学出版社,2015.

17. 姜丽萍. 社区护理学学习与实训指导. 北京:人民卫生出版社,2014.

18. 刁利华,黄叶莉. 老年社区护理与自我管理. 北京:人民军医出版社,2008.

19. 燕铁斌. 物理治疗学. 2 版. 北京:人民卫生出版社,2013.

20. 窦祖林. 作业治疗学. 2 版. 北京:人民卫生出版社,2013.

21. 李胜利. 言语治疗学. 2 版. 北京:人民卫生出版社,2013.

22. 舒彬. 临床康复工程学. 北京:人民卫生出版社,2013.

23. 崔晓丽. 经络穴位大百科. 福州:福建科学技术出版社,2014.

24. 黄学英. 康复护理. 北京:人民卫生出版社,2014.

25. 黄学英,郭京伟. 康复护理学. 2 版. 北京:中国医药科技出版社,2012.

26. 陈立典. 传统康复方法学. 北京:人民卫生出版社,2008.

27. 南登崑. 康复医学. 4 版. 北京:人民卫生出版社,2008.

28. 胡永善. 新编康复医学. 上海:复旦大学出版社,2005.

29. 李忠泰. 疾病康复学. 北京:人民卫生出版社,2002.

30. 关烨. 临床康复学. 北京:华夏出版社,2005.

31. 陈景藻. 现代物理治疗学. 北京:人民军医出版社,2001.

32. 龚雯. 基于心理需求的机构养老服务研究[D]. 上海交通大学,2011.

33. 王晓娟. 以老年人需求为导向的养老机构发展研究[D]. 中南民族大学,2013.

34. 王晓婕. 养老机构中老年人精神关爱的社会工作介入研究[D]. 南京农业大学,2013.

35. 姜丽钧. 沪推广高龄老人医疗护理计划[N]. 东方早报,2016-06-28(A07)22.

# 中英文名词对照索引

313